医学考试应试指南系列丛书

本科生复习考试用书 / 研究生入学考试用书 / 执业医师资格考试用书

诊断学应试指南

（第2版）

主　　编　马明信

副主编　欧晋平

编　　委　（按姓氏笔画排序）

马明信　刘　刚　刘彬彬

李海潮　张宝娓　欧晋平

高　文　高燕明　谢鹏雁

北京大学医学出版社

ZHENDUANXUE YINGSHI ZHINAN

图书在版编目（CIP）数据

诊断学应试指南 / 马明信主编．—2 版．—北京：北京大学医学出版社，2016.6

（医学考试应试指南系列丛书）

ISBN 978-7-5659-1392-1

Ⅰ．①诊…　Ⅱ．①马…　Ⅲ．①诊断学 - 研究生入学考试 - 自学参考资料　Ⅳ．① R44

中国版本图书馆 CIP 数据核字（2016）第 100150 号

诊断学应试指南（第 2 版）

主　　编：马明信

出版发行：北京大学医学出版社

地　　址：（100191）北京市海淀区学院路 38 号　北京大学医学部院内

电　　话：发行部 010-82802230；图书邮购 010-82802495

网　　址：http：//www.pumpress.com.cn

E-mail：booksale@bjmu.edu.cn

印　　刷：北京瑞达方舟印务有限公司

经　　销：新华书店

责任编辑：冯智勇　　**责任校对**：金彤文　　**责任印制**：李　啸

开　　本：787mm × 1092mm　1/16　　**印张**：18　　**字数**：454 千字

版　　次：2016 年 6 月第 2 版　2016 年 6 月第 1 次印刷

书　　号：ISBN 978-7-5659-1392-1

定　　价：38.00 元

前 言

《诊断学应试指南》第1版出版以来，对大学本科生诊断学考试和毕业前综合考试、硕士研究生和博士研究生入学考试、国家执业医师资格考试、住院医师规范化培训考试、主治医师晋升考试等多层次的考前复习及自我专业知识学习和考查均起到了很好的帮助和指导作用，也得到了读者较好的评价。但由于第1版出版距今时间已久，有些题目已不符合当今需求，有些内容也需要更新。因此，该书第2版以《诊断学》（第8版）为基础，参考最新内、外、妇、儿各学科领域的国内经典教材及北京大学医学出版社《物理诊断学》（第3版）进行了内容更新，坚持突出重点、覆盖面广、针对性强的特色；在题型上，为适应目前以考核岗位胜任力为导向的考试要求，适应临床工作和各种考试、考核的需要，删除了一些不适合的题目，增加了一些新题，特别是在A型题中增多了A2型题和新增加了A3/A4型题，取消了C型题。

本书由北京大学各附属医院从事临床及研究生教育、管理第一线的中青年专家组织编写。由于本书内容多、试题量大，难免有不妥之处，还望读者和关心此项工作的老师们给予批评指正，编者在此诚表谢意。

编　者

答题说明

本书选择题包括 A、B、X 型三类（在每章中均给出正确答案，无解释）：

A 型题　从 5 个备选答案中选出一个最佳答案。

B 型题　各题从列出的备选答案中选出最合适的一个，每项备选答案可被选一次、多次或不选。

X 型题　可选 2~4 项不等，要求对每一选项做出对或错的回答。

名词解释和问答题的答案主要给出答案要点，为了便于理解，答案均较详细；填空题均给出正确答案。

目　录

第一章　常见症状和问诊

应试习题

一、名词解释

1．症状
2．弛张热
3．fever type
4．紫癜
5．水肿
6．hemoptysis
7．胸痛
8．中心性发绀
9．吸气性呼吸困难
10．palpitation
11．干呕
12．dysphagia
13．呕血
14．柏油便
15．牵涉痛
16．渗出性腹泻
17．constipation
18．黄疸
19．Rotor 综合征
20．痛风
21．hematuria
22．膀胱刺激征
23．oliguria
24．尿失禁
25．眩晕
26．晕厥
27．惊厥
28．stupor
29．主诉
30．现病史
31．开放性提问

二、填空题

1．人的正常体温是随测量部位不同而异，腋表为__________～__________，口表为__________～__________，肛表为__________～__________。

2．多数患者的发热是由于致热原所致，致热原包括__________和__________两大类。

3．引起发热的病因甚多，临床上可区分为__________和__________两大类。

4．稽留热是指体温恒定地维持在__________以上，24 小时内波动范围不超过________。常见于__________、__________和__________的高热期。

5．血小板异常引起的出血一般见于三种情况，即血小板数______________、血小板数__________和血小板__________。

6．根据水肿发生的部位不同，可分为__________水肿和__________水肿。根据水肿部位指压皮肤有无凹陷，又分为__________水肿和__________水肿。

7．咳嗽的临床表现的问诊包括询问咳嗽的__________、__________与__________和咳嗽的__________。

8．每日咯血量__________为小量，__________为中等量，__________为大量。大量咯血主要见于__________、__________和__________。

9．引起胸痛的原因主要为胸部疾病，常见的有胸壁疾病、__________、__________、__________和其他疾病。

10．当毛细血管内血液的还原血红蛋白超过________时，皮肤黏膜即可出现________。血红蛋白低于__________时，即使 SaO_2 有明显降低，亦难发现__________。

11．根据呼吸困难的发生机制和临床表现特点，将呼吸困难分为五种类型，即________呼吸困难、__________呼吸困难、__________呼吸困难、__________呼吸困难和__________呼吸困难。

12．心律失常是引起心悸的一个重要原因，当心动__________、__________或________时，均可出现心悸。

13．呕吐中枢位于__________。呕吐是一个复杂的反射动作，其过程可分为三个阶段，即__________、__________和__________。

14．按照发生机制吞咽困难可以分为__________和__________两大类。

15．当消化道出血量达血容量的__________时，多无血压、脉搏等变化；出血量达血容量的__________以上时，会出现急性失血症状；若出血量达血容量的__________以上时，会出现休克等。

16．腹痛的发生机制分为三种，即__________腹痛、__________腹痛和__________腹痛。

17．由霍乱弧菌外毒素引起的腹泻为__________；由甲状腺功能亢进症引起的腹泻为__________；由各种肠道炎症疾病引起的腹泻为__________。

18．便秘是指大便次数____________，一般每周少于____________。便秘按病因分为__________和__________两大类。

19．隐性黄疸时，血清胆红素达____________；临床见到黄疸时，血清胆红素超过__________。

20．黄疸按病因学分类可分为__________、__________、__________和__________。按胆红素性质分类可分为__________和__________。

21．腰背痛按其解剖部位分为__________、__________、__________、__________四大类。

22．关节痛的常见病因包括如下六类，即____________、____________、____________、__________、__________和__________。

23．肉眼血尿是指____________；显微镜血尿是指__________。健康人运动后血尿称__________。

24．正常成人白天排尿__________次，夜间__________次。生理性尿频见于________、__________和__________。

25．正常成人 24 小时尿量平均约为__________；若 24 小时尿量小于__________或每小时尿量小于__________称为少尿；若 24 小时尿量超过__________称为多尿。

26．少尿和无尿按病因和发病机制分为__________、__________和__________三类。

27．多尿伴神经症状见于__________；多尿伴烦渴、多饮见于__________；多尿伴多饮、多食及消瘦见于__________。

28．排尿困难按病因和发生机制可分为__________和__________两大类。

29．引起消瘦的内分泌代谢疾病常见于________、________、__________和__________。

30．引起头痛的病因包括__________、__________、__________和__________。

31．鼻窦炎的头痛常发生于清晨或__________，从集性头痛常发生在__________。

32．眩晕按病因和发生机制分为__________、__________、__________、____________和__________。

33．眩晕伴恶性、呕吐见于__________、__________。

34．晕厥按病因分类大致分为__________、__________、__________和__________四类。

35．抽搐与惊厥的病因可分为__________、__________和__________。

36．意识障碍可有不同程度的表现，临床包括__________、__________、__________、__________。

37．昏迷按其程度可区分为__________、__________、__________三个阶段。

38．意识障碍伴瘫痪见于__________、__________等。

39．意识障碍伴高血压见于__________、__________、__________等。

40．焦虑的临床表现可表现为__________、__________、__________。

41．现病史问诊的内容包括__________、__________、__________、__________、__________、__________和__________。

42．既往史包括患者既往的__________和过去曾经患过的__________、__________、外伤、__________、__________、__________史。

三、选择题

A 型题

1．正常人体温可有波动，但 24 小时内波动幅度一般不超过的度数是

A．0.5℃

B．1℃

C．1.5℃

D．2℃

E．＞ 2℃

2．下列关于正常人体温常有变异的说法，错误的是

A．妇女排卵后体温较高

B．妇女月经期体温较高

C．运动后体温略高

D．进食后体温略高

E．老年人体温略低

3．下列属产热过多引起发热的是

A．细菌感染

B．大面积烧伤

C．风湿热

D．甲状腺功能亢进症

E．中暑

4．通过血 - 脑脊液屏障直接作用于体温调节中枢引起发热的是

A．病原体产生的外源性致热原

B．病原体产生的内源性致热原

C．白细胞产生的内源性致热原

D．白细胞产生的外源性致热原

E．白细胞及病原体产生的代谢产物

5．不直接通过体温调节中枢，仅需内源性致热原发挥作用的是

A．肿瘤坏死因子

B．嗜酸性粒细胞

C．病原微生物

D．干扰素

E．白介素 -1

6．体温在 39 ℃以上，24 小时内波动＜ 1℃，这种热型是

A．弛张热

B．稽留热

C．间歇热

D．波状热
E．不规则热
7．下列疾病中出现间歇热的是
A．布氏杆菌病
B．霍奇金淋巴瘤
C．疟疾
D．结核病
E．斑疹伤寒
8．下列发热性疾病中，最常伴寒战的是
A．结核病
B．风湿热
C．猩红热
D．败血症
E．布氏杆菌病
9．下列疾病中出现回归热的是
A．急性肾盂肾炎
B．霍奇金淋巴瘤
C．疟疾
D．结核病
E．斑疹伤寒
10．关于皮肤黏膜紫癜的直径（mm），正确的是
A．1 ~ 2
B．3 ~ 5
C．6 ~ 7
D．8 ~ 9
E．≥ 10
11．下列出血最常由血管壁异常引起的是
A．眼底出血
B．软组织血肿
C．肌肉出血
D．皮肤瘀斑
E．关节腔出血
12．下列疾病中，紫癜高出皮面伴痒感的是
A．单纯性紫癜
B．过敏性紫癜
C．老年性紫癜
D．血小板减少性紫癜
E．机械性紫癜
13．四肢对称性紫癜伴有关节痛、腹痛、血尿的是
A．血栓性血小板减少性紫癜
B．药物免疫性血小板减少性紫癜
C．特发性血小板减少性紫癜
D．过敏性紫癜
E．血小板无力症
14．下列属于非凹陷性水肿的是
A．心源性水肿
B．肾源性水肿
C．肝源性水肿
D．特发性水肿
E．黏液性水肿
15．下列各项中，**不属于**肝源性水肿发生机制的是
A．门静脉压力增高
B．组织液胶体渗透压增高
C．肝淋巴液生成增多
D．血浆胶体渗透压降低
E．钠与水潴留
16．心力衰竭患者水肿通常首先出现的部位是
A．眼睑
B．双手
C．颜面
D．身体最低部位
E．腹部
17．下列**不属于**产生水肿的因素是
A．钠与水潴留
B．毛细血管通透性增加
C．毛细血管滤过压升高
D．血浆胶体渗透压升高
E．淋巴回流受阻
18．水肿这一症状的概念**不包括**
A．肺水肿
B．腹水
C．胸腔积液
D．心包积液
E．象皮肿

19．下列不属于全身性水肿的是
A．肝源性水肿
B．营养不良性水肿
C．乳腺癌根治术后的上肢水肿
D．药物性水肿
E．妊娠水肿

20．下列不属于右心衰竭致心源性水肿时的体征是
A．双下肢水肿
B．肝大
C．颈静脉怒张
D．双肺底对称性湿啰音
E．肝颈静脉回流征阳性

21．下列无助于肾源性水肿与心源性水肿鉴别的是
A．水肿开始部位
B．水肿发展快慢
C．水肿的伴随症状
D．水肿的伴随体征
E．水肿严重程度

22．有关水肿病人既往史的问诊，下列意义最小的是
A．心脏病史
B．肝病史
C．肺病史
D．肾病史
E．过敏性疾病史

23．咯血是指咳出血液的部位为
A．全呼吸道
B．咽部以下呼吸道
C．喉部以下的呼吸道
D．隆突以下的支气管
E．肺部出血

24．大咯血的定义为日咯血量大于的毫升数是
A．100
B．200
C．300
D．500
E．1000

25．在我国，引起咯血的首要病因是
A．慢性支气管炎
B．肺癌
C．肺结核
D．肺栓塞
E．血管炎

26．肾衰竭患者咯血最常见的情况是
A．支气管扩张
B．肺癌
C．肺结核
D．原发性肺动脉高压
E．Goodpasture 综合征

27．有关咯血和呕血的鉴别，下列不正确的是
A．咯血不会出现黑便
B．呕血常为咖啡色
C．出血常混有痰液见于咯血
D．咯血的 pH 为碱性
E．呕血前往往有恶心

28．咯血患者抗 GBM 抗体阳性见于的疾病是
A．系统性红斑狼疮
B．Goodpasture 综合征
C．原发性小血管炎
D．Behcet 病
E．特发性肺含铁血黄素沉着症

29．咯血患者 ANCA 阳性常见的情况是
A．支气管扩张
B．Goodpasture 综合征
C．原发性小血管炎
D．Behcet 病
E．特发性肺含铁血黄素沉着症

30．下列胸部 X 线片有空洞的疾病中，不会出现咯血的是
A．肺结核
B．肺癌
C．肺炎
D．特发性肺含铁血黄素沉着症
E．Wegener 肉芽肿

31．大咯血患者突然出现面色青紫、烦

躁、出冷汗，其原因最可能是
A．精神紧张
B．窒息
C．合并脑血管意外
D．低血糖
E．合并感染

32．因支气管静脉曲张破裂所致咯血最常见的情况是
A．肺结核
B．肺脓肿
C．肺栓塞
D．二尖瓣狭窄
E．Wegener 肉芽肿

33．可以引起咳粉红色泡沫样痰的疾病是
A．急性左心衰竭
B．支气管扩张
C．慢性支气管炎
D．支气管肺癌
E．肺炎球菌肺炎

34．呼吸浅快见于的情况是
A．哮喘
B．急性左心衰竭
C．服用镇静剂过量
D．脑出血
E．大量腹水

35．下列情况中，不会出现深大呼吸的是
A．肺性脑病
B．肾小管酸中毒
C．酮症酸中毒
D．癔症
E．尿毒症

36．慢性劳力性呼吸困难患者，肺功能检查示限制性通气功能障碍，最可能患的疾病是
A．慢性支气管炎
B．肺气肿
C．严重胸膜肥厚
D．原发性肺动脉高压
E．哮喘

37．见到端坐呼吸的情况是
A．酮症酸中毒
B．急性左心衰竭
C．肺栓塞
D．重症肺炎
E．一侧大量胸腔积液

38．深大呼吸产生的原因是
A．代谢性酸中毒
B．代谢性碱中毒
C．呼吸性酸中毒
D．呼吸性碱中毒
E．呼吸性酸中毒合并代谢性碱中毒

39．最常见到叹息样呼吸的情况是
A．癔症
B．贫血
C．抑郁症
D．镇静剂过量
E．有机磷中毒

40．下述疾病中，不表现为劳力性呼吸困难的是
A．贫血
B．肺气肿
C．慢性充血性心力衰竭
D．肺间质纤维化
E．癔症

41．慢性充血性心力衰竭最早出现的症状是
A．端坐呼吸
B．咳粉红色泡沫痰
C．夜间阵发性呼吸困难
D．下肢水肿
E．颈静脉怒张

42．下列体征中，不支持哮喘急性发作的是
A．双肺呼吸音显著减弱
B．双肺叩诊过清音
C．奇脉
D．奔马律

E．颈静脉怒张

43．呼吸困难患者胸部X线片出现Kerley B线的是
A．肺间质纤维化
B．急性左心衰
C．慢性充血性心力衰竭
D．ARDS
E．气胸

44．下列情况中会出现三凹征的是
A．结节性甲状腺肿
B．肺癌纵隔转移致一侧声带麻痹
C．右下叶背段支气管内膜结核
D．气管隆突圆柱状瘤
E．假性球麻痹

45．下列呼吸困难类型中，最可能是由左心功能衰竭所致的是
A．劳力性呼吸困难
B．吸气性呼吸困难
C．呼气性呼吸困难
D．混合性呼吸困难
E．夜间阵发性呼吸困难

46．下列症状或体征中，不属于哮喘急性发作特点的是
A．双肺满布哮鸣音
B．双肺呼吸音减弱
C．不能平卧
D．双肺大量湿啰音
E．奇脉

47．下列疾病中出现干咳较少的是
A．哮喘
B．结核性胸膜炎
C．支原体肺炎
D．支气管扩张
E．支气管肺癌

48．咳大量脓性痰的病因是
A．支气管扩张
B．支原体肺炎
C．充血性心力衰竭
D．慢性支气管炎
E．肺泡癌

49．晨起咳嗽、咳痰加重见于的疾病是
A．浸润性肺结核
B．肺淤血
C．气胸
D．慢性支气管炎
E．支气管肺癌

50．夜间咳嗽明显的疾病是
A．慢性支气管炎
B．支气管扩张
C．肺癌
D．肺脓肿
E．二尖瓣狭窄

51．引起大量泡沫样痰的疾病是
A．肺脓肿
B．肺泡癌
C．充血性心力衰竭
D．慢性支气管炎
E．空洞性肺结核

52．引起粉红色泡沫样痰的疾病是
A．肺栓塞
B．支气管肺癌
C．肺含铁血黄素沉着症
D．急性左心衰竭
E．支气管扩张

53．咳出痰有恶臭味的疾病是
A．空洞性肺结核
B．肺囊肿继发感染
C．吸入性肺炎
D．大肠埃希菌肺炎
E．厌氧菌所致肺脓肿

54．下述药物中易引起顽固性干咳的是
A．呋塞米（速尿）
B．洋地黄
C．ACEI类药物
D．硝苯地平
E．阿替洛尔

55．剧烈咳嗽后出现左侧前胸部疼痛，局部胸壁压痛（+），可能出现该情况的是
A．心绞痛

B．支气管胸膜瘘
C．气胸
D．肋骨骨折
E．食管破裂

56．分布于小气道内的咳嗽感受器是
A．机械感受器
B．化学感受器
C．神经感受器
D．压力感受器
E．其他感受器

57．分布于大气道的咳嗽感受器最可能的是
A．压力感受器
B．化学感受器
C．机械感受器
D．其他感受器
E．神经感受器

58．刺激性干咳患者查体发现三凹征，最可能的原因是
A．支气管内膜结核
B．异物吸入
C．周围性肺癌
D．肿瘤转移所致一侧喉返神经麻痹
E．支气管囊肿

59．有关心绞痛和心血管神经官能症所致胸痛的鉴别，最首先做的是
A．ECG
B．询问病史
C．UCG
D．冠脉造影
E．运动试验

60．最常见胸痛随深呼吸而加重的情况是
A．心肌梗死
B．带状疱疹
C．胸膜炎
D．肺栓塞
E．肺癌

61．胸壁疾病和胸膜疾病的主要区别是
A．局部有无压痛
B．咳嗽时胸痛是否加重
C．有无发热
D．有无呼吸困难
E．胸痛有无放射

62．下列不属于心绞痛表现特点的是
A．好发于胸骨后
B．呈针刺样胸痛
C．可以放射至腹部
D．发作多与劳力有关
E．舌下含服硝酸甘油后 3 分钟内缓解

63．引起左肩部疼痛的病因是
A．左上叶肺炎
B．左舌叶肺炎
C．左下叶肺炎
D．心包炎
E．胰腺炎

64．引起胸痛后双上肢血压差别悬殊的情况是
A．心肌梗死
B．主动脉夹层
C．心包炎
D．大动脉炎
E．心肌炎

65．左侧前胸部疼痛与咳嗽无关的情况是
A．左侧肋骨骨折
B．左侧胸膜炎
C．左侧气胸
D．心绞痛
E．左肺癌胸膜转移

66．有关发绀的叙述，正确的是
A．常见于重度贫血患者
B．SaO_2 常常小于 85%
C．血清还原血红蛋白浓度必须大于 50g/L
D．通过吸氧均可缓解
E．可见于 CO 中毒

67．引起肠源性发绀的病因是

A．有机磷中毒
B．酒精中毒
C．亚硝酸盐中毒
D．大肠埃希菌毒素吸收
E．内毒素休克

68．发绀患者肺部听诊有爆裂音的疾病是
A．肺炎
B．慢性充血性心力衰竭
C．矽肺
D．特发性肺间质纤维化
E．ARDS

69．肠源性发绀的特点是
A．病情进展缓慢
B．和肠毒素吸收有关
C．氧疗后症状迅速改善
D．使用亚甲蓝可以使发绀消退
E．静脉血放置于空气中很快转变为鲜红色

70．由于先天性心脏病所致的异常通道出现发绀时，分流量至少应大于的比例是
A．1/10
B．1/5
C．1/4
D．1/3
E．1/2

71．口唇无发绀，而四肢末梢出现发绀见于的疾病是
A．慢性支气管炎
B．右心衰竭
C．左心衰竭
D．肠源性发绀
E．高铁血红蛋白血症

72．静脉血经异常通道进入体循环动脉血中所致发绀常见的病因是
A．肺炎
B．右心衰竭
C．严重休克
D．法洛四联症
E．阻塞性肺气肿

73．下列属于病理性心悸病因的是
A．剧烈运动
B．大量饮酒
C．大量饮咖啡
D．心脏瓣膜病
E．应用肾上腺素

74．下列**不属于**心脏搏动增强引起心悸的是
A．阵发性室上性心动过速
B．脚气病性心脏病
C．动脉导管未闭
D．室间隔缺损
E．风湿性心脏瓣膜病

75．关于心悸病人的体格检查，下列意义**最小**的是
A．脉率和脉律
B．血压
C．甲状腺
D．心脏
E．脾

76．下列疾病引起的呕吐中，**不属于**反射性呕吐的是
A．尿毒症
B．消化性溃疡
C．肠梗阻
D．肝炎
E．急性腹膜炎

77．下列情况引起的呕吐中，**不属于**中枢性呕吐的是
A．脑膜炎
B．急性胆囊炎
C．高血压脑病
D．糖尿病酮中毒
E．药物吗啡

78．下列属于神经性呕吐的是
A．脑炎致呕吐
B．青光眼致呕吐
C．胃肠神经症致呕吐
D．急性阑尾炎致呕吐

E．腹型过敏性紫癜致呕吐

79．晚上或夜间呕吐见于的疾病是

A．幽门梗阻

B．早期妊娠

C．尿毒症

D．神经性呕吐

E．鼻窦炎

80．餐后即刻呕吐见于的情况是

A．颅内高压

B．神经性呕吐

C．幽门梗阻

D．慢性酒精中毒

E．功能性消化不良

81．引起喷射性呕吐的病因是

A．消化性溃疡

B．尿毒症

C．颅内高压

D．肠梗阻

E．急性腹膜炎

82．下列部位出血中，不属于上消化道出血的是

A．食管

B．肝、胆

C．胃

D．回肠

E．十二指肠

83．上消化道出血最常见的病因是

A．食管或胃底静脉曲张破裂

B．急性胃黏膜病变

C．胃癌

D．血友病

E．消化性溃疡

84．消化道出血病人的粪便性状，与下列因素关系最小的是

A．出血的病因

B．出血的部位

C．出血的量

D．出血的速度

E．血液在消化道内停留的时间

85．便血鲜红不与粪便混合，仅黏附于粪便表面见于的疾病是

A．急性细菌性痢疾

B．直肠癌

C．阿米巴痢疾

D．结肠息肉

E．肠伤寒

86．成人出现粪便隐血阳性时，消化道出血量至少大于

A．10ml

B．9ml

C．8ml

D．6ml

E．5ml

87．出现黑便时，消化道出血量至少应超过

A．10ml

B．30ml

C．50ml

D．80ml

E．100ml

88．下列引起慢性腹痛的疾病是

A．肠梗阻

B．胆道蛔虫症

C．异位妊娠破裂

D．胃、十二指肠溃

E．门静脉血栓形成

89．下列属于内脏性腹痛特点的是

A．腹痛程度剧烈而持续

B．可有局部腹肌强直

C．腹痛可因咳嗽、体位变化而加重

D．常不伴恶心、呕吐、出汗等自主神经兴奋症状

E．腹痛部位不确切，接近腹中线

90．不出现餐后腹痛的疾病是

A．十二指肠溃疡

B．胆囊疾病

C．胰腺疾病

D．胃部肿瘤

E．消化不良

91．腹痛于躯体前屈时明显，而直立位

时减轻的是
A．胃黏膜脱垂
B．反流性食管炎
C．十二指肠壅滞症
D．胰体癌
E．急性胰腺炎

92．慢性腹泻是指病程至少应超过
A．1 个月
B．2 个月
C．3 个月
D．半年
E．1 年

93．下列不属于引起腹泻的全身性疾病的是
A．甲状腺功能亢进症
B．尿毒症
C．慢性胰腺炎
D．神经功能性腹泻
E．糖尿病性肠病

94．下列不属于动力性腹泻的是
A．肠易激综合征
B．甲状腺功能亢进症
C．糖尿病神经病变
D．霍乱
E．胆酸吸收不良

95．下列不属于分泌性腹泻的是
A．霍乱
B．产毒素的大肠埃希菌感染
C．胃泌素瘤
D．细菌性痢疾
E．溃疡性结肠炎

96．下列疾病引起的便秘中，属于功能性便秘的是
A．甲状腺功能低下
B．尿毒症
C．糖尿病
D．血卟啉病
E．肠易激综合征

97．下列支持溶血性黄疸的是
A．非结合胆红素增加
B．结合胆红素增加
C．尿胆红素阳性
D．尿胆原减少
E．PT 延长

98．下列支持胆汁淤积性黄疸的是
A．非结合胆红素增加
B．结合胆红素增加
C．尿胆红素阴性
D．尿胆原增加
E．血总胆固醇降低

99．完全性阻塞性黄疸时，下列化验结果正确的是
A．尿胆原（–）尿胆红素（–）
B．尿胆原（+）尿胆红素（–）
C．尿胆原（–）尿胆红素（+）
D．尿胆原（+）尿胆红素（+）
E．粪胆素（+）

100．下列不支持肝细胞性黄疸的是
A．总胆红素增加
B．非结合胆红素增加
C．结合胆红素增加
D．尿胆红素阳性
E．尿胆原减少

101．血清非结合胆红素 12.2μmol/L，结合胆红素 11.2μmol/L，最可能见于的情况是
A．溶血性黄疸
B．肝细胞性黄疸
C．胆汁淤积性黄疸
D．Gilbert 综合征
E．Crigler-Najjar 综合征

102．下列仅见结合胆红素增高而非结合胆红素正常的是
A．溶血性黄疸
B．Gilbert 综合征
C．Rotor 综合征
D．Dubin-Johnson 综合征
E．Crigler-Najjar 综合征

103．膀胱以上部位病变引起的血尿，尿三杯试验结果是

A．仅第一杯含血液
B．仅第二杯含血液
C．仅第三杯含血液
D．第一、二杯含血液
E．第一、二、三杯均含血液

104．尿次数增多而每次尿量正常见于的疾病是
A．糖尿病
B．膀胱炎
C．尿道炎
D．膀胱结核
E．神经源性膀胱

105．引起排尿终了时尿痛加重的疾病是
A．尿道炎
B．膀胱炎
C．前列腺炎
D．肾盂肾炎
E．肾结核

106．尿急不伴尿痛者多见于的情况是
A．尿道炎
B．精神因素
C．膀胱炎
D．前列腺炎
E．膀胱结核

107．少尿的定义是指 24 小时尿量少于
A．100ml
B．200ml
C．300ml
D．400ml
E．500ml

108．多尿的定义是指 24 小时尿量超过
A．1500ml
B．2000ml
C．2500ml
D．3000ml
E．3500ml

109．下列属于肾前性少尿病因的是
A．前列腺肥大
B．急性肾小管坏死
C．急进性肾炎
D．肝肾综合征
E．急性间质性肾炎

110．下列不属于颅外病变引起头痛的是
A．颅骨肿瘤
B．三叉神经痛
C．青光眼
D．鼻窦炎
E．丛集性头痛

111．多在一侧头痛的是
A．丛集性头痛
B．高血压
C．青光眼
D．蛛网膜下腔出血
E．脑脊髓膜炎

112．头痛常发生于清晨或上午的是
A．女性偏头痛
B．丛集性头痛
C．鼻窦炎
D．脑肿瘤
E．脑炎

113．下列关于眩晕的叙述，错误的是
A．一种主观感觉障碍
B．常伴有客观的平衡障碍
C．常伴意识障碍
D．可由迷路病变引起
E．可由小脑病变引起

114．下列不属于周围性眩晕的是
A．梅尼埃病
B．听神经纤维瘤
C．迷路炎
D．前庭神经元炎
E．晕动病

115．下列不属于中枢性眩晕的是
A．椎 - 基底动脉供血不足
B．多发性硬化
C．高血压脑病
D．前庭神经元炎
E．小脑肿瘤

116．下列引起眩晕的疾病中，伴耳鸣、

听力减退和眼球震颤的是
A．梅尼埃病
B．前庭神经元炎
C．晕动病
D．脑干病变
E．屈光不正

117．下列不属于血管舒缩障碍机制导致的晕厥是
A．单纯性晕厥
B．换气过度综合征
C．颈动脉窦综合征
D．排尿性晕厥
E．咳嗽性晕厥

118．下列不属于血液成分异常引起晕厥的是
A．低血糖综合征
B．换气过度综合征
C．重症贫血
D．高原晕厥
E．Adams-Stokes 综合征

119．下列不符合惊厥特点的是
A．全身性抽搐
B．对称性抽搐
C．与癫痫小发作的概念相同
D．可伴有意识丧失
E．可不伴有意识丧失

120．下列不属于脑源性抽搐与惊厥的是
A．核黄疸
B．高热惊厥
C．高血压脑病
D．结节性硬化
E．脑转移瘤

121．最轻的意识障碍是
A．昏睡
B．嗜睡
C．昏迷
D．意识模糊
E．谵妄

122．下列不符合谵妄特点的是
A．定向力存在
B．意识模糊
C．感觉错乱
D．躁动不安
E．言语杂乱

123．下列临床表现属于症状的是
A．淋巴结肿大
B．口唇发绀
C．皮肤出血点
D．心悸
E．下肢肿

124．下列临床表现属于体征的是
A．头痛
B．胸闷
C．心尖部抬举样搏动
D．恶心
E．呕血

125．下列各项中属于既往史的是
A．社会经历
B．职业及工作条件
C．习惯与嗜好
D．冶游史
E．过敏史

126．下列各项中属于个人史的是
A．曾患过的疾病
B．外伤手术
C．预防注射
D．过敏史
E．冶游史

127．下列各项中不属于现病史的是
A．一般情况
B．主要症状
C．习惯与嗜好
D．诊断经过
E．伴随症状

128．男，40 岁，高热 4 天来诊。自测体温常在 39℃以上，24 小时内波动达 2℃以上，但最低体温仍高于正常水平。该患者最可能的热型是
A．波状热
B．弛张热

C．稽留热
D．间歇热
E．不规则热

129．男，38岁，间断咳嗽、咳痰20余年，痰多为脓性痰，量多，2天来再次出现上述症状，伴大咯血，每日约600ml。查体：左下肺多量湿啰音，杵状指（+）。最可能的诊断是
A．慢性支气管炎
B．支气管扩张
C．肺癌
D．左下叶肺炎
E．慢性肺脓肿

130．男，65岁，干咳1月余，痰中带血丝5天。吸烟40年，1包/日。查体未见明显异常。胸部X线片示左肺门增大。最可能的诊断是
A．肺结核
B．肺炎
C．肺癌
D．慢性支气管炎
E．肺血管畸形

131．女，20岁，间断咯血4年，每月约发作一次，同时伴腹痛，无发热、盗汗，无明显消瘦，无胸痛及呼吸困难，无咳脓痰，无游走性四肢关节疼痛，无皮肤瘀点、瘀斑，为帮助诊断，必须补充的问诊是
A．有无冠心病史
B．月经史
C．结核病史
D．血中有无食物残渣
E．有无鼻衄

132．女，38岁，突然咯血2小时，红色鲜血，可见血块。查体：BP 132/80mmHg，双肺呼吸音清，未闻及啰音。心率89次/分，律齐，未闻及杂音。胸部X线片未见异常。应当首先进行的检查是
A．痰找结核菌
B．纤维支气管镜
C．检查是否是上呼吸道出血
D．肺通气灌注扫描
E．胸部CT

133．女，23岁，间断咳嗽2月余，少量咳痰伴痰中带血1周。近来乏力明显，食欲差。查体未见明显异常。胸部X线片示右上叶后段片状浸润影，密度不均匀，中间可见少数透亮区。应当首先进行的检查是
A．痰培养+药敏
B．痰抗酸染色
C．PPD试验
D．纤维支气管镜
E．痰找瘤细胞

134．男，58岁，因用力突发呼吸困难1小时。既往有慢性阻塞性肺疾病5年。查体：患者右侧胸部叩诊呈鼓音。该患者突发呼吸困难最可能的原因是
A．气胸
B．肺栓塞
C．结核性胸膜炎
D．肺炎
E．恶性胸腔积液

135．男，30岁，间断咳嗽、咳痰28年，多于冬春季发作，痰量较多。近2年来逐渐出现劳力性呼吸困难。2天前受凉后再次出现咳嗽、咳黄痰，呼吸困难加重，夜间难以平卧。最可能的诊断是
A．支气管扩张
B．慢性支气管炎
C．肺气肿
D．哮喘
E．左心功能衰竭

136．女，28岁，干咳1月余，伴乏力、

纳差，服用红霉素1周无明显效果。查体及胸部X线片未见异常，应当进行的检查是
A．冷凝集试验
B．痰培养加药敏
C．痰找瘤细胞
D．痰找结核菌
E．胸部CT

137．男，45岁，自诉易患“感冒”2年余，受凉后出现鼻塞、流涕，有时为脓性涕，无发热。“感冒”时有咳嗽、咳痰，夜间咳嗽较重，影响睡眠，白天症状相对较轻。查体：右上颌窦压痛（+），双肺呼吸音清。首先应当进行的检查是
A．肺功能
B．血气分析
C．纤维支气管镜
D．痰培养
E．上颌窦X线片

138．男，65岁，干咳1周余，无发热，服用阿奇霉素治疗无效。发现高血压1月余，最高为160/95mmHg，开始用硝苯地平治疗效果不佳，最近加用卡托普利后血压控制满意。干咳最可能的原因是
A．肺癌
B．心功能衰竭
C．上呼吸道感染
D．气管炎
E．ACEI类药物所致

139．男，70岁，间断咳嗽、咳痰40年，近1个月来咳嗽加重，为刺激性咳嗽，痰量不多。吸烟50余年，每日1包。查体：桶状胸，右上肺可闻及哮鸣音，咳嗽后不消失。双肺呼吸音减弱。最可能的诊断是
A．哮喘
B．慢性喘息型支气管炎
C．支气管肺癌
D．肺气肿
E．支气管扩张

140．男，34岁，“十二指肠球部溃疡”5年，间断使用“泰胃美”治疗。2个月前停用，近3周来再次出现腹痛、反酸和烧心，并出现干咳，无发热。查体：双肺未见异常，上腹部轻压痛。干咳的原因最可能是
A．胸膜炎
B．胃食管反流病
C．肺炎球菌肺炎
D．吸入性肺炎
E．胃癌肺转移

141．男，18岁，运动时右侧胸痛、憋气3小时。查体：R 25次/分，体型瘦高，右侧胸廓略饱满，右肺叩鼓音，右肺呼吸音明显减弱，左肺呼吸音增强。最可能的诊断是
A．肺大疱
B．肺气肿
C．支气管哮喘
D．气胸
E．肺炎

142．女，26岁，发热、左胸痛、胸闷伴周身不适、乏力2天。查体：T 38.2℃，P 120次/分，R 24次/分，双肺呼吸音清，心界不大，心率124次/分，可闻及期前收缩6次/分，未闻及杂音。ECG：窦性心动过速，频发室性期前收缩，ST段广泛压低，T波低平或倒置。下述检查中对诊断有重要意义的是
A．红细胞沉降率
B．血常规
C．胸部X线片
D．Holter检查
E．心肌酶谱

143．女，36岁，发热伴咳嗽、咳痰3天，右上胸痛1天。查体：T

38.9℃，右上肺叩浊音，可闻及支气管呼吸音。心、腹（-）。WBC 12.8×10^9/L。最可能的诊断是
A．肺炎球菌肺炎
B．肺结核
C．急性胸膜炎
D．阻塞性肺炎
E．肺脓肿

144．男，60岁，慢性支气管炎、肺心病病史10年。发现高血压5年。突然出现气急，大汗5小时。查体：BP 180/105mmHg，口唇发绀，双肺闻及哮鸣音及湿啰音。最可能的诊断是
A．慢喘支急性发作
B．右心衰竭
C．肺部感染
D．左心衰竭
E．呼吸衰竭

145．男，38岁，幽门梗阻呕吐10天。查体：BP 90/75mmHg。化验血钾3.1mmol/L，pH 7.5。应诊断为
A．呼吸性酸中毒
B．呼吸性碱中毒
C．代谢性酸中毒
D．代谢性碱中毒
E．代谢性酸中毒合并呼吸性酸中毒

146．男，23岁，3年来经常有餐后半小时上腹痛，秋末冬初为重，伴腹胀。查体：腹软，上腹偏左轻压痛。最可能的诊断是
A．结肠癌
B．胃溃疡
C．十二指肠溃疡
D．胰腺炎
E．胃癌

147．女，30岁，两小时前无诱因出现上腹刀割样疼痛，腹肌紧张，压痛、反跳痛明显，肝浊音界消失。最可能的诊断是
A．阑尾炎穿孔，弥漫性腹膜炎
B．宫外孕破裂
C．溃疡病穿孔
D．绞窄性肠梗阻
E．急性出血坏死性胰腺炎

148．女，30岁，转移性右下腹痛10小时。最可能的诊断是
A．急性阑尾炎
B．输卵管扭转
C．宫外孕破裂
D．输尿管结石
E．肠系膜淋巴结炎

149．男，26岁，3年来常有空腹及夜间腹痛，进食后可缓解。1小时前餐后突感上腹部持续性剧痛。考虑有消化性溃疡穿孔的可能。最有诊断意义的体征是
A．上腹压痛
B．腹式呼吸消失
C．腹部有移动性浊音
D．肝浊音界消失
E．肠鸣音消失

150．女，38岁，1年来常有空腹及夜间腹痛，进食后可缓解。发病来体重无明显变化。查体：上腹部有压痛点。最可能的诊断是
A．胃食管反流病
B．十二指肠溃疡
C．胃溃疡
D．胃癌
E．胰腺炎

151．男，36岁，饭后上腹痛5小时伴有恶心和发热。查体：上腹部和左上腹有压痛，无反跳痛，肠鸣音减弱。化验：WBC 10.8×10^9/L，血淀粉酶460U，尿淀粉酶670U。最可能的诊断是
A．急性胃炎
B．急性胆囊炎

C．急性阑尾炎
D．急性胰腺炎
E．急性肠梗阻

152．男，72 岁，2 天来上腹疼痛，1 天来发热，最高达 38℃。在下列疾病中可排除的是
A．胆囊炎
B．十二指肠溃疡穿孔
C．急性心肌梗死
D．右下大叶性肺炎
E．急性胰腺炎

153．女，22 岁，无诱因突发右下腹部剧烈疼痛，向腰骶及会阴部放射，伴头晕、恶心、出大汗、欲排大便感，未作任何处理来院急诊。在询问病史中，对明确腹痛病因价值最大的是
A．转移性腹痛史
B．不洁饮食史
C．泌尿系结石史
D．泌尿系感染史
E．婚姻月经史

154．男，25 岁，多年来间断稀便 3 ~ 4 次 / 日，伴脐周隐痛，寒冷刺激后症状加重，多次查粪便（–）。最可能的诊断是
A．胃炎
B．肠炎
C．痢疾
D．结肠癌
E．肠易激综合征

155．男，67 岁，近 3 个月出现持续性中上腹隐痛，伴腰背痛。前屈位腰痛可缓解，粪便色深。最可能的诊断是
A．慢性胃炎
B．胰腺癌
C．慢性胆囊炎
D．十二指肠球部溃疡
E．肝癌

156．女，32 岁，入冬以来中上腹不适，并阵发性隐痛，有空腹痛及夜间痛，近 2 天粪便发黑。最可能的诊断是
A．急性胃黏膜病变出血
B．胃溃疡伴出血
C．十二指肠球部溃疡伴出血
D．空肠憩室炎伴出血
E．胃癌伴出血

157．女，51 岁，近 2 天出现右上腹持续性疼痛，阵发加剧，并向右腰背放射，高热，皮肤及巩膜黄染，粪便发白，尿色黄。最可能的诊断是
A．消化性溃疡穿孔
B．急性黄疸性肝炎
C．急性胰腺炎
D．急性胆囊炎，胆结石
E．肝破裂

158．女，68 岁，发现尿色加深 3 个月。查体：皮肤和巩膜黄染明显，腹部查体发现 Courvoisier 征阳性。此时最可能的诊断是
A．胃癌
B．急性肝炎
C．急性胆囊炎
D．胰腺癌
E．肝硬化

159．女，52 岁，发热 1 周来门诊就诊。下列病史采集的内容中，属于现病史采集内容的是
A．相关鉴别症状
B．传染病接触史
C．长期疫区居住史
D．月经、婚育情况
E．遗传性疾病史

（160 ~ 161 题共用题干）

女，32 岁，3 天前受凉后高热伴寒战，自测体温持续在 39 ~ 40℃以上，24 小时内

波动＜1℃，咳嗽有铁锈色痰，伴右侧胸痛，咳嗽和深呼吸时明显。胸部X线片显示右上肺大片状阴影。

160．该患者最可能的热型是

A．稽留热

B．波状热

C．弛张热

D．间歇热

E．回归热

161．该患者最可能的诊断是

A．急性支气管炎

B．肺血栓栓塞症

C．肺癌继发感染

D．肺炎球菌肺炎

E．肺结核

（162～164题共用题干）

男，60岁，咳嗽、乏力、无痰2个月，曾予青霉素80万单位肌内注射，2次/日，5天，口服止咳、祛痰药无效。查体：左外侧胸第4、5肋间语颤减低，叩诊浊音，杵状指（+）。化验血WBC 8.7×10^9/L，N 69%。

162．病史中应特别注意询问

A．有无发热史

B．冠心病、心绞痛史

C．吸烟史

D．盗汗史

E．慢性支气管炎病史

163．针对该病人，痰液检查主要送检项目是

A．痰培养＋药敏

B．痰找结核菌

C．痰找瘤细胞

D．痰结核菌培养

E．痰找夏克雷登结晶

164．最可能的诊断是

A．慢性支气管炎

B．肺炎

C．肺结核

D．肺癌

E．支气管扩张

（165～166题共用题干）

男，66岁，劳累后胸骨后疼痛1年余，每周2～3次，含服硝酸甘油后迅速缓解。4小时前剧烈胸痛伴大汗，含服硝酸甘油20分钟不缓解。

165．该患者最可能的诊断是

A．稳定型心绞痛

B．不稳定型心绞痛

C．急性心包炎

D．急性心肌梗死

E．主动脉夹层

166．急诊心电图检查，最可能出现的异常是

A．ST段压低

B．Q波

C．高耸T波

D．频发室性期前收缩

E．Ⅰ度房室传导阻滞

（167～168题共用题干）

女，55岁，2个月来反复发作夜间入睡时胸骨下段疼痛，性质呈刺痛、烧灼样，向后背、胸部、颈部放射，持续30分钟以上，坐起后症状可有减轻，偶在饱餐后1小时左右发生，口含硝酸甘油无效。既往有高血压、胃病史，否认糖尿病病史。父有冠心病史。

167．该患者发作性胸痛最可能的病因是

A．心绞痛

B．胆囊炎

C．主动脉夹层

D．胃食管反流病

E．心脏神经症

168．该患者胸痛属于的类型是

A．胸膜性胸痛

B．纵隔性胸痛

C．胸壁性胸痛

D．心源性胸痛

E．神经精神性胸痛

（169 ~ 170 题共用题干）

女，42 岁，因油腻饮食后出现持续性右上腹痛伴阵发性加重 8 小时入院。查体：T 39℃，P 96 次 / 分，BP 120/80mmHg。皮肤巩膜中度黄染。化验血 WBC 15.8×10^9/L，中性 80%，血红蛋白及血小板正常。

169．可能出现的临床表现是

A．鲜血便

B．灰白色大便

C．黑便

D．脓血便

E．蛋花汤样大便

170．物诊检查可出现的体征是

A．肝浊音界消失

B．肝脾明显增大

C．移动性浊音区

D．肝区闻及吹风样杂音

E．Murphy 征（+）

（171 ~ 172 题共用题干）

男，25 岁，反复发作上腹痛伴反酸 2 年。突然右上腹痛，不伴吐泻。查体：上腹有肌紧张及反跳痛，右下腹亦有压痛，未及包块，肠鸣音减弱。

171．临床医生最应进行的体格检查是

A．量体温

B．查巩膜

C．Murphy 征检查

D．腹部叩诊

E．肛门指诊

172．患者肝上下径约 7cm，Traube 区存在，移动性浊音可疑，腹部 X 线检查发现横膈下一条透明带，最可能的诊断是

A．胃穿孔

B．急性阑尾炎

C．急性胆囊炎

D．肠梗阻

E．肝囊肿破裂

（173 ~ 174 题共用题干）

男，63 岁，5 年前出现中上腹不适，有规律隐痛，冬季发作频繁。近 10 天上腹痛加重，3 天前出现食后呕吐，为隔夜宿食，吐后腹痛可缓解。查体：上腹饱满，剑突下压痛，肝脾未及。

173．该患者不宜做的检查是

A．上消化道造影

B．胃镜

C．腹部 B 超

D．腹部 CT

E．胃电图

174．该患者最可能的诊断是

A．消化性溃疡伴幽门梗阻

B．胃癌伴幽门梗阻

C．胆囊炎

D．胰腺炎

E．十二指肠淤积

B 型题

（1 ~ 5 题共用备选答案）

A．无菌性坏死物质吸收

B．抗原 - 抗体反应

C．产热过多或散热障碍

D．体温调节中枢功能失常

E．自主神经功能紊乱

1．恶性肿瘤的发热是由于

2．风湿病的发热是由于

3．甲状腺功能亢进症的发热是由于

4．中暑的发热是由于

5．感染后低热是由于

（6 ~ 10 题共用备选答案）

A．稽留热

B．弛张热

C．间歇热

D．波状热

E．回归热

6．伤寒的热型是

7．败血症的热型是

8．疟疾的热型是
9．斑疹伤寒的热型是
10．霍奇金淋巴瘤的热型是

（11～15题共用备选答案）
A．大叶性肺炎
B．重症肺结核
C．急性肾盂肾炎
D．布氏杆菌病
E．渗出性胸膜炎
11．热型是弛张热的疾病是
12．热型是稽留热的疾病是
13．热型是波状热的疾病是
14．热型是不规则热的疾病是
15．热型是间歇热的疾病是

（16～20题共用备选答案）
A．高热、体温24小时内波动范围达2℃以上
B．体温37.3～38℃
C．体温38.1～39℃
D．体温39.1～41℃
E．体温41℃以上
16．弛张热为
17．低热为
18．中等热为
19．高热为
20．超高热为

（21～25题共用备选答案）
A．发热伴胸痛
B．发热伴明显的肌肉痛
C．发热伴黄疸
D．发热伴淋巴结无痛性肿大
E．发热伴4天后出皮疹
21．肺炎球菌肺炎常为
22．皮肌炎常为
23．胆囊炎常为
24．麻疹常为
25．淋巴瘤常为

（26～30题共用备选答案）
A．吸气性呼吸困难
B．呼气性呼吸困难
C．混合性呼吸困难
D．夜间阵发性呼吸困难
E．伴体循环淤血的呼吸困难
26．支气管哮喘多表现为
27．喉头痉挛多表现为
28．急性呼吸窘迫综合征多表现为
29．左心功能不全多表现为
30．右心功能不全多表现为

（31～35题共用备选答案）
A．血管壁功能异常
B．血小板减少
C．血小板减少伴凝血功能障碍
D．血小板功能异常
E．凝血功能障碍
31．过敏性紫癜的出血是由于
32．再生障碍性贫血的出血是由于
33．弥散性血管内凝血的出血是由于
34．血小板无力症的出血是由于
35．血友病的出血是由于

（36～40题共用备选答案）
A．心源性水肿
B．肾源性水肿
C．肝源性水肿
D．营养不良性水肿
E．黏液性水肿
36．缩窄性心包炎可引起
37．大量蛋白尿可引起
38．肝硬化可引起
39．吸收不良综合征可引起
40．甲状腺功能低下可引起

（41～45题共用备选答案）
A．水肿伴重度蛋白尿
B．水肿伴心跳缓慢、血压偏低
C．水肿伴呼吸困难与发绀
D．水肿与月经周期有明显关系

E．水肿伴消瘦、体重减轻
41．经前期紧张综合征常表现为
42．心源性水肿常表现为
43．肾源性水肿常表现为
44．营养不良性水肿常表现为
45．黏液性水肿常表现为

（46 ~ 50 题共用备选答案）
A．咳嗽伴咯血
B．咳嗽伴胸痛
C．咳嗽伴大量脓痰
D．咳嗽伴声音嘶哑
E．咳粉红色泡沫样痰
46．支气管扩张常为
47．胸膜炎常为
48．肺脓肿常为
49．喉水肿常为
50．肺水肿常为

（51 ~ 55 题共用备选答案）
A．咯血伴胸痛
B．咯血伴脓痰
C．咯血伴呛咳
D．咯血伴皮肤黏膜出血
E．咳粉红色泡沫样血痰
51．肺梗死可表现为
52．肺脓肿可表现为
53．支气管肺癌可表现为
54．出血性疾病可表现为
55．急性左心衰竭可表现为

（56 ~ 60 题共用备选答案）
A．胸痛伴吞咽困难
B．胸痛伴呼吸困难
C．胸痛呈阵发性伴重压窒息感
D．胸痛于咳嗽时加剧
E．胸痛呈持续性伴重压窒息感和休克
56．反流性食管炎可见
57．自发性气胸可见
58．心绞痛可见
59．胸膜炎可见
60．心肌梗死可见

（61 ~ 65 题共用备选答案）
A．发作性呼吸困难伴哮鸣音
B．呼吸困难伴一侧胸痛
C．呼吸困难伴急性高热和咳铁锈色痰
D．呼吸困难伴咳嗽、咳脓痰
E．呼吸困难伴昏迷
61．支气管哮喘可见
62．自发性气胸可见
63．肺炎球菌性肺炎可见
64．支气管扩张并发感染可见
65．脑出血可见

（66 ~ 70 题共用备选答案）
A．心悸伴心前区痛
B．心悸伴发热
C．心悸伴贫血
D．心悸伴呼吸困难
E．心悸伴消瘦、出汗
66．心绞痛可见
67．心肌炎可见
68．急性失血可见
69．心力衰竭可见
70．甲状腺功能亢进症可见

（71 ~ 75 题共用备选答案）
A．呕吐伴腹痛、腹泻
B．呕吐伴右上腹痛及发热和（或）黄疸
C．呕吐伴头痛及喷射性呕吐
D．呕吐伴眩晕、眼球震颤
E．呕吐隔夜食物
71．急性胃肠炎可见
72．急性胆囊炎可见
73．颅内高压症可见
74．前庭器官疾病可见
75．溃疡病幽门梗阻可见

（76 ~ 80 题共用备选答案）

A．呕血伴节律性上腹痛

B．呕血伴脾大

C．呕血伴右上腹痛、黄疸、发热

D．呕血伴皮肤黏膜出血

E．剧烈呕吐后继而呕血

76．消化性溃疡可见

77．肝硬化门脉高压可见

78．肝胆疾病可见

79．全身出血性疾病可见

80．食管贲门黏膜撕裂症（Mallory-Weiss 综合征）可见

（81 ~ 85 题共用备选答案）

A．腹痛伴休克、贫血

B．腹痛伴黄疸、发热、寒战

C．腹痛伴腹泻

D．腹痛伴反酸、胃灼热、嗳气

E．腹痛伴血尿

81．异位妊娠破裂可见

82．急性胆囊炎可见

83．消化性溃疡可见

84．急性肠炎可见

85．尿路结石可见

（86 ~ 90 题共用备选答案）

A．分泌性腹泻

B．渗透性腹泻

C．渗出性腹泻

D．动力性腹泻

E．吸收不良性腹泻

86．胃泌素瘤所致腹泻属于

87．乳糖酶缺乏所致腹泻属于

88．各种肠道炎症疾病所致腹泻属于

89．甲状腺功能亢进症所致腹泻属于

90．吸收不良综合征所致腹泻属于

（91 ~ 95 题共用备选答案）

A．溶血性黄疸

B．肝细胞性黄疸

C．胆汁淤积性黄疸

D．肝细胞摄取非结合胆红素功能障碍及微粒体内葡萄糖醛酸转移酶不足致黄疸

E．肝细胞对结合胆红素向毛细胆管排泄障碍致黄疸

91．遗传性球形细胞增多症的黄疸是

92．病毒性肝炎的黄疸是

93．胆总管结石所致的黄疸是

94．Gilbert 综合征的黄疸是

95．Dubin-Johnson 综合征的黄疸是

（96 ~ 98 题共用备选答案）

A．血清总胆红素 15.0μmol/L，直接胆红素 5.2μmol/L，间接胆红素 9.8μmol/L

B．血清总胆红素 26.3μmol/L，直接胆红素 20.2μmol/L，间接胆红素 6.1μmol/L

C．血清总胆红素 27.8μmol/L，直接胆红素 10.2μmol/L，间接胆红素 17.6μmol/L

D．血清总胆红素 22.5μmol/L，直接胆红素 6.4μmol/L，间接胆红素 16.2μmol/L

E．血清总胆红素 17.0μmol/L，直接胆红素 6.8μmol/L，间接胆红素 10.2μmol/L

96．溶血性黄疸的实验室检查结果是

97．梗阻性黄疸的实验室检查结果是

98．肝细胞性黄疸的实验室检查结果是

（99 ~ 103 题共用备选答案）

A．腰背痛伴脊柱畸形

B．腰背痛伴活动受限

C．腰痛伴尿频、尿急

D．顽固性背痛，放射性神经痛的中老年人

E．腰痛伴月经异常、痛经

99．脊柱先天性畸形可见

100．椎间盘脱出可见

101．尿路感染可见

102．脊椎肿瘤可见
103．盆腔炎可见

（104 ~ 108 题共用备选答案）
A．化脓性关节炎
B．结核性关节炎
C．系统性红斑狼疮
D．类风湿关节炎
E．风湿热
104．关节痛伴发热、局部单关节红、肿、热痛可见于
105．关节痛伴低热、盗汗、消瘦，有结核病史者可见于
106．关节痛伴发热、皮疹、肌痛、肾损害可见于
107．关节痛以腕掌指对称性表现为主或伴有关节畸形可见于
108．关节痛发生于青少年，伴心脏炎、环形红斑、舞蹈病等可见于

（109 ~ 113 题共用备选答案）
A．血尿伴肾绞痛
B．血尿伴膀胱刺激症状
C．血尿伴水肿、高血压
D．血尿伴肾肿块
E．血尿伴皮肤黏膜出血
109．输尿管结石可见
110．尿道炎可见
111．肾小球肾炎可见
112．肾肿瘤可见
113．全身出血性疾病可见

（114 ~ 118 题共用备选答案）
A．急性膀胱炎
B．急性前列腺炎
C．膀胱结核
D．前列腺增生症
E．膀胱癌
114．尿痛、尿频、尿急伴发热、白细胞尿可见于
115．尿痛、尿频、尿急伴会阴部胀感、肛门下坠、耻骨上隐痛、腰背酸痛放射到腹股沟和睾丸及大腿部可见于
116．尿痛、尿频、尿急伴血尿，体内有其他部位结核灶，可见于
117．50 岁以上男性尿频伴进行性排尿困难，可见于
118．40 岁以上无痛性血尿或尿频、尿痛、尿急后出现血尿可见于

（119 ~ 123 题共用备选答案）
A．头痛伴剧烈（或喷射性）呕吐
B．头痛伴眩晕
C．头痛伴视力障碍
D．头痛伴癫痫发作
E．头痛伴神经功能紊乱症状
119．颅内压增高可见
120．椎 - 基底动脉供血不足可见
121．青光眼可见
122．脑内寄生虫病可见
123．神经功能性头痛可见

（124 ~ 128 题共用备选答案）
A．单纯性晕厥
B．排尿性晕厥
C．咳嗽性晕厥
D．心源性晕厥
E．脑源性晕厥
124．年轻体弱女性，当疼痛、情绪紧张、各种穿刺等可引起
125．青年男性在排尿或排尿结束时可引起
126．慢性肺部疾病者剧烈咳嗽后可引起
127．Adams-Stokes 综合征可引起
128．高血压脑病可引起

（129 ~ 133 题共用备选答案）
A．意识障碍伴发热
B．意识障碍伴瞳孔散大
C．意识障碍伴瞳孔缩小

D．意识障碍伴高血压
E．意识障碍伴低血压
129．重症感染性疾病可见
130．氰化物中毒可见
131．有机磷杀虫药中毒可见
132．高血压脑病可见
133．各种原因的休克可见

X 型题

1．下列能发生稽留热的疾病是
A．大叶性肺炎
B．重症肺结核
C．化脓性炎症
D．伤寒
2．下列能发生不规则热的疾病是
A．结核病
B．风湿热
C．支气管肺炎
D．急性肾盂肾炎
3．下列能发生弛张热的疾病是
A．败血症
B．重症肺结核
C．疟疾
D．化脓性炎症
4．下列能发生间歇热的疾病是
A．布氏杆菌病
B．疟疾
C．霍奇金淋巴瘤
D．急性肾盂肾炎
5．下列能发生回归热的疾病是
A．周期热
B．霍奇金淋巴瘤
C．布氏杆菌病
D．风湿热
6．引起发热伴寒战常见的病因包括
A．大叶性肺炎
B．败血症
C．急性胆囊炎
D．急性肾盂肾炎
7．发热伴结膜充血常见的疾病是
A．麻疹
B．肾综合征出血热
C．钩端螺旋体病
D．流行性脑脊髓膜炎
8．发热伴淋巴结肿大常见的疾病是
A．传染性单核细胞增多症
B．风疹
C．淋巴结结核
D．淋巴瘤
9．发热伴肝脾大常见的疾病是
A．病毒性肝炎
B．急性白血病
C．淋巴瘤
D．大叶性肺炎
10．发热伴皮疹常见的疾病是
A．猩红热
B．麻疹
C．布氏杆菌病
D．风疹
11．下列属于皮肤黏膜出血基本病因的是
A．血小板异常
B．凝血功能障碍
C．血管壁功能异常
D．血管内容量负荷过重
12．下列属于局限性水肿的是
A．淋巴回流障碍性水肿
B．静脉回流障碍性水肿
C．血管神经性水肿
D．肾源性水肿
13．伴肝大的水肿可见的疾病是
A．肾源性水肿
B．心源性水肿
C．肝源性水肿
D．营养不良性水肿
14．干咳常见于
A．服用 ACEI 类药物
B．鼻窦炎
C．反流性食管炎
D．肺淤血

15．长期慢性咳嗽伴大量咳痰常见的疾病是
A．充血性心力衰竭
B．慢性肺脓肿
C．支气管扩张
D．脓胸

16．夜间咳嗽加重的情况包括
A．慢性支气管炎
B．支气管哮喘
C．肺淤血
D．鼻窦炎

17．体位变动后咳嗽加重的情况见于的疾病是
A．支气管扩张
B．慢性支气管炎
C．细菌性肺炎
D．干酪性肺炎

18．引起咳嗽伴大量脓痰的病因包括
A．慢性充血性心力衰竭
B．支气管扩张
C．肺泡癌
D．肺脓肿

19．慢性咳嗽并有杵状指者见于的疾病是
A．支气管扩张
B．肺脓肿
C．特发性肺间质纤维化
D．机化性肺炎

20．慢性咳嗽伴有呼吸困难见于的疾病是
A．肺气肿
B．二尖瓣狭窄
C．慢性喘息型支气管炎
D．原发性肺动脉高压

21．刺激性咳嗽患者查体见三凹征，见于的疾病是
A．胸骨后甲状腺
B．气管内肿瘤
C．急性喉炎
D．哮喘

22．干咳伴左侧胸痛，深吸气时加重见于的疾病是
A．心包积液
B．结核性胸膜炎
C．急性前壁心肌梗死
D．肺炎球菌肺炎

23．中心性发绀的特点是
A．发绀见于口唇部
B．指端发绀经加温后可以明显缓解
C．见于严重肺病患者
D．心功能衰竭患者可以出现

24．周围性发绀的特点是
A．指端有发绀，而口唇无发绀
B．可见于休克患者
C．见于下肢动静脉瘘
D．见于严重的动脉粥样硬化所致的周围血管病变

25．可以出现发绀的情况是
A．血红蛋白病
B．海洋性贫血
C．高铁血红蛋白血症
D．硫化血红蛋白血症

26．静息状态下出现发绀的先天性心脏病是
A．房间隔缺损
B．Fallot 四联症
C．室间隔缺损
D．大动脉错位

27．吸氧后发绀不能明显缓解的疾病是
A．艾森曼格综合征
B．ARDS
C．COPD
D．慢性充血性心力衰竭

28．吸气性呼吸困难的特点是
A．吸气相延长
B．三凹征
C．呼吸频率显著增快
D．吸气性喉鸣

29．呼气性呼吸困难的特点是
A．三凹征

B．哮鸣音
C．呼气相延长
D．可以有呼吸音减弱

30．心源性呼吸困难的发生机制是
A．肺淤血
B．肺泡张力增高
C．肺泡弹性减退
D．肺循环压力增高

31．呼吸困难伴右侧胸痛的疾病是
A．胸膜炎
B．肺炎球菌肺炎
C．支气管扩张
D．右肺中心型肺癌

32．呼吸困难伴双肺哮鸣音见于的疾病是
A．急性左心衰竭
B．支气管肺癌
C．慢性单纯性支气管炎
D．哮喘

33．夜间加重的呼吸困难常见的疾病是
A．哮喘
B．肺栓塞
C．充血性心力衰竭
D．心包积液

34．混合性呼吸困难见于的疾病是
A．弥漫性肺间质纤维化
B．哮喘
C．肺泡炎
D．气胸

35．心源性呼吸困难可表现为
A．夜间阵发性呼吸困难
B．呼气相延长
C．劳力性呼吸困难
D．端坐呼吸

36．呼吸困难伴有奇脉见于的疾病是
A．哮喘
B．全心衰竭
C．上腔静脉阻塞综合征
D．大量心包积液

37．大咯血常见于的疾病是
A．肺炎球菌肺炎
B．支气管扩张
C．二尖瓣狭窄
D．肺栓塞

38．咯血伴胸痛见于的疾病是
A．肺炎球菌肺炎
B．肺栓塞
C．浸润性肺结核
D．遗传性出血性毛细血管扩张症

39．咯血伴呼吸困难见于的疾病是
A．肺栓塞
B．中央型肺癌
C．Goodpasture 综合征
D．Mallory-Weiss 综合征

40．咯血伴杵状指见于的疾病是
A．支气管扩张
B．肺癌
C．慢性肺脓肿
D．肺栓塞

41．下列疾病中可以出现心绞痛的是
A．冠心病
B．主动脉瓣关闭不全
C．主动脉瓣狭窄
D．肥厚性心肌病

42．胸骨后疼痛见于的疾病是
A．胸腺瘤
B．心绞痛
C．胸骨后甲状腺
D．反流性食管炎

43．胸痛和呼吸困难同时发生的常见疾病是
A．气胸
B．结核性胸膜炎
C．肺栓塞
D．心绞痛

44．胸痛合并休克常见的疾病是
A．肺栓塞
B．心肌梗死
C．心脏压塞
D．交通性气胸

45．胸痛患者 ECG 检查示 ST 段抬高可以出现的疾病是
A．肺栓塞
B．急性心包炎
C．变异性心绞痛
D．急性心肌梗死
46．中心性胸痛的特点是
A．定位准确
B．多由于血管病变引起
C．可见于肺栓塞
D．深呼吸可以加重
47．胸膜性胸痛的特点是
A．深呼吸加重
B．体位变化时疼痛加重
C．是胸腔积液的典型表现
D．可见于肺栓塞
48．胸痛合并咯血的情况见于的疾病是
A．Goodpasture 综合征
B．特发性肺含铁血黄素沉着症
C．支气管肺癌
D．肺梗死
49．自主神经功能紊乱性胸痛的特点是
A．胸痛部位固定
B．活动后胸痛加重
C．常伴有焦虑状态
D．常呈针刺样疼痛
50．急性胸痛，深呼吸时加重见于的疾病是
A．急性心包炎
B．急性心肌梗死
C．肋骨骨折
D．结核性胸膜炎伴大量胸腔积液
51．下列由心律失常引起的心悸是
A．窦性心动过速
B．窦性心动过缓
C．一度房室传导阻滞
D．心房颤动
52．心悸可见于的情况是
A．心率可快可慢
B．心律不齐
C．心率和心律亦可正常
D．心搏增强
53．恶心与呕吐按发病机制包括
A．胃、肠源性呕吐
B．反射性呕吐
C．中枢性呕吐
D．神经性呕吐
54．下列属于反射性呕吐病因的是
A．胃、十二指肠疾病
B．咽部受到刺激
C．脑血管疾病
D．梅尼埃病
55．伴头痛及喷射性呕吐的疾病包括
A．前庭器官疾病
B．颅内高压症
C．急性胃肠炎
D．青光眼
56．可引起动力性吞咽困难的疾病是
A．食管癌
B．破伤风
C．狂犬病
D．重症肌无力
57．吞咽困难伴胸骨后疼痛的疾病是
A．食管溃疡
B．食管炎
C．纵隔炎
D．膈疝
58．下列部位出血属于上消化道出血的是
A．食管
B．胃
C．十二指肠
D．空肠
59．下列可引起呕血的疾病是
A．Mallory-Weiss 综合征
B．血小板减少性紫癜
C．消化性溃疡
D．肠结核
60．可见便血伴里急后重的疾病是
A．直肠炎

B．肠套叠
C．直肠癌
D．肠结核

61．下列属于躯体性腹痛特点的是
A．疼痛部位不确切
B．程度剧烈而持续
C．可有局部腹肌强直
D．腹痛可因咳嗽、体位变化而加重

62．腹痛病人的问诊要点是
A．腹痛的性质和严重程度
B．腹痛的部位
C．腹痛的时间
D．腹痛的伴随症状

63．可见腹痛伴发热、寒战的疾病是
A．胆囊炎
B．肠扭转
C．腹腔脓肿
D．泌尿系结石

64．下列属于动力性腹泻的是
A．甲状腺功能亢进症
B．胃肠功能紊乱
C．吸收不良综合征
D．霍乱

65．腹泻伴关节痛或肿胀见于的疾病是
A．肠结核
B．Crohn 病
C．溃疡性结肠炎
D．急性痢疾

66．腹泻与便秘交替可见的疾病是
A．吸收不良综合征
B．肠易激综合征
C．肠结核
D．溃疡性结肠炎

67．下列属于器质性便秘病因的是
A．吗啡类药物副作用
B．肠易激综合征
C．甲状腺功能减退症
D．多发性硬化

68．血清间接胆红素增高引起的黄疸是
A．溶血性黄疸
B．胆汁淤积性黄疸
C．Gilbert 综合征
D．Dubin-Johnson 综合征

69．引起肝内阻塞性胆汁淤积黄疸的疾病是
A．病毒性肝炎
B．肝内癌栓
C．华支睾吸虫病
D．肝内泥沙样结石

70．引起肝外胆汁淤积性黄疸的疾病是
A．胆总管结石
B．胆道蛔虫症
C．病毒性肝炎
D．原发性胆汁性肝硬化

71．引起腰背痛伴脊柱畸形的疾病是
A．腰背部软组织急性扭挫伤
B．先天性脊柱疾病
C．强直性脊柱炎
D．脊柱骨折

72．下列属于引起关节痛的代谢性骨病的是
A．皮质醇增多症性骨病
B．糖尿病性骨病
C．骨肉瘤
D．痛风

73．引起血尿的泌尿系统疾病是
A．肾肿瘤
B．泌尿系结石
C．过敏性紫癜
D．肾小球肾炎

74．排尿次数增多而每次尿量正常的疾病是
A．精神紧张
B．糖尿病
C．尿崩症
D．急性肾衰竭多尿期

75．下列属于尿失禁发生机制的是
A．尿道括约肌受损
B．逼尿肌反射亢进

C．逼尿肌无反射
D．膀胱膨出
76．下列属于头痛发病机制的是
A．血管因素
B．脑膜受刺激或牵拉
C．头、颈部肌肉的收缩
D．神经功能紊乱
77．根据发病机制，下列能引起晕厥的是
A．直立性低血压
B．颈动脉窦综合征
C．心源性
D．脑源性
78．下列属于浅昏迷的表现是
A．意识大部分丧失
B．有自主运动
C．对声、光刺激无反应
D．瞳孔对光反射可存在

四、问答题

1．引起非感染性发热的主要原因是什么？
2．临床常见的热型有哪六种？
3．何谓急性发热、长期发热和慢性低热？各常见于哪些疾病？
4．非致热原机制引起的发热常见于哪些情况？
5．由凝血功能障碍引起的出血有哪些特点？
6．水肿按发生部位分为哪两种？各常见于哪些情况？
7．引起水肿的毛细血管血流动力学改变机制包括哪些？
8．咳嗽与咳痰的询问病史要点是什么？
9．引起咳嗽与咳痰的病因是什么？
10．咯血与呕血如何鉴别？
11．胸痛的询问病史要点是什么？
12．引起胸痛的常见病因包括哪些？
13．发绀的病因有哪两大类？肠源性青紫症见于什么情况？
14．根据发病机制和临床表现，将呼吸困难分为哪五种类型？
15．引起心悸的病因是什么？
16．心悸的发生机制包括哪些？
17．呕吐中枢位于何部位？由哪两部分组成？呕吐过程可分为哪三个阶段？
18．呕吐的时间问诊有何临床意义？
19．引起吞咽困难的机械性原因是什么？
20．引起呕血常见的三种疾病是什么？
21．便血的伴随症状问诊应包括哪些内容？各有何临床意义？
22．引起急性腹痛的原因是什么？
23．有关腹痛的问诊要点有哪些？
24．腹泻发病的机制分为哪五类？
25．引起器质性便秘的常见原因有哪些？
26．先天性非溶血性黄疸的发生机制是什么？临床可见哪些类型？
27．对黄疸的病因诊断有较大帮助的检查有哪些？
28．关节痛的伴随症状问诊应包括哪些内容？各有何临床意义？

29．血尿的病因包括哪些？

30．简述尿频的病因及临床特点。

31．尿失禁的伴随症状问诊应包括哪些内容？各有何临床意义？

32．头痛的病因是什么？

33．何谓意识障碍？根据障碍程度不同有何不同表现？

34．既往史和个人史分别包括哪些内容？

参考答案

一、名词解释

1．症状：症状是患者患病时主观感到的异常或不适感，如发热、头痛等。

2．弛张热：因常见于败血症，故又称败血症热型，体温常在39℃以上，24小时内波动达2℃以上，但最低体温仍高于正常水平，见于败血症、风湿热、重症肺结核和化脓性炎症等。

3．fever type：热型，为不同时间体温的连续，即发热患者在不同时间测得的体温数值分别记录在体温单上，将各体温数值点连接起来成体温曲线，该曲线的不同形状称热型，如稽留热、间歇热等。

4．紫癜：是出血性疾病的常见皮肤表现，除过敏性紫癜外，一般紫癜均不高出皮肤表面，直径2 ~ 5mm，其颜色随时间推移由红色逐渐变暗，7 ~ 10天后逐渐消失。

5．水肿：水肿是指过多的液体积聚于组织间隙而引起的组织肿胀。

6．hemoptysis：咯血，是指喉及喉以下呼吸道任何部位的出血，经口排出者。

7．胸痛：为胸部疼痛，是临床常见的临床症状，主要由胸部疾病所致，少数由其他疾病引起。

8．中心性发绀：中心性发绀多由心、肺疾病引起呼吸功能衰竭、通气与换气功能障碍、肺氧合作用不足导致 SaO_2 降低所致。特点表现为全身性，除四肢及颜面外，也累及躯干和黏膜，但受累部位的皮肤是温暖的。

9．吸气性呼吸困难：呼吸困难是指患者主观上感觉空气不足、呼吸费力，客观上用力呼吸。吸气性呼吸困难主要特点表现为吸气显著费力，严重者吸气时可见“三凹征”，常见于喉部、气管、大支气管的狭窄与阻塞。

10．palpitation：心悸，是一种自觉心脏跳动的不适感或心慌感。

11．干呕：干呕是指患者恶心同时伴有呕吐动作，但未将胃内容物吐出来而言。

12．dysphagia：吞咽困难，是指食物从口腔至胃贲门运送过程中受阻而产生咽部、胸骨后或剑突部位的梗阻停滞感觉。

13．呕血：呕血是指上消化道疾病（指屈氏韧带以上的消化器官，包括食管、胃、十二指肠、肝、胆、胰疾病）或全身性疾病所致的急性上消化道出血，因量大而经口腔呕出而言。

14．柏油便：当上消化道出血并在肠内停留时间较长时，则使红细胞破坏，放出的血红蛋白在肠道内与硫化物结合形成硫化亚铁，使粪便呈黑色，当附有黏液时会发亮而类似柏油，故称柏油便。

15．牵涉痛：牵涉痛常发生于腹痛时，是在病变的远隔体表部位出现的疼痛，如胆囊疾病除右上腹痛外，尚可有右肩部和右肩胛下区的牵涉痛。牵涉痛对疾病的定位诊断有帮助。

16．渗出性腹泻：肠黏膜炎症渗出大量黏液、脓血而致腹泻，如炎症性肠病、感染性肠炎、缺血性肠炎、放射性肠炎等。

17．constipation：便秘，是指排便次数减少，7 天内排便次数少于 2 ～ 3 次，排便困难，粪便干结而言。

18．黄疸：是指由于胆红素代谢障碍，致血液中胆红素浓度升高，引起皮肤、黏膜和巩膜发黄的症状和体征。

19．Rotor 综合征：是先天性非溶血性黄疸的一种类型，是由于肝细胞对摄取非结合胆红素和排泄结合胆红素存在先天性缺陷致血中胆红素增高而出现的黄疸。

20．痛风：是嘌呤代谢障碍所致的代谢性风湿病，常表现为急性关节炎、关节痛，以第 1 跖趾关节、踇指关节多见，常于夜间痛醒。

21．hematuria：血尿，是泌尿系统疾病最常见的症状之一。包括镜下血尿和肉眼血尿。镜下血尿的尿色正常，须经显微镜检查方能确定，通常离心沉淀后的尿镜检每高倍视野有红细胞 3 个以上；肉眼血尿是指尿呈洗肉水色或血色，是肉眼可见的血尿。

22．膀胱刺激征：尿频、尿急与尿痛合称膀胱刺激征，因最常见于尿路感染，所以又称尿路刺激征。

23．oliguria：少尿，是指 24 小时尿量少于 400ml，或每小时尿量少于 17ml。

24．尿失禁：是指由于膀胱括约肌损伤或神经功能障碍导致排尿自控能力下降或丧失，使尿液不自主地流出。

25．眩晕：眩晕是患者感到自身或周围环境物体有旋转或摇动的一种主观感觉障碍，常伴有客观的平衡障碍，一般无意识障碍。

26．晕厥：晕厥是指一过性弥漫性脑缺血、缺氧而致突发的短暂意识丧失，伴全身肌张力消失，不能保持正常姿势而倒地的一组症候群。一般为突然发作，持续数秒至数分钟，不留后遗症。

27．惊厥：惊厥是指全身对称性的骨骼肌群收缩呈强直性和阵挛性而言，可伴有意识丧失。

28．stupor：昏睡，是接近于人事不省的意识状态。患者处于熟睡状态，不易唤醒。虽在强烈刺激下可被唤醒，但很快又再入睡。醒时答话含糊或答非所问。

29．主诉：主诉为患者感受最主要的痛苦或最明显的症状或体征，也就是本次就诊最主要的原因。

30．现病史：是问诊病史中的主体部分，是记述患者患病后的全过程，即发生、发展、演变和诊疗经过。

31．开放性提问：即一般性提问，常用于问诊开始，即现病史、过去史、个人史等的每一部分开始时使用。可获得某一方面的大量资料，如："今天来看病是因为哪里不舒服？"

二、填空题

1．36℃　37℃　36.3℃　37.2℃　36.5℃　37.7℃

2．外源性致热原　内源性致热原

3．感染性发热　非感染性发热

4．39 ~ 40℃　1℃　大叶性肺炎　斑疹伤寒　伤寒

5．减少　增多　功能异常

6．全身性　局部性　凹陷性　非凹陷性

7．性质　时间　规律　音色

8．在 100ml 以内　100 ~ 500ml　1500ml 以上　肺结核空洞　支气管扩张　慢性肺脓肿

9．心血管疾病　呼吸系统疾病　纵隔疾病

10．50g/L　发绀　60g/L　发绀

11．肺源性　心源性　中毒性　神经精神性　血源性

12．过速　过缓　心律不齐

13．延髓　恶心　干呕　呕吐

14．机械性　运动性

15．10% ~ 15%　20%　30%

16．内脏性　躯体性　牵扯痛

17．分泌性腹泻　动力性腹泻　渗出性腹泻

18．减少　3 次　功能性便秘　器质性便秘

19．17.1 ~ 34.2μmol/L　34.2μmol/L

20．溶血性黄疸　肝细胞性黄疸　胆汁淤积性黄疸　先天性非溶血性黄疸　以间接胆红素为主的黄疸　以直接胆红素为主的黄疸

21．脊柱病变　脊椎旁软组织疾病　脊神经根及皮神经病变　内脏疾病

22．外伤　感染细菌直接侵入关节内　变态反应和自身免疫疾病　退行性关节病　代谢性骨病　骨关节肿瘤

23．尿呈洗肉水色或血色　经显微镜检查方能确定的血尿　功能性血尿

24．4 ~ 6　0 ~ 2　饮水过多　精神紧张　气候改变

25．1500ml　400ml　17ml　2500ml

26．肾前性　肾性　肾后性

27．精神性多尿　尿崩症　糖尿病

28．阻塞性　功能性

29．甲状腺功能亢进症　肾上腺皮质功能减退症　希恩（Sheehan）综合征　1 型糖尿病

30．颅脑病变　颅外病变　全身性疾病　神经官能症

31．上午　晚间

32．周围性眩晕（耳性眩晕）　中枢性眩晕（脑性眩晕）　全身疾病性眩晕　眼源性眩晕　神经精神性眩晕

33．梅尼埃病　晕动病

34．血管舒缩障碍　心源性晕厥　脑源性晕厥　血液成分异常

35．脑部疾病　全身性疾病　神经官能症

36．嗜睡　意识模糊　昏睡　昏迷

37．浅度昏迷　中度昏迷　深度昏迷

38．脑出血　脑梗死

39．高血压脑病　脑血管意外　肾炎

40．精神方面　行为方面　自主神经功能紊乱

41．起病情况与患病的时间　主要症状的特点　病因与诱因　病情的发展与演变　伴随症状　诊治经过　病程中的一般情况

42．健康状况　疾病（包括各种传染病）　手术　预防注射　过敏　输血

三、选择题

A 型题

1．B	2．B	3．D	4．C	5．C	6．B	7．C	8．D
9．B	10．B	11．D	12．B	13．D	14．E	15．B	16．D
17．D	18．A	19．C	20．D	21．E	22．C	23．C	24．D
25．C	26．E	27．A	28．B	29．C	30．D	31．B	32．D
33．A	34．E	35．A	36．C	37．B	38．A	39．C	40．E
41．C	42．D	43．C	44．D	45．E	46．D	47．D	48．A
49．D	50．E	51．B	52．D	53．E	54．C	55．D	56．B
57．C	58．B	59．B	60．C	61．A	62．B	63．C	64．B
65．D	66．B	67．C	68．D	69．D	70．D	71．B	72．D
73．D	74．A	75．E	76．A	77．B	78．C	79．A	80．B
81．C	82．D	83．E	84．A	85．B	86．E	87．C	88．D
89．E	90．A	91．B	92．B	93．C	94．D	95．D	96．E
97．A	98．B	99．C	100．E	101．C	102．D	103．E	104．A
105．B	106．B	107．D	108．C	109．D	110．E	111．A	112．C
113．C	114．B	115．D	116．A	117．B	118．E	119．C	120．B
121．B	122．A	123．D	124．C	125．E	126．E	127．C	128．B
129．B	130．C	131．B	132．C	133．B	134．A	135．A	136．D

137. E	138. E	139. C	140. B	141. D	142. E	143. A	144. D
145. D	146. B	147. C	148. A	149. D	150. B	151. D	152. D
153. E	154. E	155. B	156. C	157. D	158. D	159. A	160. A
161. D	162. C	163. C	164. D	165. D	166. C	167. D	168. B
169. B	170. E	171. D	172. A	173. A	174. A		

B 型题

1. A	2. B	3. C	4. D	5. E	6. A	7. B	8. C
9. A	10. E	11. B	12. A	13. D	14. E	15. C	16. A
17. B	18. C	19. D	20. E	21. A	22. B	23. C	24. E
25. D	26. B	27. A	28. C	29. D	30. E	31. A	32. B
33. C	34. D	35. E	36. A	37. B	38. C	39. D	40. E
41. D	42. C	43. A	44. E	45. B	46. A	47. B	48. C
49. D	50. E	51. A	52. B	53. C	54. D	55. E	56. A
57. B	58. C	59. D	60. E	61. A	62. B	63. C	64. D
65. E	66. A	67. B	68. C	69. D	70. E	71. A	72. B
73. C	74. D	75. E	76. A	77. B	78. C	79. D	80. E
81. A	82. B	83. D	84. C	85. E	86. A	87. B	88. C
89. D	90. E	91. A	92. B	93. C	94. D	95. E	96. D
97. B	98. C	99. A	100. B	101. C	102. D	103. E	104. A
105. B	106. C	107. D	108. E	109. A	110. B	111. C	112. D
113. E	114. A	115. B	116. C	117. D	118. E	119. A	120. B
121. C	122. D	123. E	124. A	125. B	126. C	127. D	128. E
129. A	130. B	131. C	132. D	133. E			

X 型题

1. AD	2. ABC	3. ABD	4. BD	5. AB	6. ABCD
7. ABC	8. ABCD	9. ABC	10. ABD	11. ABC	12. ABC
13. BCD	14. ABCD	15. BC	16. BCD	17. AB	18. BD
19. ABC	20. ABCD	21. ABC	22. BD	23. ACD	24. ABD
25. CD	26. BD	27. AB	28. ABD	29. BCD	30. ABCD
31. AB	32. AD	33. AC	34. ACD	35. ACD	36. AD
37. BC	38. AB	39. ABC	40. AC	41. ABCD	42. ABD
43. ABC	44. ABC	45. BCD	46. BC	47. ABD	48. CD
49. CD	50. AC	51. ABD	52. ABCD	53. ABCD	54. AB
55. BD	56. BCD	57. ABC	58. ABC	59. ABC	60. AC
61. BCD	62. ABCD	63. AC	64. AB	65. ABC	66. BCD
67. ACD	68. AC	69. BCD	70. AB	71. BCD	72. ABD
73. ABD	74. BCD	75. ABCD	76. ABCD	77. ABCD	78. ACD

四、问答题

1．引起非感染性发热的主要原因是：①风湿性疾病：如风湿热、系统性红斑狼疮等；②恶性肿瘤：如各种恶性实体瘤、血液系统恶性肿瘤（淋巴瘤）；③无菌性组织坏死：如心肌梗死、肺栓塞、烧伤、大手术等；④内分泌及代谢疾病：如甲状腺功能亢进症（包括甲状腺危象）、严重脱水等；⑤中枢神经系统疾病：如脑出血、外伤、肿瘤等；⑥物理因素：如中暑等；⑦变态反应：如药物热、药物引起的溶血和血型不合输血引起的溶血等。⑧其他：如自主神经功能紊乱产生功能性发热，包括感染后热和神经功能性低热。

2．临床常见的六种热型是：①稽留热；②弛张热；③间歇热；④波状热；⑤回归热；⑥不规则热。

3．急性发热为急性起病，发热病程少于 2 周者，主要由感染引起；长期发热指发热 2 周以上，而且体温在 38.1℃以上的高热，常由感染、肿瘤和结缔组织病引起，但仍以感染为主；慢性低热是指体温在 38℃以内的非生理性发热，持续 1 个月以上者，可能是器质性低热，也可能是功能性低热。

4．非致热原机制引起的发热常见于：①体温调节中枢损伤，直接引起发热，如颅脑外伤、出血、炎症等；②产热过多如癫痫持续状态、甲状腺功能亢进症等；③散热障碍如广泛性皮肤病、心力衰竭等。

5．凝血功能障碍引起的出血常表现为内脏、肌肉出血及软组织血肿，亦常有关节腔出血，且常有出血家族史和肝病史。

6．水肿按发生部位分为全身性水肿和局部性水肿两种。全身性水肿常见于心源性、肾源性、肝源性、营养不良性水肿，其他还有内分泌性、药物性和特发性水肿等；局部性水肿常由于局部静脉血、淋巴回流受阻及毛细血管通透性增加所致。

7．引起水肿的毛细血管血流动力学改变机制包括：①毛细血管内静水压增加；②血浆胶体渗透压降低；③组织液胶体渗透压增高；④组织间隙机械压力降低；⑤毛细血管通透性增加。

8．咳嗽与咳痰的询问病史要点是：①咳嗽起病的急缓和持续时间；②咳嗽的特点，包括咳嗽的程度、性质、音色和影响因素；③有无咳痰，若有则询问痰液的性状如何，痰液的颜色、量，有何特殊气味；是否带血及痰量与体位的关系等；④咳嗽与咳痰发作的诱因等。

9．引起咳嗽与咳痰的病因包括：①呼吸道疾病；②胸膜疾病；③心血管疾病；④中枢神经因素；⑤其他因素所致慢性咳嗽如服用血管紧张素转换酶抑制剂后咳嗽、习惯性和心理性咳嗽等。

10．咯血与呕血的鉴别见下表：

	咯　血	呕　血
病因	肺部疾病（肺结核、支气管扩张、肺脓肿、肺癌等）、心脏病（风心病二尖瓣狭窄）等	消化性溃疡、肝硬化、急性胃黏膜病变、胆道出血等
出血前症状	喉部痒感、胸闷、咳嗽等	上腹不适、恶心、呕吐等
出血方式	咯出	呕出
血色	鲜红	棕黑、暗红，有时鲜红
血中混有物	痰、泡沫	食物残渣、胃液
反应	碱性	酸性
黑便	除非咽下，否则没有	有，可为柏油样便，呕血停止后仍持续数日
出血后痰性状	常有血痰数日	无痰

11．胸痛的询问病史要点是：①发病年龄；②起病缓急及诱因；③胸痛部位、范围大小及其放射部位；④胸痛性质和轻重；⑤持续时间；⑥影响疼痛因素，加重与缓解方式；⑦伴随症状。

12．引起胸痛的常见病因包括：①胸壁疾病；②心血管疾病；③呼吸系统疾病；④纵隔疾病；⑤其他：过度通气综合征、痛风、食管炎、食管癌、食管裂孔疝、膈下脓肿、肝脓肿、脾梗死及神经症等。

13．发绀的病因有两大类：血液中还原血红蛋白增多和血液中存在异常血红蛋白衍生物。肠源性青紫症见于大量进食含有亚硝酸盐的变质蔬菜，它可引起中毒性高铁血红蛋白血症，引起发绀，称为肠源性青紫症。

14．根据发病机制和临床表现，将呼吸困难分为如下五种类型：①肺源性呼吸困难；②心源性呼吸困难；③中毒性呼吸困难；④神经精神性（或心因性）呼吸困难；⑤血液病性呼吸困难。

15．心悸产生的原因如下：

（1）心脏搏动增强：①生理性见于健康人剧烈运动或精神紧张，饮酒或浓茶或咖啡等、应用某些药物（如肾上腺素等）；②心室肥大：见于各种心脏病；③其他引起心脏搏出量增加的心脏外疾病如甲状腺功能亢进症、各种原因的贫血和发热、低血糖和嗜铬细胞瘤等。

（2）心律失常：包括心动过速、过缓或心律不齐等。

（3）神经精神因素：见于心脏神经官能症。

16．心悸发生机制尚未完全清楚，一般认为心脏活动过度是心悸发生的基础，常与心率及心搏出量改变有关。发生机制包括：①血流动力学改变：在心动过速时，舒张期缩短、心室充盈不足，当心室收缩时心室肌与心瓣膜的紧张度突然增加，可引起心搏增强而感心悸；②心律失常：如期前收缩，在一个较长的代偿期之后的心室收缩，往往强而有力，会出现心悸，心悸出现与心律失常出现及存在时间长短有关，如突然发生的阵发性心动过速，心悸往往较明显，而在慢性心律失常，如心房颤动可因逐渐适应而无明显心悸；③神经体液调节紊乱：如心力衰竭时，交感神经兴奋性增强，去甲肾上腺素分泌增加，心肌收缩力增强，心率增快引起心悸；④心悸的发生常与精神因素及注意力有关，焦虑、紧张及注意力集中时易于出现。心悸可见于心脏病患者，但与心脏病不能完全等同，心悸者不一定有心脏病，反之心脏病患者也可不发生心悸，如无症状的冠状动脉粥样硬化性心脏病，就无心悸发生。

17．呕吐中枢位于延髓，由神经反射中枢即呕吐中枢（位于延髓外侧网状结构的背部）和化学感受器触发带（位于延髓第四脑室的底部）两部分组成。呕吐过程分为恶心、干呕和呕吐三个阶段。

18．呕吐的时间问诊对诊断某些疾病会有帮助，如餐后即吐见于贲门失弛缓症、神经性呕吐；餐后 6 ～ 12 小时以上呕吐见于幽门梗阻、胃动力障碍（如糖尿病或迷走神经切断术后胃轻瘫）；晨吐或餐前恶心、呕吐见于早期妊娠、尿毒症、颅内压增高等。

19．引起吞咽困难的机械性原因如下：

（1）腔内因素：食团过大或食管异物。

（2）管腔狭窄：①口咽部炎症如咽炎、扁桃体炎、口咽损伤（机械性、化学性）、咽白喉、咽喉结核、咽肿瘤、咽后壁脓肿等；②食管良性狭窄如食管良性肿瘤、食管炎症等；③恶性肿瘤如舌癌、咽部肿瘤、食管癌等；④食管蹼；⑤食管下端黏膜环。

（3）外压性狭窄：咽后壁肿块或脓肿、甲状腺极度肿大、纵隔占位病变（如纵隔肿瘤及脓肿、左心房肥大、主动脉瘤）。

20．引起呕血的三种常见疾病依次是：消化性溃疡、肝硬化食管或胃底静脉曲张破裂、急性胃黏膜病变。

21．引起便血的疾病很多，为进一步明确诊断必须结合其他症状全面地综合考虑。便血伴随症状问诊应包括的内容及临床意义是：①腹痛：慢性反复上腹痛，且呈周期性与节律性，出血后疼痛减轻者，见于消化性溃疡。上腹绞痛或有黄疸伴便血者，应考虑肝、胆道出血。腹痛时排血便或脓血便，便后腹痛减轻，见于细菌性痢疾、阿米巴痢疾或溃疡性结肠炎。腹痛伴便血还见于急性出血性坏死性肠炎、肠套叠、肠系膜血栓形成或栓塞、膈疝等。②里急后重：即肛门坠胀感。常觉排便未净，排便频繁，但每次排便量甚少，且排便后未见轻松，提示为肛门、直肠疾病，见于痢疾、直肠炎及直肠癌。③发热：便血伴发热常见于传染性疾病，如败血症、肾综合征出血热、钩端螺旋体病或部分恶性肿瘤，如肠道淋巴瘤、白血病等。④全身出血倾向：便血伴皮肤黏膜出血者，可见于急性传染性疾病及血液疾病，如重症肝炎、肾综合征出血热、白血病、过敏性紫癜、血友病等。⑤皮肤改变：皮肤有蜘蛛痣及肝掌者，便血可能与肝硬化门脉高压有关。皮肤与黏膜出现毛细血管扩张，提示便血可能由遗传性毛细血管扩张症所致。⑥腹部肿块：便血伴腹部肿块者，应考虑肠道淋巴瘤、结肠癌、肠结核、肠套叠及 Crohn 病等。

22．引起急性腹痛的原因包括：①腹腔器官急性炎症：如急性胃炎、急性肠炎、急性胰腺炎、急性出血坏死性肠炎、急性胆囊炎、急性阑尾炎等。②空腔脏器阻塞或扩张：如肠梗阻、肠套叠、胆道结石、胆道蛔虫症、泌尿系统结石梗阻等。③脏器扭转或破裂：如肠扭转、肠绞窄、肠系膜或大网膜扭转、卵巢扭转、肝破裂、脾破裂、异位妊娠破裂等。④腹膜炎症：多由胃肠穿孔引起，少部分为自发性腹膜炎。⑤腹腔内血管阻塞：如缺血性肠病、腹主动脉夹层和门静脉血栓形成。⑥腹壁疾病：如腹壁挫伤、脓肿及腹壁皮肤带状疱疹。⑦胸腔疾病所致的腹部牵涉性痛：如肺炎、肺梗死、心绞痛、心肌梗死、急性心包炎、胸膜炎、食管裂孔疝、胸椎结核。⑧全身性疾病所致的腹痛：如腹型过敏性紫癜、糖尿病酸中毒、尿毒症、铅中毒、血卟啉病等。

23．有关腹痛的问诊要点包括：①腹痛的诱因和缓解因素；②腹痛的性质和严重程度；③腹痛的部位；④腹痛的时间；⑤腹痛的伴随症状。

24．腹泻的发病机制分为五大类：分泌性腹泻、渗透性腹泻、渗出性腹泻、动力性腹泻、吸收不良性腹泻。

25．引起器质性便秘的常见原因有：①直肠与肛门病变：引起肛门括约肌痉挛、排便疼痛造成惧怕排便，如痔疮、肛裂、肛周脓肿和溃疡、直肠炎等。②局部病变导致排便无力：如大量腹水、膈肌麻痹、系统性硬化症、肌营养不良等。③结肠良性或恶性肿瘤、各种原因的肠梗阻、肠粘连、Crohn 病、先天性巨结肠症等。④腹腔或盆腔内肿瘤的压迫（如子宫肌瘤）。⑤全身性疾病使肠肌松弛，排便无力，如尿毒症、糖尿病、甲状腺功能低下，此外，血卟啉病及铅中毒引起肠肌痉挛，亦可导致便秘。⑥应用吗啡类药、抗胆碱能药、钙通道阻滞剂、神经阻滞药、镇静剂、抗抑郁药以及含钙、铝的制酸剂等使肠肌松弛引起便秘。

26．先天性非溶血性黄疸的产生系由肝细胞对胆红素的摄取、结合和排泄有缺陷所致的黄疸，本组疾病临床少见，有 Gilbert 综合征、Crigler-Najjar 综合征、Rotor 综合征、Dubin-Johnson 综合征。

27．对黄疸的病因诊断有较大帮助的检查有：①腹部 B 超检查：对肝的大小、形态、肝内有无占位性病变、胆囊大小及胆道系统有无结石与扩张、脾有无肿大及胰腺有无病变的诊断有较大的帮助。② X 线检查：腹部平片可发现胆道钙化结石，胆道造影可发现胆管结石阴影、胆囊收缩功能及胆管有无扩张等。③经十二指肠镜逆行胰胆管造影：可通过内镜直接观察壶腹区与乳头部有无病变，可经造影区别肝外或肝内胆管阻塞的部位；也可了解胰腺有无病变。④经皮肝穿刺胆管造影：能清楚地显示整个胆道系统，可区分肝外胆管阻塞与肝内胆汁淤积性黄疸，并对胆管阻塞的部位、程度及范围有所了解。⑤上腹部 CT 扫描：对显示肝、胆、胰等病变及鉴别引起黄疸的疾病较有帮助。⑥放射性核素检查：应用 ^{198}金或 ^{99}锝肝扫描可了解肝有无占位性病变，用 ^{131}碘玫瑰红扫描对鉴别肝外阻塞性黄疸与肝细胞性黄疸有一定的帮助。⑦磁共振胰胆管成像：对各种原因引起的梗阻性黄疸胆道扩张情况可以作出比较客观的诊断，特别适用于 B 超或 CT 有阳性发现而又不能明确诊断的患者。⑧肝穿刺活检及腹腔镜检查：对疑难黄疸病例的诊断有重要的帮助，但肝穿刺活检用于胆汁淤积性黄疸时可发生胆汁外溢造成腹膜炎，伴肝功不良者亦可因凝血机制障碍而致内出血，故应慎重考虑指征。

28．关节痛伴随症状问诊包括的内容及临床意义是：①关节痛伴高热畏寒、局部红肿灼热见于化脓性关节炎。②关节痛伴低热、乏力、盗汗消瘦、纳差见于结核性关节炎。③全身小关节对称性疼痛伴有晨僵和关节畸形，见于类风湿关节炎。④关节疼痛呈游走性伴有心脏炎、舞蹈病见于风湿热。⑤关节痛伴有血尿酸升高、局部红肿灼热见于痛风。⑥关节痛伴有皮肤红斑、光过敏、低热和多器官损害见于系统性红斑狼疮。⑦关节痛伴有皮肤紫癜、腹痛、腹泻见于关节受累型过敏性紫癜。

29．血尿是泌尿系统疾病常见的症状。98% 的血尿是由泌尿系统疾病引起，2% 的血尿由全身性疾病或泌尿系统邻近器官病变所致。血尿的病因包括：

（1）泌尿系统疾病：包括肾小球疾病（如急性和慢性肾小球肾炎、IgA 肾病、遗传性肾炎和薄基底膜肾病）、各种间质性肾炎、尿路感染、泌尿系统结石、结核、肿瘤、多囊肾、血管异常，尿路憩室、息肉和先天性畸形等。

（2）全身性疾病：①感染性疾病：败血症、肾综合征出血热、猩红热、钩端螺旋体病和丝虫病等；②血液病：白血病、再生障碍性贫血、血小板减少性紫癜、过敏性紫癜和血友病；③免疫和自身免疫性疾病：系统性红斑狼疮、结节性多动脉炎、皮肌炎、类风湿关节炎、系统性硬化症等引起肾损害时；④心血管疾病：亚急性感染性心内膜炎、急进性高血压、慢性心力衰竭、肾动脉栓塞和肾静脉血栓形成等。

（3）尿路邻近器官疾病：如急慢性前列腺炎、精囊腺炎、急性盆腔炎或脓肿、宫颈癌、输卵管炎、阴道炎、急性阑尾炎、直肠和结肠癌等。

（4）化学物品或药品对尿路的损害：①肾小管的损害：如磺胺药、吲哚美辛、甘露醇以及汞、铅、镉等重金属；②环磷酰胺引起的出血性膀胱炎；③抗凝剂如肝素过量也可出现血尿。

（5）功能性血尿：平时运动量小的健康人，突然加大运动量可出现运动性血尿。

30．尿频的病因及临床特点：

（1）生理性尿频：因饮水过多、精神紧张或气候寒冷时排尿次数增多属正常现象。特点是每次尿量不少，也不伴随其他症状。

（2）病理性尿频：常见如下情况：①多尿性尿频：排尿次数增多而每次尿量不少，全日总尿量增多。见于糖尿病、尿崩症、精神性多饮和急性肾衰竭的多尿期。②炎症性尿频：尿频而每次尿量少，多伴有尿急和尿痛，尿液镜检可见炎性细胞。见于膀胱炎、尿道炎、前列腺炎和尿道旁腺炎等。③神经性尿频：尿频而每次尿量少，不伴尿急、尿痛，尿液镜检无炎性细胞。见于中枢及周围神经病变如癔病、神经源性膀胱。④膀胱容量减少性尿频：表现为持续性尿频，药物治疗难以缓解，每次尿量少。见于膀胱占位性病变；妊娠子宫增大或卵巢囊肿等压迫膀胱；膀胱结核引起膀胱纤维性缩窄。⑤尿道口周围病变：尿道口息肉，处女膜伞和尿道旁腺囊肿等刺激尿道口引起尿频。

31．尿失禁的伴随症状应问诊内容及临床意义：①尿失禁伴膀胱刺激征及白细胞尿，见于急性膀胱炎；②尿失禁伴排粪便功能紊乱，见于神经源性膀胱；③ 50 岁以上男性，尿失禁伴进行性排尿困难，见于前列腺增生症、前列腺癌等；④尿失禁伴有肢体瘫痪、肌张力增高、腱反射亢进、病理反射阳性，见于上运动神经元病变；⑤尿失禁伴慢性咳嗽、气促，多为慢性阻塞性肺疾病引起的腹内压增高；⑥尿失禁伴有多饮、多尿和消瘦，见于糖尿病性膀胱。

32．头痛的病因是：①颅脑病变：常见脑炎、脑膜炎、脑肿瘤；②颅外病变：常见青光眼、三叉神经痛等；③全身性疾病：急性感染、心血管疾病、中毒等；④神经官能症。

33．意识障碍是指人对周围环境及自身状态的识别和觉察能力出现障碍，多由于高级神经中枢功能活动（意识、感觉和运动）受损所致。根据障碍程度的不同，可分别表现为嗜睡、意识模糊、昏睡、昏迷（轻度昏迷、中度昏迷、深度昏迷），还有一种以兴奋性增高为主的高级神经中枢急性活动失调状态，即谵妄。

34．既往史的内容包括：患者既往的健康状况和过去曾经患过的疾病（包括各种传染病），外伤、手术史，预防注射、接种史，对药物、食物和其他接触物的过敏史等，特别是与目前所患疾病有密切关系的情况，均应记录于既往史中。记录顺序一般按年月的先后排列。

个人史的内容主要包括：①社会经历：包括出生地、居住地区和居留时间（尤其是疫源地和地方病流行区）、受教育程度、经济生活和业余爱好等。不同传染病有不同潜伏期，应根据考虑的疾病，询问过去某段时间是否去过疫源地。②职业及工作条件：包括工种、劳动环境、对工业毒物的接触情况及时间。③习惯与嗜好：起居与卫生习惯、饮食的规律与质量，烟酒嗜好时间与摄入量，及其他异嗜物和麻醉药品、毒品等。④冶游史：有无不洁性交，是否患过淋病性尿道炎、尖锐湿疣、下疳等。

第二章　基本检查法及一般检查

应试习题

一、名词解释

1．percussion sound
2．清音
3．体型
4．语调
5．语态
6．position
7．姿势
8．步态
9．脱屑
10．蜘蛛痣
11．肝掌
12．scar

二、填空题

1．体检的基本方法中，深部触诊法包括________、________、________和________四种。

2．在临床上可见到的五种叩诊音是________、________、________、________和________。

3．一般检查是对病人全身状态的________，以________为主，________、________、________为辅。

4．第二性征是两性间________、________、________、________分布等的差异。

5．男性容易发生的疾病是________、________，女性容易发生的疾病是________、________。

6．体温的生理性波动范围在________小时内低于________。

7．举出体温较高的几种生理情况：________、________、________、________。

8．发热常见于________、________、________等。

9．低温可见于________、________、________、________等。

10．生命体征是评价________及其________的基本指征。生命体征包括________、________、________、________。

11．发育通过________及其与________的关系进行判断。

12．通过________、________、________可判断生长发育情况。

13．正常成人体格标准是：头部相当于________身高，上部量________下部量，坐高为________身高；胸围与下肢长度________，指间距与身高________。

14．无力、正力及超力体型分别又称________、________、________。

15．巨人症时身高________，侏儒症时身高________。

16．呆小病时上部量＿＿＿＿＿下部量，性腺功能减退症时，上部量＿＿＿＿＿下部量。

17．营养状态的影响因素主要有＿＿＿＿＿、＿＿＿＿＿、＿＿＿＿＿、＿＿＿＿＿等。

18．综合判断营养状态的方法是通过＿＿＿＿＿、＿＿＿＿＿、＿＿＿＿＿、＿＿＿＿＿等方面进行评价。

19．营养不良的表现是：皮肤黏膜＿＿＿＿＿、＿＿＿＿＿，皮下脂肪＿＿＿＿＿，肌肉＿＿＿＿＿，指甲＿＿＿＿＿、＿＿＿＿＿，毛发＿＿＿＿＿、＿＿＿＿＿，肋间隙、锁骨上窝＿＿＿＿＿，骨骼＿＿＿＿＿。

20．极度消瘦者称为＿＿＿＿＿。

21．大脑功能活动的综合表现称为＿＿＿＿＿，是对环境的＿＿＿＿＿状态。

22．意识障碍指＿＿＿＿＿＿＿＿＿＿＿＿＿＿＿＿＿＿＿＿＿＿＿＿＿＿＿。

23．判断意识状态的方法主要为＿＿＿＿＿，通过对话了解＿＿＿＿＿、＿＿＿＿＿、＿＿＿＿＿、＿＿＿＿＿、＿＿＿＿＿等情况。

24．对严重的病人了解意识状态需结合＿＿＿＿＿、＿＿＿＿＿及＿＿＿＿＿等检查对损伤程度加以判断。

25．语调是指＿＿＿＿＿、＿＿＿＿＿及＿＿＿＿＿的病变，如喉部＿＿＿＿＿、＿＿＿＿＿、＿＿＿＿＿可引起声音＿＿＿＿＿，脑血管意外可引起音调变＿＿＿＿＿及发音＿＿＿＿＿，喉返神经麻痹可引起音调＿＿＿＿＿及语音共鸣＿＿＿＿＿。

26．语音障碍可分为＿＿＿＿＿及＿＿＿＿＿。

27．失语分为＿＿＿＿＿及＿＿＿＿＿。

28．语态是指＿＿＿＿＿，语态异常指＿＿＿＿＿。

29．语态异常见于＿＿＿＿＿、＿＿＿＿＿、＿＿＿＿＿。

30．急性病容见于＿＿＿＿＿如＿＿＿＿＿、＿＿＿＿＿等。

31．慢性病容见于＿＿＿＿＿如＿＿＿＿＿、＿＿＿＿＿、＿＿＿＿＿等。

32．贫血面容的特征是＿＿＿＿＿、＿＿＿＿＿、＿＿＿＿＿。

33．二尖瓣面容的发绀易发生的部位是＿＿＿＿＿、＿＿＿＿＿。

34．头大、面长、眉弓颧骨隆起，耳鼻大、唇舌厚、反咬殆见于＿＿＿＿＿。

35．满月面容的表现是面＿＿＿＿＿，＿＿＿＿＿性肥胖，＿＿＿＿＿、＿＿＿＿＿，见于＿＿＿＿＿、＿＿＿＿＿等。

36．苦笑面容见于＿＿＿＿＿，表现为＿＿＿＿＿、＿＿＿＿＿、＿＿＿＿＿。

37．肝病面容见于＿＿＿＿＿＿＿＿＿＿，表现为＿＿＿＿＿，＿＿＿＿＿、＿＿＿＿＿、＿＿＿＿＿有褐色色素沉着。

38．伤寒面容见于＿＿＿＿＿、＿＿＿＿＿、＿＿＿＿＿，表现为＿＿＿＿＿、＿＿＿＿＿，呈＿＿＿＿＿。

39．强迫体位是为＿＿＿＿＿所被迫采取的某种特殊姿势。

40．强迫仰卧位是试图缓解＿＿＿＿＿，见于＿＿＿＿＿。

41．强迫俯卧位可降低＿＿＿＿＿疾患的＿＿＿＿＿。

42．强迫坐位也叫＿＿＿＿＿，该体位有利于＿＿＿＿＿肌及＿＿＿＿＿肌运动，增加＿＿＿＿＿，减少＿＿＿＿＿。

43．强迫蹲位（蹲踞）见于＿＿＿＿＿。病人被迫终止活动或被迫下蹲是为了缓解＿＿＿＿＿及＿＿＿＿＿。

44．________及________的病人行走中被迫止步，是由于________或________疼痛，休息片刻可以减轻局部________状态，缓解________。这种体位称为________及________。

45．角弓反张位，表现________、________肌肉强直，头________，背________，躯干呈________型，见于________、________。

46．蹒跚步态行如________，________。见于________、________、________、________。

47．共济失调步态见于________、________。

48．跨阈步态的病变是________，见于________。

49．剪刀步态是由于下肢________及________张力增高为主致行走时双腿内收过度呈剪刀状，见于________、________。

50．皮肤苍白可由于________、________、________、________等引起。

51．皮肤苍白见于________、________、________、________、________等。

52．黄疸时巩膜黄色呈________性分布，也可于________及________等处见到。

53．黄疸见于________、________、________疾患及________性疾患。

54．色素沉着好发于________、________、________、________、________、________或________。是由于________增多所致。

55．色素脱失是由于________酶缺乏致________障碍。

56．皮肤弹性差见于________、________、________等。

57．皮疹常见于________、________、________等。

58．检查皮疹应注意观察及记录其________的时间，________、________、________、________、________、________、________、________。

59．平于皮面，局部色红，圆形或多形性是________；高出皮面，顶部针尖样突起，色红是________。

60．斑疹见于________、________、________等；丘疹见于________、________、________、________等；斑丘疹见于________、________、________等。

61．荨麻疹的特点是________、________样，________、________，见于________。

62．玫瑰疹色________，________形，直径________mm，压之________，易在________部出现，是________、________之特征性皮疹。

63．大片出血伴皮下组织肿胀称为________，见于________、________、________、________、________等。

64．蜘蛛痣多出现于________分布的区域内，如________、________、________、________、________等。

65．肝掌位于________处。见于________、________。

66．细胞内及组织间隙液体过度积聚称为________，分为________及________两种。

67．检查皮下结节时应注意结节的________、________、________、________、________、________等。

68．正常表浅淋巴结的特点包括________、________、________、________、

__________，直径__________cm。

69．检查淋巴结应注意__________、__________、__________、__________、__________、__________、__________、__________、__________、__________、__________、__________等。

70．局限性淋巴结肿大见于引流范围内器官的__________、__________、__________等。

71．腋窝淋巴结包括五群，即__________、__________、__________、__________、__________。

三、选择题

A 型题

1．临床上最不常应用的检查法是
   A．视诊
   B．触诊
   C．叩诊
   D．听诊
   E．嗅诊

2．下列符合视诊检查的是
   A．发育、心界、表情
   B．营养、体位、语颤
   C．舌苔、黏膜、姿势
   D．步态、皮疹、摩擦感
   E．意识、表情、肝界

3．需借助于器械进行的视诊是
   A．黏膜、皮疹、鼓膜
   B．眼睑、表情、体位
   C．胃肠黏膜、鼓膜、支气管黏膜
   D．色素沉着、皮肤色泽
   E．体型、发育、皮疹

4．检查者最敏感的触诊部位是
   A．指腹及掌指关节部掌面皮肤
   B．掌腹及末指关节部掌面皮肤
   C．掌尖及中指关节部掌面皮肤
   D．指尖及指关节部掌面皮肤
   E．大小鱼际处皮肤

5．触诊包块时应注意的方面包括
   A．湿度、弹性、波动
   B．震颤、色泽、摩擦感
   C．色素、皮疹、体温
   D．轮廓、硬度、移动度、大小
   E．位置、性质、颜色、毛发

6．浅部触诊法适用于检查的部位是
   A．肺、脾、淋巴结
   B．关节、软组织、阴囊、精索
   C．肾、心、胆囊
   D．浅部动静脉、肝、腹壁
   E．浅部神经、胸膜

7．浅部触诊法正确的手法是
   A．利用掌指关节和腕关节的协调动作，进行轻柔滑动触摸
   B．利用指尖和腕关节的协调动作，进行轻柔滑动触摸
   C．利用掌指关节和大小鱼际的协调动作，进行轻柔滑动触摸
   D．利用指尖和掌指关节的协调动作，进行轻柔滑动触摸
   E．利用掌指关节和肘关节的协调动作，进行轻柔滑动触摸

8．深部触诊法主要用于诊察的内容是
   A．浅部动静脉、腹壁
   B．脾、腹腔淋巴结
   C．软组织、腹肌紧张度
   D．腹内脏器大小、腹部包块
   E．心脏、肺部情况

9．下腹部触诊时应注意的主要事项是
   A．用单指深压
   B．用手掌深压
   C．屏住呼吸
   D．张口呼吸
   E．排空膀胱

10．深部滑行触诊法是
   A．用分开的 1、2、3 指端逐渐触向腹腔脏器或包块
   B．用并拢的 1、2、3 指端逐渐触

向腹腔脏器或包块
C．用分开的2、3、4指端逐渐触向腹腔脏器或包块
D．用并拢的2、3、4指端逐渐触向腹腔脏器或包块
E．无所谓分开或并指，但需用1、2、3指触诊

11．双手触诊法适用的检查是
A．结肠及小肠的检查
B．肝及小肠的检查
C．肝、脾、肾及腹腔肿物的检查
D．结肠、直肠、膀胱及腹腔肿物的检查
E．胆囊、胰腺、胃的检查

12．深压触诊法用于检查的内容是
A．脾、腹腔淋巴结
B．腹腔深在病变或腹壁软组织
C．肾、心、胆囊
D．深部动静脉、腹壁
E．腹腔深在病变或确定腹腔压痛点

13．冲击触诊法的另外名称是
A．深压触诊法
B．深部滑行触诊法
C．双手触诊法
D．浮沉触诊法
E．浅部触诊法

14．叩诊时应注意的事项是
A．以指关节的活动为主，避免腕关节及肘关节参与运动
B．以腕关节的活动为主，避免指关节及肘关节参与运动
C．以掌指关节的活动为主，避免肘关节及腕关节参与运动
D．以腕关节的活动为主，避免肘关节及肩关节参与运动
E．以腕关节与掌指关节的活动为主，避免肘关节及肩关节参与运动

15．叩诊胸壁所产生的振动可判断肺组织的病变深度是
A．1 ~ 2cm
B．2 ~ 3cm
C．3 ~ 4cm
D．4 ~ 5cm
E．5 ~ 6cm

16．叩诊时叩击力量轻重的决定因素是
A．不同的年龄与性别、位置深浅
B．不同的体重及身高、范围大小
C．不同的腹壁脂肪厚度、病变性质
D．不同的部位、病变性质、范围、位置深浅
E．不同的身高、体重指数、病变范围、性质

17．过清音的特点是
A．界于清音与鼓音之间的音响
B．界于浊音与鼓音之间的音响
C．界于清音与浊音之间的音响
D．界于实音与鼓音之间的音响
E．界于清音与实音之间的音响

18．下列病理情况中，出现浊音的是
A．肺气肿
B．气胸
C．肺炎
D．一侧干性胸膜炎
E．大量胸腔积液

19．应用钟型或膜型听诊器分别适用于听诊的病变是
A．钟型适用于听诊高调音，膜型适用于听诊低调音
B．钟型适用于听诊低调音，膜型适用于听诊高调音
C．钟型适用听诊叹息样舒张期杂音
D．膜型适用听诊雷鸣样舒张期杂音
E．钟型适用于听诊爆裂音

20．下列嗅诊的叙述，正确的是
A．痰液恶臭提示大叶性肺炎

B．氨味提示酮症酸中毒
C．烂苹果味提示肠梗阻
D．蒜味提示有机磷中毒
E．腐臭味提示细菌性痢疾

21．下列情况应使用重叩诊法的是
A．病变深达 4cm 时
B．病变深达 7cm 时
C．病变范围小
D．确定心肝相对浊音界
E．确定心肝绝对浊音界

22．下列不属于生命体征的是
A．体温
B．脉搏
C．体重
D．呼吸
E．血压

23．不同体温测量方法测得的体温结果是
A．口温＞肛温＞腋温
B．肛温＞口温＞腋温
C．腋温＞口温＞肛温
D．口温＝肛温＞腋温
E．肛温＝腋温＝口温

24．生理情况下 24 小时体温波动幅度一般不超过
A．0.2℃
B．0.4℃
C．0.6℃
D．0.8℃
E．1.0℃

25．正力体型是
A．腹上角＜ 80°
B．腹上角＜ 90°
C．腹上角＝ 90°
D．腹上角＞ 90°
E．腹上角＞ 100°

26．无力体型（瘦长型）是
A．颈短粗，肩窄下垂，胸扁平，腹上角＜ 90°
B．颈细长，肩宽下垂，胸厚，腹上角＝ 90°
C．颈细长，肩窄下垂，胸扁平，腹上角＜ 90°
D．颈细长，肩宽、端肩，胸厚，腹上角＜ 90°
E．体型健壮、短粗，颈短粗、肩宽、胸厚，腹上角＞ 90°

27．检查脂肪充实程度的最简易最适宜的部位是
A．前臂背侧或上臂屈侧上 1/4
B．前臂屈侧或上臂背侧下 1/3
C．上臂屈侧或前臂背侧上 1/3
D．前臂屈侧或上臂背侧上 1/2
E．前臂背侧或上臂屈侧下 1/2

28．消瘦的定义是指体重减轻至低于正常的
A．5%
B．8%
C．10%
D．15%
E．20%

29．体重指数的计算公式是
A．身高（m）/ 体重（kg）
B．身高（m^2）/ 体重（kg）
C．身高（m^4）/ 体重（kg^2）
D．体重（kg）/ 身高（m^2）
E．体重（kg^2）/ 身高（m^2）

30．辗转体位见于的疾病是
A．肠蛔虫症、慢性胃炎
B．胆道蛔虫症、肠绞痛
C．急性胰腺炎
D．急性肝炎
E．急性肾炎

31．发绀是指血中还原血红蛋白的量至少是
A．＞ 20g/L
B．＞ 40g/L
C．＞ 50g/L
D．＞ 70g/L
E．＞ 100g/L

32．发生黄疸时，血清总胆红素水平至少应达到的数值是
A．＞ 17.1μmol/L（1mg/dl）
B．＞ 34.2μmol/L（2mg/dl）
C．＞ 51.3μmol/L（3mg/dl）
D．＞ 68.4μmol/L（4mg/dl）
E．＞ 85.5μmol/L（5mg/dl）
33．可致皮肤黄染时，血中胡萝卜素水平至少应达到的数值是
A．＞ 1g/L
B．＞ 1.5g/L
C．＞ 2g/L
D．＞ 2.5g/L
E．＞ 3g/L
34．高胡萝卜素血症所致黄染的好发部位是
A．巩膜及黏膜黄染为主，无手掌、足底部黄染
B．手掌、足底部、巩膜及黏膜黄染
C．鼻、额部及巩膜、黏膜黄染最著
D．巩膜及黏膜黄染，无鼻、额部黄染
E．鼻、额部、手掌、足底部黄染，无巩膜及黏膜黄染
35．巩膜呈向心性黄染见于的情况是
A．应用米帕林（阿的平）、呋喃类等药物
B．应用阿托品、小檗碱等药物
C．高胡萝卜素血症
D．肝胆疾患、溶血性疾患
E．血色病
36．白化病的发病原因是
A．获得性酪氨酸酶合成缺陷
B．遗传性酪氨酸酶合成缺陷
C．遗传性黑细胞生成素合成缺陷
D．获得性黑细胞生成素合成缺陷
E．遗传性或获得性黑细胞生成素合成缺陷
37．关于斑疹的描述，正确的是
A．鲜红色、圆形斑疹，直径 2 ~ 3mm，压之褪色，胸腹部位多见
B．高出皮面，顶部针尖样突起，色红
C．基底部周围皮肤发红，呈底盘状
D．高出皮面，白色或红色的风团样的局限性皮肤水肿，速发速落
E．平于皮面，局部色红，圆形或多形性
38．瘀点、紫癜、瘀斑的直径（mm）分别是
A．≤ 1，2 ~ 4，＞ 5
B．≤ 2，3 ~ 5，＞ 5
C．≤ 3，4 ~ 6，＞ 6
D．≤ 4，5 ~ 7，＞ 8
E．≤ 5，2 ~ 5，＞ 6
39．肝掌及蜘蛛痣是由于肝功能异常所致，具体是
A．不能有效合成雄激素所致
B．不能有效灭活雌激素所致
C．不能有效灭活孕激素所致
D．不能有效合成醛固酮所致
E．不能有效灭活糖皮质激素所致
40．非凹陷性水肿见于的疾病是
A．心力衰竭
B．慢性肾病
C．肝硬化
D．黏液性水肿
E．血管神经性水肿
41．有关 Osler 小结的描述，正确的是
A．皮下小结紫或红色，稍高出皮面，直径 1 ~ 2mm 以上，压痛，位于指、趾末端掌面、大小鱼际
B．豌豆大小，硬，无触痛，多位于关节附近，枕、前额、脊突

等骨质隆起或肌腱附着处
C. 1～2个或数百个不等，位于皮下肌肉表面，活动，无粘连，不痛不痒，可陆续分批出现或可自动消失，头及躯干部为多
D. 沿动脉排列及分布
E. 生长迅速，无明显局部炎症

42. 见到恶病质的疾病是
A. 皮质醇增多症
B. 缺铁性贫血
C. 高血压
D. 冠心病
E. 肺结核

43. 可表现急性病容的是
A. 肾功能不全
B. 胃溃疡
C. 脑梗死
D. 大叶性肺炎
E. 风湿性心脏病

44. 有关蜘蛛痣的叙述，正确的是
A. 由末端小静脉分支性扩张形成
B. 加压后可消失，解除压力又复现
C. 多出现于下腔静脉分布区
D. 直径一般不超过 1cm
E. 是雄激素灭活减弱所致

45. 肝硬化患者的蜘蛛痣常见于的皮肤部位是
A. 颈部、胸部、面部
B. 腰部
C. 腹部
D. 上、下肢
E. 背部

46. 有关病理性脱发的描述，正确的是
A. 螨寄生虫感染以顶部脱发为著
B. 斑秃多为不规则脱发，再生困难
C. 脂溢性皮炎的脱发以周边为著
D. 甲状腺功能减退症一般不引起脱发
E. 环磷酰胺所致脱发为永久性

47. 左锁骨上淋巴结肿大（Virchow 淋巴结）最常见的疾病是
A. 肺癌
B. 甲状腺癌
C. 胃癌或食管癌
D. 胰腺癌
E. 肝癌

48. 全身（2 组或以上）淋巴结肿大见于的疾病是
A. 病毒感染
B. 肠道蛔虫感染
C. 心包炎
D. 咽炎
E. 急性胆囊炎

49. 甲状腺癌易转移的淋巴结是
A. 耳后、乳突区淋巴结
B. 颈深淋巴结上群
C. 颈深淋巴结下群
D. 左锁骨上淋巴结
E. 右锁骨上淋巴结

50. 胸膜病变可能引起的淋巴结肿大是
A. 左锁骨上淋巴结
B. 右锁骨上淋巴结
C. 颈深淋巴结下群
D. 乳突区淋巴结
E. 腋窝淋巴结

51. 容易发生局部坏死、产生波动感、破溃后可形成瘘管和瘢痕的淋巴结病变是
A. 非特异性淋巴结炎
B. 急性淋巴结炎
C. 自身免疫性淋巴结炎
D. 淋巴结结核
E. 恶性肿瘤转移

52. 传染性单核细胞增多症可引起的肿大淋巴结是
A. 腹股沟淋巴结
B. 腋窝淋巴结
C. 滑车淋巴结
D. 腋窝及滑车淋巴结

E．全身淋巴结

53．右锁骨上淋巴结肿大常见的疾病是
A．肺癌
B．甲状腺癌
C．胃癌或食管癌
D．胰腺癌
E．肝癌

54．全身淋巴结肿大见于的疾病是
A．寄生虫感染（黑热病）
B．肺炎
C．心肌炎
D．化脓性扁桃体炎
E．急性肝炎

55．女，23岁，发热、双膝关节、肘关节游走性疼痛1个月，病前10天曾有“上感”。查体：位于膝、肘关节附近有圆形质硬无压痛的皮下结节，直径0.5～2cm。该皮下结节最可能是
A．风湿结节
B．痛风结节
C．囊蚴结节
D．动脉炎结节
E．脂膜炎结节

56．男，45岁，腹胀、纳差1年，加重1周。既往有乙型病毒性肝炎病史5年。查体：神志清，心肺未见异常，腹软，肝肋下未触及，脾肋下2cm，移动性浊音阳性。该患者进行胸部皮肤检查时可见到的有意义的异常是
A．皮下结节
B．玫瑰疹
C．蜘蛛痣
D．紫癜
E．风团

57．男，66岁，腹胀、纳差、消瘦1个月，加重1周。既往体健。胃镜检查见胃壁有一深大溃疡，溃疡边缘呈结节状隆起。若查体发现浅表淋巴结肿大，该患者肿大淋巴结最可能的部位是
A．左颈部
B．右颈部
C．左锁骨上
D．右锁骨上
E．左腋窝

（58～60题共用题干）

男，25岁，左颈部淋巴结肿大1周，发热3天来诊。临床诊断急性淋巴细胞白血病。

58．该患者查体时，还应重点注意如下部位淋巴结，**除了**
A．右颈部
B．双锁骨上
C．双腹股沟
D．双腋窝
E．双腘窝

59．检查肿大淋巴结时应特别注意的事项**不包括**
A．大小
B．压痛
C．反跳痛
D．质地
E．活动度

60．若该患者有多部位的无痛性进行性淋巴结肿大，还最有可能的诊断是
A．淋巴瘤
B．淋巴结结核
C．化脓性淋巴结炎
D．恶性肿瘤转移
E．非特异性淋巴结炎

（61～65题共用题干）

男，67岁，咳嗽、乏力、无痰1个半月，曾予青霉素80万单位肌内注射，2次/日，5天，口服止咳、祛痰药无效，查体：左外侧胸第4、5肋间语颤减低，叩诊浊音，杵状指（+）。化验血WBC 8.7×10^9/L，N 69%。

61．病史中应特别注意询问的是

A．有无发热史
B．冠心病、心绞痛史
C．吸烟史
D．盗汗史
E．慢性支气管炎病史

62．查体时应重点检查的是
A．肺部啰音
B．病理性支气管呼吸音
C．肺下界移动度
D．颈部、锁骨上下淋巴结
E．双肺叩诊音的比较

63．最有价值的辅助检查是
A．X 线胸片
B．胸部 CT
C．ESR
D．纤维支气管镜
E．核素肺扫描

64．针对该病人，痰液检查主要送检的项目是
A．痰培养 + 药敏
B．痰找结核菌
C．痰找瘤细胞
D．痰结核菌培养
E．痰找夏克雷登结晶

65．该患者最可能的诊断是
A．慢性支气管炎
B．肺炎
C．肺结核
D．肺癌
E．支气管扩张

B 型题

（1 ~ 5 题共用备选答案）
A．二尖瓣面容
B．黏液性水肿面容
C．苦笑面容
D．满月面容
E．面具面容

1．帕金森病的面容是
2．破伤风患者的面容是
3．库欣综合征的面容是
4．风湿性心脏瓣膜病二尖瓣狭窄的面容是
5．甲状腺功能减退症的面容是

（6 ~ 10 题共用备选答案）
A．强迫坐位
B．强迫停立位
C．辗转体位
D．角弓反张位
E．强迫蹲位

6．急性左心衰竭患者的体位是
7．心绞痛患者的体位是
8．胆道蛔虫症患者的体位是
9．破伤风患者的体位是
10．先天性发绀型心脏病患者的体位是

（11 ~ 15 题共用备选答案）
A．蹒跚步态
B．醉酒步态
C．慌张步态
D．跨阈步态
E．剪刀步态

11．脑性瘫痪与截瘫患者的步态是
12．大骨节病患者的步态是
13．小脑疾病患者的步态是
14．帕金森病患者的步态是
15．腓总神经损伤患者的步态是

（16 ~ 20 题共用备选答案）
A．发绀
B．色素脱失
C．风团样皮疹
D．紫癜
E．蜘蛛痣

16．肝硬化患者皮肤特异性的发现是
17．重症支气管哮喘患者的特点是
18．白化病患者皮肤特异性的发现是
19．荨麻疹患者皮肤特异性的发现是
20．血小板减少症患者皮肤特异性的发

现是

（21～25题共用备选答案）

A．风湿结节
B．Osler小结
C．动脉炎结节
D．生长迅速，局部炎症反应不明显的结节
E．囊蚴结节

21．属于感染性心内膜炎的是
22．属于肿瘤转移的是
23．属于寄生虫病的是
24．属于风湿热的是
25．属于结节性多动脉炎的是

（26～30题共用备选答案）

A．毛发过多
B．斑秃
C．脱发
D．白化病
E．蝶形红斑

26．皮质醇增多症可见
27．神经营养障碍可见
28．垂体前叶功能减退症可见
29．先天性酪氨酸酶合成障碍可见
30．系统性红斑狼疮可见

（31～34题共用备选答案）

A．耳后淋巴结
B．左锁骨上淋巴结
C．全身多部位淋巴结
D．右锁骨上淋巴结
E．颈深淋巴结下群

31．食管、胃病变的淋巴结肿大常为
32．头皮病变的淋巴结肿大常为
33．咽喉、气管、甲状腺病变的淋巴结肿大常为
34．结缔组织疾病的淋巴结肿大常为

（35～37题共用备选答案）

A．气管、胸膜、肺病变
B．口底、颊黏膜、齿龈病变
C．颏下三角区组织、唇、舌病变
D．躯干上部、乳腺、胸壁病变
E．下肢、会阴病变

35．引起腋窝淋巴结肿大的病变是
36．引起腹股沟淋巴结肿大的病变是
37．引起右锁骨上淋巴结肿大的病变是

（38～39题共用备选答案）

A．柔软，疼痛，无粘连
B．生长较快、质地硬、与周围组织粘连、活动度差
C．容易缩小，消失
D．质地较硬、易粘连，可出现波动感，破溃后形成瘘管，最终遗留瘢痕
E．柔软，可出现波动感，但很快自行消退

38．结核性淋巴结肿大的特点是
39．肿瘤性淋巴结肿大的特点是

（40～42题共用备选答案）

A．酮症酸中毒
B．发热性疾病
C．幽门梗阻
D．厌氧菌感染
E．肠梗阻

40．恶臭脓液见于
41．酸性汗味见于
42．烂苹果味见于

X型题

1．下列属于视诊检查的内容是
A．意识、表情、体态
B．体重、身高、上下部量
C．皮肤、黏膜、体位
D．震颤、移动度、肌力

2．浅部触诊法可了解的内容是
A．肝脾大小
B．腹肌强直
C．腹部压痛
D．腹腔肿物

3. 深部滑行触诊法可了解的内容是
A. 肠管
B. 腹腔条索状包块
C. 胃肠病变的检查
D. 皮下结节
4. 双手触诊法适用于检查的内容是
A. 心、肝
B. 肝、脾
C. 肾
D. 腹腔肿物
5. 有关深压触诊法，正确的是
A. 确定腹腔压痛点
B. 拇指或并拢的 2 ~ 3 个手指逐渐深压
C. 急速冲击脏器表面
D. 可检查反跳痛
6. 有关叩诊的叙述，正确的是
A. 可了解异常搏动
B. 可了解腹腔包块的大小
C. 腹水的有无及多寡
D. 膀胱的充盈
7. 肺部实音可见于的情况是
A. 大量气体
B. 大量液体
C. 肺实变
D. 大空洞
8. 鼓音见于的情况是
A. 大量液体
B. 大量气体
C. 大空洞
D. 肺实变
9. 引起端坐呼吸的病因是
A. 急性左心衰竭
B. 支气管扩张
C. 心肺功能不全
D. 急性脑栓塞
10. 伴有内分泌异常的疾病是
A. 肺结核
B. 阉人症
C. 巨人症
D. 呆小病
11. 消耗增多的疾病包括
A. 甲状腺功能减退症
B. 糖尿病
C. 肺结核
D. 慢性胃炎
12. 符合贫血面容的是
A. 表情疲惫
B. 烦躁不安
C. 色素沉着
D. 苍白唇淡
13. 引起辗转体位的病因是
A. 胆石病
B. 胆道蛔虫症
C. 破伤风
D. 肾绞痛
14. 符合跨阈步态的是
A. 起步后小步前冲
B. 踝部肌腱迟缓
C. 腓总神经麻痹
D. 闭目时不能保持平衡
15. 与强迫停立位有关的是
A. 因头痛而突然站住
B. 步行中突发心前区痛
C. 常用手触摸额头
D. 症状缓解后可继续前进
16. 皮肤苍白见于的情况是
A. 贫血
B. 休克
C. 瘢痕
D. 阿托品中毒
17. 有关脱屑的叙述，正确的是
A. 麻疹无脱屑
B. 银屑病为银白色鳞状脱屑
C. 猩红热为片状脱屑
D. 银屑病为米糠样脱屑
18. 引起斑丘疹的病因是
A. 药疹
B. 风湿热
C. 风疹

D．猩红热

19．可引起皮下出血的疾病是

A．重症感染

B．脱水

C．急性咽炎

D．造血系统疾病

20．蜘蛛痣易出现的部位是

A．面颈部

B．胸部

C．腹部

D．肩及上臂

21．病理性脱发常见的原因包括

A．头部皮肤疾病

B．发热性疾病

C．过量的放射线

D．某些抗癌药物

22．下列属于上肢淋巴结的是

A．腋窝淋巴结

B．锁骨上淋巴结

C．滑车上淋巴结

D．腹股沟淋巴结

23．属于全身淋巴结肿大病因的是

A．艾滋病

B．慢性淋巴细胞白血病

C．化脓性扁桃体炎

D．系统性红斑狼疮

四、问答题

1．体格检查的方法有哪些？

2．腹部触诊的注意事项有哪些？

3．年龄的观察指标是什么？

4．年龄的影响因素有哪些？

5．分别举出儿童、青少年及中老年人的易患疾病。

6．发热时应注意观察什么？

7．营养不良的常见原因有哪些？见于哪些疾病？

8．肥胖分为哪两类？举例说明。

9．简述甲亢及黏液性水肿面容。

10．何谓被动体位？见于哪些情况？

11．何谓醉酒步态？见于哪些疾病？

12．慌张步态有何表现？见于哪种疾病？

13．皮肤苍白及发绀分别检查哪些部位？

14．发绀见于哪些疾患？

15．皮肤发红的发生原理是什么？见于哪些情况？

16．色素沉着常见于哪些疾患？

17．简述多汗、盗汗、冷汗及无汗分别见于哪些疾患？

18．蜘蛛痣是在哪些疾病情况下怎样形成的？

19．简述水肿的分度。

参考答案

一、名词解释

1．percussion sound：叩诊音，叩诊时被叩击部位产生的反响称为叩诊音。叩诊音的不同取决于被叩击部位组织或器官的致密度、弹性、含气量及与体表的间距。

2．清音：是正常肺部的叩诊音。它是一种频率为100～128次/秒，振幅持续时间较长，音响不甚一致的非乐性音。提示肺组织的弹性、含气量、致密度正常。

3．体型：指身体各部发育的外观表现。包括骨骼、肌肉的生长与脂肪分布的状态等。

4．语调：指言语过程中的音调。神经和发音器官的病变可使音调发生改变。

5．语态：指言语过程中的节奏。语态异常见于震颤麻痹、舞蹈症、手足徐动症等。

6．position：体位，指患者身体所处的状态。体位的改变对某些疾病的诊断具有一定的意义。

7．姿势：指举止的状态。正常的姿势主要依靠骨骼结构和各部分肌肉的紧张度来保持，但受机体健康状况及精神状态的影响，姿势的改变对疾病的诊断有帮助。

8．步态：指走动时所表现的姿态。当患某些疾病时可导致步态发生显著改变，并具有一定的特征性，有助于疾病的诊断。

9．脱屑：指由皮肤表层角化与更新所产生而脱落的皮肤微屑，正常不易察觉，病理情况下可大量产生。

10．蜘蛛痣：皮肤小动脉末端分支性扩张所形成的血管痣，形似蜘蛛，称为蜘蛛痣。一般认为蜘蛛痣的出现与肝对雌激素的灭活作用减弱有关，常见于急、慢性肝炎或肝硬化。

11．肝掌：慢性肝病患者手掌大、小鱼际处常发红，加压后褪色，称为肝掌。发生机制与蜘蛛痣相同。

12．scar：瘢痕，指皮肤外伤或病变愈合后结缔组织增生形成的斑块。外伤、感染及手术等均可在皮肤上遗留瘢痕，为曾患某些疾病的证据。

二、填空题

1．深部滑行触诊法　双手触诊法　深压触诊法　冲击触诊法
2．清音　浊音　实音　鼓音　过清音
3．概括性观察　望诊　触诊　听诊　嗅诊
4．皮肤　毛发　声音　脂肪
5．消化道肿瘤　甲型血友病　甲状腺疾患　系统性红斑狼疮
6．24　1℃

7．运动　进食后　妇女月经前期　妊娠期

8．感染　肿瘤　风湿性疾患

9．甲状腺功能减退症　休克　营养不良　严重消耗性疾患

10．生命活动存在与否　生存质量　体温　脉搏　呼吸　血压

11．智力与体格生长状态　年龄

12．身高　体重　第二性征

13．1/(7～8)　等于　1/2　相等　基本一致

14．瘦长型　均称型　短胖型

15．＞2m　＜1.4m

16．＜　＞

17．食物摄入　消化能力　吸收能力　代谢能力

18．皮肤　毛发　皮下脂肪　肌肉

19．干燥　弹性差　菲薄　松弛无力　粗糙　无光泽　稀疏　无光泽　凹陷　突出

20．恶病质

21．意识　知觉

22．各种不同疾病影响了大脑的功能活动所引起的程度不等的意识改变

23．问诊　思维　反应　情感　计算能力　定向力

24．瞳孔反射　痛觉试验　肌腱反射

25．言语过程中的音调　神经　发音器官　炎症　结核　肿瘤　嘶哑　浊　困难　降低　消失

26．失音　失语

27．运动性失语　感觉性失语

28．言语过程中的节奏　言语节奏紊乱

29．帕金森病　舞蹈症　手足徐动症

30．急性热病　流感　大叶性肺炎

31．慢性疾患　肿瘤　结核　肝肾疾患

32．苍白　唇舌色淡　表情疲惫

33．颊部　唇部

34．肢端肥大症

35．圆如满月　向心性　痤疮　多毛　皮质醇增多症　长期大量应用肾上腺皮质激素

36．破伤风　面肌痉挛　呈苦笑状　牙关紧闭

37．慢性肝疾病　面色晦暗　额部　鼻背　双颊

38．伤寒　脑脊髓膜炎　脑炎　淡漠无欲　反应迟钝　无欲状

39．减轻痛苦

40．腹肌紧张度　急性腹膜炎

41．脊柱　脊柱肌肉紧张度

42．端坐呼吸　呼吸　膈　肺活量　回心血量

43．先天性发绀型心脏病　心悸　呼吸困难

44．心绞痛　下肢动脉狭窄　心前区　下肢　缺血缺氧　疼痛症状　强迫停立位　间歇性跛行

45．颈肌　脊背　后仰　过伸　弓　破伤风　脑膜炎
46．鸭步　左右摇摆　佝偻病　大骨节病　先天性髋关节脱位　进行性肌营养不良
47．小脑疾患　脊髓痨
48．腓总神经麻痹　脊髓灰质炎
49．伸肌　内收肌　脑性瘫痪　截瘫
50．Hb 减少　局部血管收缩　循环障碍　动脉闭塞
51．贫血　休克　寒冷　惊恐　动脉痉挛、闭塞
52．离心　软腭　全身
53．肝　胆　胰腺　溶血
54．黏膜　暴露　易受摩擦部位　乳晕　腋下　外阴　全身　表皮基底层黑色素
55．酪氨酸　黑色素生成
56．老年　消耗性疾病　脱水
57．风湿性疾病　传染病　过敏性疾患
58．出现与消失　发展顺序　分布部位　形态大小　颜色　压之是否褪色　平坦与隆起　有无瘙痒　有无脱屑
59．斑疹　丘疹
60．斑疹伤寒　风湿热　丹毒　药物疹　湿疹　麻疹　风湿性疾病　药物疹　风疹　猩红热
61．高出皮面　白色或红色的风团　速发　速落　各种过敏反应
62．鲜红　圆　2 ~ 3　褪色　胸腹　伤寒　副伤寒
63．血肿　血液病　血管性疾病　严重感染　败血症　毒物药物中毒
64．上腔静脉　面　颈　手背　上臂　前胸　肩部（答出五个）
65．大小鱼际　急慢性肝疾患　肝硬化
66．水肿　凹陷性　非凹陷性
67．大小　形态　部位　硬度　活动度　触痛
68．柔软　光滑　无触痛　活动　无粘连　0.2 ~ 0.5
69．大小　质地　部位　数量　硬度　活动度　触痛　红肿　窦道　瘘管　粘连　瘢痕
70．炎症　结核　肿瘤
71．外侧淋巴结群　胸肌淋巴结群　肩胛下淋巴结群　中央淋巴结群　腋尖淋巴结群

三、选择题

A 型题

1. E	2. C	3. C	4. A	5. D	6. B	7. A	8. D
9. E	10. D	11. C	12. E	13. D	14. E	15. E	16. D
17. A	18. C	19. B	20. D	21. A	22. C	23. B	24. E
25. C	26. C	27. B	28. C	29. D	30. B	31. C	32. B
33. D	34. E	35. A	36. B	37. E	38. B	39. B	40. D
41. A	42. E	43. D	44. B	45. A	46. A	47. C	48. A
49. C	50. B	51. D	52. E	53. A	54. A	55. A	56. C

57. C	58. E	59. C	60. A	61. C	62. D	63. D	64. C
65. D							

B 型题

1. E	2. C	3. D	4. A	5. B	6. A	7. B	8. C
9. D	10. E	11. E	12. A	13. B	14. C	15. D	16. E
17. A	18. B	19. C	20. D	21. B	22. D	23. E	24. A
25. C	26. A	27. B	28. C	29. D	30. E	31. B	32. A
33. E	34. C	35. D	36. E	37. A	38. D	39. B	40. D
41. B	42. A						

X 型题

1. AC	2. BC	3. ABC	4. BCD	5. ABD	6. CD
7. BC	8. BC	9. AC	10. BCD	11. BC	12. AD
13. ABD	14. BC	15. BD	16. AB	17. BC	18. ACD
19. AD	20. ABD	21. ABCD	22. AC	23. ABD	

四、问答题

1．体格检查的方法有五种：视诊、触诊、叩诊、听诊和嗅诊。

2．腹部触诊的注意事项：①检查前医师要向病人讲清触诊的目的，消除病人的紧张情绪，取得病人的密切配合。②医师手应温暖，手法应轻柔，以免引起肌肉紧张，影响检查效果。在检查过程中，应随时观察病人表情。③病人应采取适当体位，才能获得满意检查效果。通常取仰卧位，双手置于体侧，双腿稍屈曲，腹肌尽可能放松。检查肝、脾、肾时也可嘱病人取侧卧位。④触诊下腹部时，应嘱病人排尿，以免将充盈的膀胱误认为腹腔包块，有时也须排便后检查。⑤触诊时医师应手脑并用，边检查边思索。应注意病变的部位、特点、毗邻关系，以明确病变的性质和来源。

3．年龄的观察指标：①毛发的色泽与光泽；②皮肤的弹性与光泽、皱纹存在与否；③肌肉状态；④牙齿状态。

4．年龄的影响因素：①营养状态；②发育速度；③衰老程度；④疾病状态等。

5．儿童：发疹性传染病如猩红热、麻疹等。青少年：风湿热、结核病。中老年：心脑血管疾病、实体肿瘤。

6．发热时应注意观察：热型、热度。

7．营养不良的常见原因和疾病：①摄入障碍：如消化道、神经系统、肝肾疾患等致严重厌食、恶心、呕吐等。②消化障碍：胃肠道、肝、胆、胰腺疾患引起消化液或消化酶分泌及合成不足。③消耗增加：甲状腺功能亢进症、糖尿病、结核、肿瘤等。

8．两类肥胖是：①外源性肥胖：与摄食热量过多及体力消耗过少有关，具有一定的遗传及种族倾向。全身各部分脂肪均匀一致分布，儿童及青少年期体格发育早于同龄人，但外生殖器发育常不同程度晚于同龄人；②内源性肥胖：多种内分泌疾患如下丘脑综合征、皮质醇增多症、甲状腺功能减退症、糖尿病、胰岛细胞瘤等。

9．甲亢面容：惊愕状，目光有神，眼裂大，眼球突出，不安，易怒。黏液性水肿面容：面色蜡黄或苍白，水肿，皮粗，唇厚，目光呆滞，反应迟钝，舌色淡，肥大。

10．被动体位患者自己不能调整及变换肢体的位置，见于极度衰弱、意识障碍者。

11．醉酒步态是指行走时步态紊乱，失去重心。见于小脑疾患、巴比妥中毒、酒精中毒时。

12．慌张步态表现为身体前倾，碎步、前冲，难以止步。见于震颤麻痹。

13．皮肤苍白的检查部位是睑结膜、口唇、甲床。发绀的检查部位是唇、舌、耳郭、面颊、肢端。

14．发绀见于心肺功能不全、先天性心脏病、氰化物中毒等。

15．皮肤发红是由于全身或局部毛细血管扩张、血流加速或红细胞增多所致。见于发热、皮质醇增多症、真性红细胞增多症、中毒（阿托品、一氧化碳）等。

16．色素沉着常见于慢性肾上腺皮质功能减退症、肝硬化、肢端肥大症、黑热病、疟疾、应用某些药物如砷剂、抗肿瘤药等。

17．多汗见于风湿病、甲状腺功能亢进症、结核、佝偻病、布氏杆菌病等。盗汗多见于结核病。冷汗见于休克、虚脱、惊恐等。无汗见于黏液性水肿、硬皮病、脱水、维生素A缺乏、尿毒症等。

18．蜘蛛痣是由于急慢性肝疾患、肝硬化等对雌激素灭活不能所引起的皮肤小动脉末端分支扩张而形成的小血管痣。

19．水肿的分度：①轻度：仅见于眼睑、眶下软组织、胫骨前、踝等处。指压有轻度凹陷，可迅速恢复。②中度：全身组织均可见。指压凹陷较深，恢复缓慢。③重度：全身水肿，皮肤紧而发亮，外阴肿胀，浆膜腔积液，重则皮肤渗液。

第三章 头、颈部检查

应试习题

一、名词解释

1. 巨颅
2. oxycephaly
3. Musset 征
4. 视野
5. Graefe 征
6. Horner 综合征
7. nystagmus
8. 老年环
9. 集合反射
10. 乳突
11. 鞍鼻
12. 鼻翼扇动
13. Koplik 斑
14. Hutchinson 齿
15. 镜面舌
16. 颈前三角
17. Oliver 征

二、填空题

1. 头皮的检查需分开头发观察头皮________、________，有无________、________、________、________及________。

2. 小儿囟门过早闭合可形成小头畸形，这种畸形同时伴有________。

3. 巨颅时形成双目下视、巩膜外露的特殊表现，称________，巨颅常见于________。

4. 外 1/3 眉毛过于稀疏或脱落见于________和________。

5. 双眼睑闭合障碍常见于________；单侧闭合障碍常见于________。

6. 指压法测眼内压力减低见于________或________；眼内压力增高见于________。

7. Wilson 病（肝豆状核变性）时角膜可见________。

8. 瞳孔是________中央的小孔，正常直径为________。

9. 瞳孔缩小见于________中毒；瞳孔扩大常见于________中毒。瞳孔对光反射迟钝或消失见于________。

10. 眼的功能检查包括________、________、________、________的检查。

11. 有脓液自外耳道流出并有全身中毒症状见于________；有血流或脑脊液流出应考虑________。

12. 鼻腔周围含气的骨质空腔称为________，共有四对，分别是________、________、________、________。

13. 牙龈的游离缘出现的灰黑色点线称为________，见于慢性铅中毒。

14. 草莓舌见于________或________；牛肉舌见于________。

15．Ⅰ度扁桃体肿大为__________，Ⅱ度肿大为__________，Ⅲ度肿大为__________。

16．舌震颤见于__________；伸舌偏斜见于__________。

17．腮腺肿大见于__________、__________、__________。

18．正常人平卧时颈外静脉可稍见充盈，充盈水平仅限于__________，若取30°～45°的半卧位时静脉充盈度超过正常水平，称为__________。

19．在安静状态下出现颈动脉的明显搏动，这多见于________、________、________、__________。

20．在颈部大血管区若听到血管性杂音，应考虑为__________或__________狭窄。

21．甲状腺功能亢进症时，肿大的甲状腺质地柔软，触诊时可有__________，或能听到“嗡鸣”样__________。

22．单侧大量胸腔积液时，气管推向__________；肺不张时，气管拉向__________。

三、选择题

A 型题

1．检查头发时，需要注意的内容是

A．头癣

B．疏密度

C．头皮屑

D．疖痈

E．血肿

2．下列**不属于**头皮检查内容的是

A．颜色

B．头癣

C．脱发

D．外伤

E．瘢痕

3．下列关于头围的描述，**错误**的是

A．新生儿约 34cm

B．第一年增加 10cm

C．第二年增加 2cm

D．4～10 岁共增加约 1.5cm

E．18 岁时≥ 53cm

4．出现落日现象的头颅畸形是

A．巨颅

B．方颅

C．尖颅

D．小颅

E．变形颅

5．下列检查项目中，属于内眼部分的是

A．玻璃体

B．晶状体

C．泪器

D．视野

E．虹膜

6．引起外 1/3 的眉毛过于稀疏或脱落的病因是

A．肾上腺皮质功能减退症

B．甲状腺功能减退症

C．甲状旁腺功能减退症

D．男性性腺功能减退症

E．女性性腺功能减退症

7．引起双侧上眼睑下垂的病因是

A．蛛网膜下腔出血

B．脑炎

C．脑脓肿

D．重症肌无力

E．外伤

8．引起单侧上眼睑下垂的神经麻痹是

A．单侧面神经麻痹

B．单侧三叉神经麻痹

C．单侧副神经麻痹

D．单侧迷走神经麻痹

E．单侧动眼神经麻痹

9．下列**不属于**甲状腺功能亢进症眼征的是

A．Stellwag 征

B．Graefe 征

C．Mobius 征
D．Joffroy 征
E．Musset 征

10．检查眼球各向运动时的顺序是
A．左→左上→左下，右→右上→右下
B．左→左下→左上，右→右下→右上
C．左上→左→左下，右上→右→右下
D．左下→左→左上，右下→右→右上
E．左上→左下→左，右上→右下→右

11．引起眼球震颤的病因是
A．大脑疾患
B．小脑疾患
C．延脑疾病
D．脑干疾患
E．脊髓疾患

12．下列关于巩膜的描述，错误的是
A．巩膜本身不透明
B．儿童巩膜呈蓝白色
C．成人呈黄白色
D．显性黄疸时呈均匀黄染
E．胡萝卜素引起均匀黄染

13．下列不属于角膜特点的是
A．透明
B．表面光滑
C．湿润
D．没有血管
E．没有感觉神经

14．角膜的检查不包括的内容是
A．角膜反射
B．透明度
C．云翳
D．溃疡
E．新生血管

15．下列关于虹膜的叙述，错误的是
A．眼球葡萄膜的最前部分
B．内有瞳孔括约肌和扩大肌
C．正常虹膜纹理近瞳孔部分呈环形排列
D．纹理模糊或消失见于虹膜炎
E．形态异常或有裂孔见于外伤

16．正常人瞳孔的直径是
A．1 ~ 2mm
B．2 ~ 5mm
C．5 ~ 7mm
D．7 ~ 9mm
E．> 9mm

17．正常生理情况下，下列瞳孔大小的变化，错误的是
A．婴幼儿瞳孔较小
B．青少年瞳孔较小
C．老年人瞳孔较小
D．在光亮处瞳孔较小
E．精神兴奋时瞳孔扩大

18．瞳孔扩大见于的情况是
A．青光眼绝对期
B．虹膜炎症
C．应用毛果芸香碱
D．应用吗啡
E．应用氯丙嗪

19．瞳孔缩小见于的情况是
A．颈交感神经刺激
B．有机磷类农药中毒
C．完全失明
D．视神经萎缩
E．可卡因药物作用

20．瞳孔大小不等提示病情垂危而且最常见的病因是
A．脑外伤
B．脑肿瘤
C．中枢神经梅毒
D．脑疝
E．屈光不正

21．关于正常人的瞳孔对光反射，下列正确的是
A．光线突然刺激一侧眼瞳孔后，

双瞳孔立即缩小，移开光源后瞳孔迅速恢复原状态
B．光线突然刺激一侧眼瞳孔后，双瞳孔立即缩小，移开光源后瞳孔缓慢恢复原状态
C．光线突然刺激一侧眼瞳孔后，另一眼瞳孔缓慢缩小，移开光源后瞳孔迅速恢复原状态
D．光线突然刺激一侧眼瞳孔后，另一眼瞳孔缓慢缩小，移开光源后瞳孔缓慢恢复原状态
E．光线突然刺激一侧眼瞳孔后，用手掌遮蔽的另一眼瞳孔不缩小

22．下列关于视力的叙述，错误的是
A．中心视力是检查眼底黄斑中心凹的功能
B．周围视力是指视网膜功能
C．中心视力的检测通用远距离视力表
D．周围视力的检测通用近距离视力表
E．近视力检查能了解眼的调节能力

23．色觉障碍者适于从事的工作是
A．交通运输
B．服兵役（包括警察）
C．教师
D．美术
E．印染

24．耳郭上触及痛性结节时多考虑的病因是
A．痛风结节
B．风湿结节
C．类风湿结节
D．耳郭软骨炎
E．耳郭软骨瘤

25．引起外耳道有脓性分泌物伴臭味的病因是
A．脑炎
B．急性中耳炎
C．脑外伤
D．外耳道炎
E．颅底骨折

26．引起外耳道血液或脑脊液流出的病因是
A．鼓膜穿孔
B．外耳道炎
C．颅底骨折
D．耳郭感染
E．急性中耳炎

27．乳突炎时，检查发现的最严重的体征是
A．耳郭后方皮肤红
B．耳郭后方皮肤肿胀
C．乳突明显压痛
D．乳突处见瘘管
E．脑膜炎体征

28．用粗略的方法测听力时，一般在多远处可闻机械表声或捻指声为正常
A．1.5m
B．1.3m
C．1.0m
D．0.8m
E．0.5m

29．引起蛙状鼻的病因是
A．肥大的鼻息肉
B．鼻骨骨折
C．鼻骨发育不良
D．麻风病
E．先天性梅毒

30．下列鼻出血一般不为单侧的是
A．鼻外伤
B．全身血液病
C．鼻咽癌
D．血管局部损伤
E．鼻中隔偏曲

31．不用鼻镜时，可以检查的部位是
A．中鼻甲
B．中鼻道
C．嗅裂

D．鼻中隔上部
E．鼻底
32．下列不属于鼻窦的是
A．上颌窦
B．额窦
C．筛窦
D．矢状窦
E．蝶窦
33．鼻窦炎时一般不会出现的临床表现是
A．鼻出血
B．鼻塞
C．流涕
D．头痛
E．鼻窦压痛
34．口唇检查时颜色发绀见于的情况是
A．急性发热性疾病
B．呼吸衰竭
C．虚脱
D．主动脉瓣关闭不全
E．贫血
35．下列关于口腔黏膜的描述，错误的是
A．蓝黑色色素沉着斑片多见于肾上腺皮质功能减退症
B．出血点或瘀斑可见于维生素C缺乏
C．Koplik斑为风疹的早期特征
D．黏膜疹可见于猩红热
E．黏膜溃疡可见于慢性复发性口疮
36．引起牙龈的游离缘出现蓝灰色或灰黑色点线的中毒是
A．铅
B．铝
C．铁
D．铋
E．砷
37．引起舌震颤的病因是
A．克汀病
B．黏液性水肿
C．甲状腺功能亢进症
D．舌下神经麻痹
E．舌肿瘤
38．引起长时间舌体增大的病因是
A．舌炎
B．口腔炎
C．舌体蜂窝织炎
D．黏液性水肿
E．血管神经性水肿
39．不出现干燥舌的情况是
A．鼻部疾病
B．应用阿托品后
C．放射治疗后
D．高度脱水
E．恶性贫血
40．下列关于口咽部的检查方法，错误的是
A．取坐位
B．头稍后仰
C．张大口并发出“啊”音
D．压舌板下压舌的前1/3与后2/3的交界处
E．用手电筒或其他方法照明
41．需要用间接或直接喉镜才能完成检查的是
A．鼻咽
B．喉咽
C．扁桃体
D．软腭
E．腭垂
42．下列关于腮腺的叙述，错误的是
A．腮腺位于耳屏、下颌角、颧弓所构成的三角区内
B．触诊时正常腮腺触不出腺体轮廓
C．腮腺肿大时可见到以耳垂为中心的隆起
D．腮腺导管位于颧骨下1.5cm处
E．腮腺开口相当于上颌第三磨牙

对面的颊黏膜上

43. 下列关于颈静脉的描述，错误的是
A. 正常人立位或坐位时颈外静脉常不显露
B. 平卧时正常人可稍见充盈
C. 正常人充盈的水平仅限于锁骨上缘至下颌角距离的下 1/3 以内
D. 颈静脉怒张是指取 30° ~ 45° 的半卧位时静脉充盈超过正常水平
E. 静脉压增高见于右心衰竭

44. 正常情况下不会出现颈静脉搏动，引起颈静脉搏动的病因是
A. 主动脉瓣关闭不全
B. 三尖瓣关闭不全伴颈静脉怒张
C. 高血压
D. 严重贫血
E. 甲状腺功能亢进症

45. 鉴别心包疾病与肝病所引起的腹水最可靠的体征为
A. 颈静脉怒张
B. 脾大
C. 肝大
D. 心界改变
E. 双下肢水肿

46. 安静状态下出现颈动脉的明显搏动的病因是
A. 主动脉瓣关闭不全
B. 二尖瓣关闭不全
C. 二尖瓣狭窄
D. 肺动脉瓣关闭不全
E. 三尖瓣关闭不全

47. 甲状腺肿大与颈前其他包块鉴别的最重要方法是
A. 肿块大小
B. 肿块质地
C. 是否压痛
D. 表面是否光滑
E. 是否随吞咽向上移动

48. 检查甲状腺的最重要方法是
A. 视诊
B. 触诊
C. 叩诊
D. 听诊
E. 嗅诊

49. 下列甲状腺的体征中，不符合甲状腺功能亢进症的是
A. 甲状腺对称弥漫性肿大
B. 触诊质地柔软
C. 可有震颤
D. 听到低调的连续性静脉“嗡鸣”声
E. 听到舒张期动脉杂音

50. 下列属于甲状腺 I 度肿大的是
A. 能看见肿大
B. 肿大未超过胸锁乳突肌前缘
C. 肿大达胸锁乳突肌前缘与后缘之间
D. 肿大未超过胸锁乳突肌后缘
E. 肿大超过胸锁乳突肌后缘

51. 引起气管向健侧移位的病因是
A. 大叶性肺炎
B. 肺不张
C. 肺硬化
D. 气胸
E. 胸膜粘连

52. 引起气管向患侧移位的病因是
A. 肺不张
B. 胸腔积液
C. 气胸
D. 单侧甲状腺肿大
E. 大叶性肺炎

53. 男，45 岁，发热、咳嗽、咳痰 3 天。查体：右上肺闻及支气管呼吸音。有关该患者的其他体征，最不可能的是
A. 气管向左侧移位
B. 右上肺叩诊呈浊音
C. 右上肺可闻及水泡音

D．右上肺语颤增强
E．右侧呼吸动度减弱

54．男，65 岁，冠心病史 5 年，突发呼吸困难、咳粉红色泡沫样痰 3 小时急诊。该患者查体时不可能出现的体征是
A．端坐位
B．口唇发绀
C．颈静脉怒张
D．心率 100 次 / 分以上
E．双肺闻及明显湿啰音

55．女，31 岁，多食善饥、心悸、多汗、手颤 2 周来诊。既往体健。查体：T 37.2℃，P 112 次 / 分，BP 128/60 mmHg，甲状腺弥漫性Ⅱ度肿大，可闻及血管杂音，肺（–），心率 112 次 / 分，律齐，腹（–）。该患者最可能的诊断是
A．糖尿病
B．甲状腺功能亢进症
C．心肌病
D．神经官能症
E．风湿性心脏瓣膜病

（56 ~ 58 共用题干）

男，72 岁，10 余年来稍有活动即出现呼吸困难，诊断为 COPD，近 2 天突然气急加重，送至急诊。查体：右肺叩诊呈鼓音。

56．采集病史时应特别注意询问
A．有无冠心病、心绞痛史
B．有无高血压病史
C．吸烟史
D．近期胸部 X 线检查情况
E．有无胸痛及其性质

57．该患者还可能出现的体征是
A．颈静脉充盈
B．颈动脉异常搏动
C．气管向左侧移位
D．右肺呼吸运动增强
E．右肺闻及支气管呼吸音

58．该患者最可能的诊断是
A．慢性支气管炎急性发作
B．慢性肺源性心脏病、心力衰竭
C．慢性肺源性心脏病合并冠心病
D．自发性气胸
E．慢性肺源性心脏病合并肺部感染

B 型题

（1 ~ 5 题共用备选答案）
A．变形颅
B．方颅
C．巨颅
D．长颅
E．尖颅

1．Apert 综合征的头颅是
2．小儿佝偻病的头颅是
3．脑积水的头颅是
4．Marfan 综合征的头颅是
5．Paget 病的头颅是

（6 ~ 9 题共用备选答案）
A．Stellwag 征
B．Graefe 征
C．Mobius 征
D．Joffroy 征
E．Musset 征

6．瞬目减少的眼征是
7．眼球下转时上睑不能相应下垂的眼征是
8．表现为集合运动减弱的眼征是
9．上视时无额纹出现的眼征是

（10 ~ 13 题共用备选答案）
A．睑内翻
B．睑外翻
C．上睑下垂
D．眼睑闭合障碍
E．眼睑水肿

10．沙眼出现
11．重症肌无力出现
12．面神经麻痹出现
13．肾炎出现

（14 ~ 16 题共用备选答案）
A．瞳孔缩小
B．瞳孔扩大
C．瞳孔大小不等
D．瞳孔对光反射消失
E．瞳孔集合反射消失
14．虹膜炎症时见
15．失明患者见
16．视神经萎缩时见

（17 ~ 19 题共用备选答案）
A．酒渣鼻
B．系统性红斑狼疮
C．肥大的鼻息肉
D．鼻骨骨折
E．先天性梅毒
17．鼻梁部皮肤出现红色斑块，病损处高出皮面并向两侧面颊部扩展，见于
18．发红的皮肤损害主要在鼻尖和鼻翼，并有毛细血管扩张和组织肥厚，见于
19．鼻腔完全堵塞、外鼻变形、鼻梁宽平如蛙状，见于

（20 ~ 23 题共用备选答案）
A．地图舌
B．裂纹舌
C．牛肉舌
D．草莓舌
E．镜面舌
20．猩红热病人的舌为
21．Down 综合征病人的舌为
22．糙皮病（叶酸缺乏）病人的舌为
23．恶性贫血病人的舌为

（24 ~ 28 题共用备选答案）
A．颈动脉的明显搏动
B．颈静脉搏动
C．颈部大血管处听到血管性杂音
D．右锁骨上窝听到连续性静脉“嗡鸣”
E．与颈动脉搏动一致的点头运动
24．Musset 征是指
25．颈动脉狭窄可出现
26．主动脉瓣关闭不全可出现
27．三尖瓣关闭不全时可出现
28．椎动脉狭窄可出现

X 型题

1．下列可见到头部运动异常的是
A．Parkinson 病
B．严重主动脉关闭不全
C．Paget 病
D．Marfan 综合征
2．引起单侧上睑下垂的病因包括
A．先天性上睑下垂
B．蛛网膜下腔出血
C．重症肌无力
D．脑炎
3．支配眼球运动的神经是
A．动眼神经
B．展神经
C．滑车神经
D．面神经
4．下列有关巩膜的叙述，正确的是
A．巩膜不透明
B．在黄疸时，巩膜部最为明显
C．脂肪沉着在巩膜形成的黄色斑块呈均匀性分布
D．胡萝卜素引起的巩膜黄染以角膜周围处最明显
5．下列有关角膜的叙述，正确的是
A．角膜的感觉十分灵敏
B．角膜不透明
C．角膜周边的血管增生可为严重沙眼所致
D．老年环不影响视力
6．对瞳孔的检查应包括
A．瞳孔的形状
B．瞳孔的大小

C．瞳孔对光反射
D．瞳孔集合反射

7．眼的功能检查包括
A．视力
B．视野
C．色觉
D．立体视觉

8．下列属于外耳检查内容的是
A．耳郭的外形、大小、位置、对称性
B．耳郭是否有结节和牵拉痛
C．外耳道有无溢液
D．鼓膜是否穿孔

9．不用器械时，能视诊的鼻黏膜部位是
A．鼻前庭
B．中鼻甲
C．中鼻道
D．鼻底

10．能在体表检查的鼻窦是
A．上颌窦
B．额窦
C．蝶窦
D．筛窦

11．口的检查内容包括
A．口唇
B．口腔内器官
C．口腔内组织
D．口腔气味

12．下列关于口唇的描述，正确的是
A．健康人口唇红润光泽
B．口唇颜色深红见于呼吸衰竭
C．口唇发绀见于急性发热性疾病
D．口唇肥厚增大见于肢端肥大症

13．对牙齿的检查应注意有无
A．龋齿
B．缺齿
C．智齿
D．义齿

14．对牙龈的检查应注意有无
A．水肿
B．出血
C．溢脓
D．铅线

15．舌的检查主要是视诊，内容包括
A．舌苔
B．舌质
C．舌的色泽变化
D．舌的运动

16．人体的咽部包括
A．鼻咽
B．口咽
C．舌咽
D．喉咽

17．下列关于口腔的气味，正确的是
A．糖尿病酮症酸中毒有烂苹果味
B．尿毒症有苦杏仁味
C．肝坏死有血腥味
D．有机磷中毒有大蒜味

18．在颈后三角区常见的肿块是
A．急、慢性淋巴结炎
B．淋巴结结核
C．淋巴瘤
D．转移性肿瘤

19．引起颈动脉明显搏动的病因有
A．主动脉瓣关闭不全
B．三尖瓣关闭不全
C．甲状腺功能亢进症
D．严重贫血

20．甲状腺的触诊检查包括
A．甲状腺峡部触诊
B．甲状腺侧叶侧面触诊
C．甲状腺侧叶前面触诊
D．甲状腺侧叶后面触诊

21．下列可以见到弥漫性甲状腺肿大的是
A．甲状腺功能亢进症
B．单纯性甲状腺肿
C．甲状腺癌
D．桥本甲状腺炎

四、问答题

1．头发的检查包括哪些内容？
2．临床常见的头颅大小异常或畸形有哪些？各代表哪些疾病的典型体征？
3．简述检查上睑结膜的方法。
4．眼睑检查的内容是什么？
5．眼球检查时，应注意观察哪几项？
6．如何检查眼球运动？
7．瞳孔检查时，应注意观察哪些内容？
8．如何检查瞳孔的集合反射？
9．外耳检查包括哪些内容？
10．鼻窦有哪四对？哪一对不能在体表进行检查？分别写出能在体表检查的三对鼻窦的体表检查部位。
11．简述咽部的检查方法。咽部检查时应注意观察哪些内容？
12．扁桃体肿大分哪三度？
13．颈静脉怒张常见于哪些情况？
14．甲状腺肿大分哪三度？

参考答案

一、名词解释

1．巨颅：额、顶、颞及枕部突出膨大呈圆形，颈部静脉充盈，对比之下颜面很小。由于颅内压增高，压迫眼球，形成双目下视、巩膜外露的特殊表情，称落日现象，见于脑积水。

2．oxycephaly：尖颅，亦称塔颅（tower skull），头顶部尖突高起，造成与颜面的比例异常，这是由于矢状缝与冠状缝过早闭合所致。见于先天性疾患尖颅并指（趾）畸形，即Apert综合征。

3．Musset征：为与颈动脉搏动一致的点头运动，见于严重主动脉瓣关闭不全。

4．视野：视野是指当眼球向正前方固视不动时所见的空间范围，与中心视力相对而言，它是周围视力，是检查黄斑中心凹以外的视网膜功能。

5．Graefe征：Graefe征为眼球下转时上睑不能相应下垂，见于甲状腺功能亢进症眼球突出时。

6．Horner综合征：Horner综合征是指一侧上眼睑下垂、眼球凹陷、瞳孔缩小及同侧面部无汗。

7．nystagmus：眼球震颤，为双眼发生一系列有规律的快速水平或垂直不自主往返运动。

8．老年环：角膜边缘及周围出现灰白色混浊环，多见于老年人，称为老年环。

9．集合反射：是嘱患者注视1米外检查者的示指尖，然后检查者将示指逐渐移近眼球（距眼球5～10cm）处，正常人此时可见双眼内聚、瞳孔迅速缩小，称为集合反射。

10．乳突：外壳由骨密质组成，内腔为大小不等的骨松质小房，乳突内腔与中耳道相连。

11．鞍鼻：是指由于鼻骨破坏、鼻梁塌陷所致的异常，见于鼻骨折、鼻骨发育不良、先天性梅毒和麻风病。

12．鼻翼扇动：鼻翼扇动是指吸气时鼻孔张大、呼气时鼻孔回缩而言，见于有明显呼吸困难的大叶性肺炎、支气管哮喘和心源性哮喘发作时。

13．Koplik斑：Koplik斑是指麻疹早期在相当于第二磨牙的颊黏膜处出现的帽针头大小白色斑点，周围有红晕。

14．Hutchinson齿：Hutchinson齿是指中切牙切缘呈月牙形凹陷，且牙间隙分离过宽而言，见于先天性梅毒。

15．镜面舌：镜面舌为舌乳头萎缩，舌体较小，舌面光滑如镜，呈粉红色或红色，见于恶性贫血、慢性萎缩性胃炎等。

16．颈前三角：颈前三角为胸锁乳突肌内缘、下颌骨下缘与前正中线之间的区域。

17．Oliver征：当主动脉弓动脉瘤时，由于心脏收缩时瘤体膨大将气管压向后下，因而每随心脏搏动可以触到气管的向下拉动，称Oliver征。

二、填空题

1．颜色　头皮屑　头癣　疖痈　外伤　血肿　瘢痕
2．智力发育障碍
3．落日现象　脑积水
4．黏液性水肿　垂体前叶功能减低症
5．甲状腺功能亢进症　面神经麻痹
6．眼球萎缩　脱水　青光眼
7．凯-费（Kayser-Fleischer）环
8．虹膜　2～5mm
9．有机磷类农药　阿托品　昏迷病人
10．视力　视野　色觉　立体视觉
11．急性中耳炎　颅底骨折
12．鼻窦　上颌窦　筛窦　额窦　蝶窦
13．铅线
14．猩红热　长期发热病人　糙皮病（烟酸缺乏）
15．不超过咽腭弓　超过咽腭弓　达到或超过咽后壁中线

16. 甲状腺功能亢进症　舌下神经麻痹
17. 急性流行性腮腺炎　急性化脓性腮腺炎　腮腺肿瘤
18. 锁骨上缘至下颌角距离的下 2/3 以内　颈静脉怒张
19. 主动脉瓣关闭不全　高血压　甲状腺功能亢进症　严重贫血
20. 颈动脉　椎动脉
21. 震颤　血管杂音
22. 健侧　患侧

三、选择题

A 型题

1. B	2. C	3. B	4. A	5. A	6. B	7. D	8. E
9. E	10. A	11. B	12. E	13. E	14. A	15. C	16. B
17. B	18. A	19. B	20. D	21. A	22. D	23. C	24. A
25. B	26. C	27. E	28. C	29. A	30. B	31. E	32. D
33. A	34. B	35. C	36. A	37. C	38. D	39. E	40. D
41. B	42. E	43. C	44. B	45. A	46. A	47. E	48. B
49. E	50. B	51. D	52. A	53. A	54. C	55. B	56. E
57. C	58. D						

B 型题

1. E	2. B	3. C	4. D	5. A	6. A	7. B	8. C
9. D	10. A	11. C	12. D	13. E	14. A	15. B	16. B
17. B	18. A	19. C	20. D	21. B	22. C	23. E	24. E
25. C	26. A	27. B	28. C				

X 型题

1. AB	2. BD	3. ABC	4. ABD	5. ACD	6. ABCD
7. ABCD	8. ABC	9. AD	10. ABD	11. ABCD	12. AD
13. ABD	14. ABCD	15. ABCD	16. ABD	17. AD	18. ABCD
19. ACD	20. ACD	21. ABD			

四、问答题

1. 头发的检查内容：检查头发要注意颜色、疏密度、脱发的类型与特点。

2. 临床常见的头颅大小异常或畸形有：①小颅，见于囟门过早闭合的小头畸形；②尖颅，见于先天性疾患尖颅并指（趾）畸形，即 Apert 综合征；③方颅，见于小儿佝偻病或先天性梅毒；④巨颅，见于脑积水；⑤长颅，见于 Marfan 综合征及肢端肥大症；⑥变形颅，见于变形性骨炎。

3. 检查上睑结膜的方法：检查者用示指和拇指捏住上睑中部的边缘，同时嘱被检查者眼睛向下方看，迅速用示指将上眼睑轻轻下压，拇指将上睑皮肤向上捻转，即可露出上睑结膜，此时检查者用另一手拇指自下眼睑轻轻向上后压眼球，则清楚暴露上眼睑穹窿部，检查完毕嘱被检查者向上看，同时轻轻向前下牵拉上睑，眼睑即可复位。注意手法轻柔，勿使被检查者痛苦和流泪。

4．眼睑检查的内容：眼睑有无内翻和下垂、闭合障碍、水肿。

5．眼球检查时，应注意观察的事项：眼球外形，有无突出、下陷及眼球运动。

6．眼球运动的检查方法：检查者竖起示指，在受检查者眼前 30 ～ 40cm 处。嘱被检者头部不动，两眼注视检查者的示指，并随其向左→左上→左下，右→右上→右下各方向转动。注意眼球运动受限方向及程度，有无复视及眼球震颤。

7．瞳孔检查时，应注意观察的事项：瞳孔的形状、大小、位置，双侧瞳孔是否等大和等圆，检查瞳孔对光反射、集合反射。

8．检查瞳孔的集合反射的方法：嘱被检查者注视 lm 以外的目标（通常是检查者的示指尖），然后将目标逐渐移近眼球（距眼球 5 ～ 10cm），正常人此时可见双眼内聚，瞳孔缩小，即为集合反射。

9．外耳检查的内容包括：①耳郭：注意耳郭的外形、大小、位置和对称性，是否有发育畸形、外伤瘢痕、红肿、瘘口、低垂耳等，观察是否有结节；②外耳道：注意皮肤是否正常，有无溢液，外耳道内有无局部红肿疼痛，注意是否存在外耳道瘢痕狭窄、耵聍或异物堵塞。

10．鼻窦有四对，即上颌窦、额窦、筛窦、蝶窦。因蝶窦的解剖位置较深，所以不能在体表进行检查。上颌窦在体表检查的部位是左右颧部，额窦是眼眶上缘内侧，筛窦是鼻根部与眼内眦之间。

11．咽部检查时，受检者取坐位，头稍后仰，张大口并发出“啊”音，检查者用压舌板迅速将舌向下压，压舌板应置于舌前 2/3 与后 1/3 交界处，此时软腭上抬，用手电筒照射处可见到软腭、腭垂、舌腭弓、咽腭弓、扁桃体和咽后壁。注意观察有无充血、水肿、分泌物增多，咽后壁有无增生淋巴滤泡和扁桃体情况。

12．Ⅰ度肿大的扁桃体不超过咽腭弓；Ⅱ度肿大的扁桃体超过咽腭弓，但未达到咽后壁中线；Ⅲ度肿大扁桃体达到或超过咽后壁中线。

13．颈静脉怒张常见于右心衰竭、缩窄性心包炎、心包积液或上腔静脉阻塞综合征。

14．Ⅰ度甲状腺肿大是不能看出肿大但能触及者；Ⅱ度肿大是能看到肿大又能触及，但在胸锁乳突肌以内者；Ⅲ度肿大是超过胸锁乳突肌外缘者。

第四章　胸部检查（除外心脏和血管）

应试习题

一、名词解释

1．锁骨中线
2．肺下界
3．Louis 角
4．桶状胸
5．three depression sign
6．paradoxical respiration
7．Kussmaul 呼吸
8．Cheyne-Stokes 呼吸
9．tubular breath sound
10．啰音
11．pulmonary consolidation
12．肺不张
13．emphysema
14．Hamman 征

二、填空题

1．Louis 角和_________、_________、_________位于同一水平。

2．双手下垂时，肩胛下角平第_________肋骨水平，或第_________胸椎水平。

3．肩胛间区为两_________内缘之间的区域，___________将此区分为___________、_________两部。

4．右前下胸部所对应的肺叶为_________，右侧背部下方对应的肺叶为_________。左前下胸部对应的肺叶为_________。

5．左右主支气管的形态特点分别是：右主支气管_________，左主支气管________。

6．支气管动脉主要来自_________和_________。多数回流至_________。

7．呼吸的控制主要通过_________感受器进行调节，外周感受器位于_________，中枢感受器位于_________。

8．鸡胸的特点是胸骨下端_________，胸骨前侧壁_________。漏斗胸的特点是胸骨下端_________。这两种畸形常见于_________。

9．成年男性的呼吸运动主要为_________式呼吸，成年女性主要为_________式呼吸。

10．呼吸过速是指呼吸频率大于_______次 / 分，呼吸过缓是指呼吸频率小于_______次 / 分。

11．周期性呼吸包括_________呼吸和_________呼吸两种形式。

12．双侧胸廓呼吸运动不对称，则呼吸运动_________的一侧常常为病变侧。

13．胸骨压痛阳性见于_________。

14．胸壁握雪感见于_________。

15．正常胸部叩诊呈实音的部位有___________、___________，叩诊呈鼓音的部位有

__________。

16．右肺下界位于右锁骨中线叩诊音由__________变为__________的肋间。

17．病变部位叩诊浊音、语音共振增强的情况常见于________，常见疾病为________、__________、__________。

18．病变部位叩诊实音、听诊呼吸音消失可见于____________、____________。通过检查气管的位置可以对其鉴别诊断，气管向健侧移位见于__________，气管向患侧移位见于__________。

19．正常情况下，支气管肺泡呼吸音位于__________和__________，支气管呼吸音可于__________和__________闻及。

20．随体位变化而变化的湿啰音常见于__________，不随体位和咳嗽而变化的固定性湿啰音常见于__________。

21．一侧胸廓膨隆，呼吸音消失见于__________和__________，通过叩诊可对两者进行鉴别，叩诊呈鼓音见于__________，叩诊呈实音见于__________。

三、选择题

A 型题

1．有关胸骨角的叙述，错误的是

A．和第 2 肋间隙相连

B．是胸骨柄和胸骨体的交界处

C．平气管分叉水平

D．平心房上缘

E．平第 5 胸椎椎体

2．左乳房触诊检查的顺序是

A．左上→左下→右上→右下

B．左下→左上→右下→右上

C．左上→左下→右下→右上

D．右下→右上→左下→左上

E．左上→右上→左下→右下

3．下列属于辅助呼吸肌的是

A．胸大肌

B．膈肌

C．肋间内肌

D．肋间外肌

E．胸锁乳突肌

4．下列有关正常肺下界叩诊的说法，错误的是

A．右肺下界位于锁骨中线第 6 肋间

B．左肺下界位于锁骨中线第 6 肋间

C．肺下界位于腋中线第 8 肋间

D．肺下界位于肩胛下角线第 10 肋间

E．肺底移动度 6 ~ 8cm

5．下列情况下出现胸式呼吸减弱的是

A．胸膜炎

B．腹膜炎

C．腹水

D．妊娠

E．代谢性酸中毒

6．胸式呼吸增强见于的疾病是

A．肺炎

B．胸膜炎

C．肋骨骨折

D．腹腔巨大肿瘤

E．胸膜粘连

7．吸气性呼吸困难见于的疾病是

A．肺炎

B．哮喘

C．慢性支气管炎

D．急性喉炎

E．肺气肿

8．呼气性呼吸困难见于的疾病是

A．肺炎

B．哮喘

C．大气道阻塞

D．胸骨后甲状腺

E．胸腔积液

9. 有关矛盾呼吸的叙述，错误的是
A. 吸气时腹部凹陷
B. 呼气时腹部隆起
C. 常见于膈肌疲劳
D. 常见于中枢神经系统疾病
E. 主要由辅助呼吸肌驱动

10. 有关深大呼吸的叙述，错误的是
A. 常见于代谢性酸中毒
B. 常常出现呼吸性碱中毒
C. 是由于血中氢离子浓度增加刺激中枢神经系统所致
D. 见于糖尿病酮症酸中毒
E. 可见于呼吸性酸中毒

11. 有关潮式呼吸的叙述，正确的是
A. 主要指呼吸节律不规整
B. 可以没有呼吸暂停
C. 均为病理情况
D. Biots 呼吸是比 Cheyne-Stokes 呼吸更为严重的情况
E. 主要见于神经系统病变

12. 心因性呼吸困难最常见的呼吸形式是
A. 吸气性呼吸困难
B. 叹息式呼吸
C. 呼气性呼吸困难
D. 呼吸过缓
E. 潮式呼吸

13. 下列最易出现呼吸性碱中毒的情况是
A. 呼吸浅快
B. 呼吸深快
C. 潮式呼吸
D. 呼吸过缓
E. 叹息式呼吸

14. 下列关于潮式呼吸的发生机制的叙述最准确的是
A. 脑血流量下降，对血气变化反应延迟
B. 中枢化学感受器功能下降
C. 外周化学感受器功能下降
D. 呼吸中枢病变
E. 大脑皮质病变

15. 不常见胸廓扩张度单侧受限的病因是
A. 大量胸腔积液
B. 肺气肿
C. 肺炎
D. 气胸
E. 胸膜肥厚

16. 常见语音震颤增强的情况是
A. 肺实变
B. 肺气肿
C. 胸膜肥厚
D. 胸腔积液
E. 气胸

17. 语音震颤减弱见于的情况是
A. 肺实变
B. 阻塞性肺不张
C. 肺内巨大空洞
D. 周围型肺癌
E. 肺内巨大肿瘤

18. 正常人肺下界位于右锁骨中线的肋间是
A. 第 4
B. 第 5
C. 第 6
D. 第 7
E. 第 8

19. 下列情况中，叩诊呈实音的最常见的情况是
A. 肺气肿
B. 哮喘
C. 气胸
D. 大量胸腔积液
E. 肺不张

20. 肺部叩诊呈过清音主要见于
A. 肺实变
B. 肺气肿
C. 胸腔积液
D. 气胸

E．肺不张

21．最常见肺部叩诊呈鼓音的情况是

A．肺实变
B．肺气肿
C．肺不张
D．气胸
E．胸腔积液

22．有关阻塞性肺不张的叙述，错误的是

A．可见于不同的年龄
B．患侧呼吸音减低
C．患侧语颤增强
D．患侧胸廓塌陷
E．患侧肋间隙变窄

23．有关肺不张的叙述，错误的是

A．压迫性肺不张主要表现为原发病的体征
B．肺不张出现呼吸困难的程度和发生的速度有关
C．患侧常常有呼吸音减弱
D．可见患侧胸廓膨隆
E．常常伴有纵隔移位

24．老年人阻塞性肺不张的常见原因是

A．气胸
B．肿瘤
C．肺炎机化
D．胸腔积液
E．肺气肿

25．符合肺气肿表现的体征是

A．桶状胸
B．双肺叩诊呈鼓音
C．单侧呼吸运动减弱
D．吸气相延长
E．语颤增强

26．下列疾病出现胸腔积液，最可能出现渗出液的是

A．心力衰竭
B．肾病
C．肝硬化
D．肺癌
E．营养不良

27．下列提示为干性胸膜炎的情况是

A．大量胸腔积液
B．严重呼吸困难
C．双侧胸腔积液
D．胸膜摩擦音
E．强迫患侧卧位

28．下列体征中最有助于鉴别胸腔积液和肺不张的是

A．叩诊音不同
B．听诊呼吸音不同
C．语颤强弱不同
D．胸廓活动是否受限
E．胸廓形态不同

29．下列不符合中等量胸腔积液体征的是

A．胸膜摩擦音
B．叩诊呈实音
C．语颤消失
D．呼吸音消失
E．胸廓膨隆

30．单侧胸廓膨隆，下列检查中对气胸和胸腔积液鉴别最有意义的是

A．呼吸运动变化
B．听诊呼吸音
C．叩诊
D．气管是否移位
E．触觉语颤

31．可见单侧胸廓塌陷的情况是

A．肺炎
B．胸膜肥厚
C．气胸
D．胸腔积液
E．胸膜炎

32．关于胸膜摩擦音的特点，不正确的是

A．主要发生于胸膜炎症
B．下侧胸部摩擦音最为明显
C．屏气时摩擦音消失
D．摩擦音的节律和心律一致

E．可发生于吸气和呼气双相

33．下列特点符合哮鸣音的是
A．常常发生于吸气相
B．不连续性
C．乐音样性质
D．常常伴随吸气性呼吸困难
E．发生机制为大气道内有较为黏稠的分泌物

34．不符合大气道干啰音（喘鸣）特点的是
A．常见于胸外大气道狭窄的病变
B．常常发生于呼气相
C．伴有吸气性呼吸困难
D．呼气相也可闻及
E．颈部最易闻及

35．下列不符合湿啰音特点的是
A．多见于吸气相
B．呈断续性
C．咳嗽后多数湿啰音性质改变
D．性质较固定
E．少数湿啰音可见于呼气早期

36．湿啰音随体位变化的情况是
A．充血性心力衰竭
B．支气管扩张
C．肺炎
D．慢性支气管炎
E．肺结核

37．可闻及爆裂音（Velcro 音）的疾病是
A．充血性心力衰竭
B．支气管扩张
C．肺脓肿
D．肺间质纤维化
E．慢性支气管炎

38．常可闻及单侧哮鸣音的情况是
A．哮喘
B．气道内新生物
C．肺气肿
D．支气管炎
E．肺炎

39．男，35 岁，查体发现一侧下肺叩诊呈实音，为鉴别是肺实变还是胸腔积液，对诊断最有意义的检查是
A．观察呼吸运动
B．触诊胸膜摩擦感
C．观察气管的位置
D．听诊呼吸音的变化
E．观察肋间隙的宽度

40．男，64 岁，突发呼吸困难 4 小时来诊。查体：左侧胸廓膨隆，叩诊呈鼓音，最可能出现的情况是
A．气胸
B．胸腔积液
C．肺炎
D．肺栓塞
E．肺气肿

41．女，37 岁，发热 2 天后出现右侧胸痛，吸气时加重，干咳无痰。下面检查对诊断最有意义的是
A．T 39℃
B．闻及胸膜摩擦音
C．呼吸音减弱
D．叩诊呈清音
E．右侧呼吸运动减弱

42．男，64 岁，发热、咳嗽、咳痰 3 天。查体：右上肺闻及支气管呼吸音。有关该患者的其他体征，最不可能的是
A．叩诊呈浊音
B．气管向左侧移位
C．听诊闻及水泡音
D．语颤增强
E．右侧呼吸动度减弱

43．男，35 岁，低热、盗汗 1 个月，咳嗽、痰中带血 1 周。查体：左上肺诊呈浊音，语颤增强。为明确诊断，最有意义的检查是
A．痰找瘤细胞
B．痰培养 + 药敏
C．痰找结核分枝杆菌
D．胸部 CT

E. 胸部 X 线片

44. 男，67 岁，刺激性咳嗽、痰中带血丝 2 周。查体：左侧胸廓上部塌陷，气管向左侧偏移。最可能出现的情况是

A. 肺炎

B. 阻塞性肺不张

C. 胸膜肥厚

D. 右侧气胸

E. 左侧胸腔积液

45. 男，45 岁，发热、右侧胸痛 3 天，吸气时加重。查体：右侧胸闻及胸膜摩擦音。最可能的情况是

A. 支气管炎

B. 肺结核

C. 胸膜炎

D. 肺不张

E. 恶性胸腔积液

46. 男，67 岁，进行性呼吸困难 2 个月余，无发热。查体：右侧胸廓饱满，呼吸音消失。最可能的诊断是

A. 气胸

B. 结核性胸膜炎

C. 恶性胸腔积液

D. 脓胸

E. 心力衰竭

47. 女，45 岁，双下肢可凹性水肿、呼吸困难 2 周。查体：颈静脉怒张，双侧肺底位于肩胛下角线第 9 肋间。双下肺呼吸音减低。下列疾病中最符合该患者情况的是

A. 胸膜炎

B. 心力衰竭

C. 肾病

D. 肝硬化

E. 恶性胸腔积液

48. 下列体征符合大量胸腔积液的是

A. 呼吸音减弱

B. 语颤增强

C. 叩诊浊音

D. 气管向健侧移位

E. 闻及支气管呼吸音

49. 男，18 岁，打篮球时突然出现胸痛和呼吸困难。查体：左侧胸廓饱满，呼吸音消失。最可能的诊断是

A. 气胸

B. 血胸

C. 肺炎

D. 支气管哮喘

E. 急性心包炎

50. 男，70 岁，间断咳嗽、咳痰 40 年，1 个月来咳嗽加重，为刺激性咳嗽，痰量不多。吸烟 50 余年，每日 1 包。查体示桶状胸，右上肺哮鸣音，咳嗽后不消失。双肺呼吸音减弱。最可能的诊断为

A. 哮喘

B. 慢性喘息型支气管炎

C. 支气管肺癌

D. 肺气肿

E. 支气管扩张

51. 男，60 岁，慢性支气管炎病史，肺心病 10 年。发现高血压 5 年。突然出现气急、大汗 5 小时。查体：BP 180/105mmHg，发绀，双肺闻及哮鸣音及湿啰音。最可能的诊断是

A. 慢喘支急性发作

B. 右心衰竭

C. 肺部感染

D. 左心衰竭

E. 呼吸衰竭

52. 女，36 岁，发热伴咳嗽、咳痰 3 天，右上胸痛 1 天。查体示 T 38.9℃，右上肺叩诊浊音，可闻及支气管样呼吸音。心、腹（–）。化验血 WBC 12×10^9/L。最可能的诊断是

A. 肺炎

B. 肺结核

C. 急性胸膜炎

D．阻塞性肺炎

E．肺脓肿

53．男，24 岁，低热、盗汗 2 个月，咳嗽、痰中带血 2 周，体重显著下降。查体：左上肺叩诊浊音，语颤增强。为明确诊断，应首先进行的检查是

A．痰找瘤细胞

B．痰培养 + 药敏

C．痰找结核分枝杆菌

D．胸部 CT

E．胸部 B 超

54．男，75 岁，刺激性咳嗽 4 周，痰中带血丝 2 周。查体：左侧胸廓上部塌陷，气管向左侧偏移。最可能出现的情况是

A．心包积液

B．阻塞性肺不张

C．胸膜肥厚

D．右侧气胸

E．左侧胸腔积液

55．女，45 岁，双下肢可凹性水肿、呼吸困难 2 周。查体：颈静脉怒张，双侧肺底位于肩胛下角线第 9 肋间，双下肺呼吸音减低。下列疾病中最符合该患者情况的是

A．胸膜炎

B．心力衰竭

C．肾病

D．肝硬化

E．恶性胸腔积液

（56 ～ 57 题共用题干）

男，25 岁，3 天前雨淋后高热伴寒战，自测体温波动于 39 ～ 40℃，咳嗽有痰，伴右侧胸痛。胸部 X 线片显示右上肺大片状阴影。

56．该患者咳出痰的最可能性状是

A．铁锈色痰

B．粉红色泡沫样痰

C．砖红色胶冻样痰

D．黄绿或翠绿色痰

E．黄脓臭味痰

57．目前对该患者进行查体，最可能出现的胸部体征是

A．右上肺语音震颤减弱

B．右上肺叩诊呈过清音

C．右上肺听到支气管呼吸音

D．右上肺肺泡呼吸音增强

E．右上肺听到哮鸣音

（58 ～ 60 题共用题干）

男，74 岁，因发热、咳嗽、呼吸困难 1 周来院。查体：T 38.8℃，P 80 次 / 分，BP 140/80 mmHg，未见颈静脉充盈，右下肺叩诊浊音，语音震颤减弱，呼吸音消失，左肺可闻散在干啰音，心率 80 次 / 分，律齐，未闻及杂音，腹（–）。

58．该患者最可能的诊断是

A．肺炎

B．气胸

C．胸腔积液

D．心力衰竭

E．肺不张

59．该患者还可能出现的体征有

A．气管向左侧移位

B．双侧肋间隙变窄

C．可闻及胸膜摩擦音

D．左上肺闻及支气管呼吸音

E．左上肺闻及湿啰音

60．为明确病因，应采取的最佳检查方法是

A．胸部 CT

B．胸部 B 超

C．胸部 X 线片

D．胸腔穿刺

E．胸腔镜

（61 ～ 62 题共用题干）

男，48 岁，1 个月来气短、呼吸困难，1 周来发热、咳嗽，B 超发现“右侧大

量胸腔积液”。近半年日渐消瘦。查体：T 37.5℃，R 21 次 / 分，轻度贫血貌，高枕右侧卧位。

61．该患者胸部叩诊不可能出现的体征是
A．气管向左侧移位
B．右肺肝界下移
C．右侧肺底移动度消失
D．右肺叩诊呈实音
E．心界叩诊向左侧移位

62．该患者胸部听诊不可能出现的体征是
A．左上肺可闻及支气管肺泡呼吸音
B．右上肺可闻及支气管呼吸音
C．右下腋前线部可闻及胸膜摩擦音
D．右中下肺语音共振消失
E．右下肺呼吸音消失

（63 ~ 64 题共用题干）

男，25 岁，低热 2 周。查体：气管居中，右侧胸部呼吸运动减弱，右下肺触觉语颤正常，叩诊呈浊音，肺泡呼吸音减低，未闻及湿啰音，左肺未见异常。

63．根据患者的右侧胸部体征，最可能的诊断是
A．胸腔积液
B．胸膜增厚伴粘连
C．肺实变
D．肺大泡
E．气胸

64．为明确诊断，应选用的最简便检查方法是
A．胸部 X 线片
B．胸部 CT
C．胸部 B 超
D．胸腔镜
E．肺功能

B 型题

（1 ~ 5 题共用备选答案）
A．扁平胸
B．桶状胸
C．佝偻病胸
D．胸廓一侧变形
E．胸廓局部隆起

1．主动脉瘤及胸内或胸壁肿瘤的胸廓外形可能是
2．大量胸腔积液、气胸的胸廓外形可能是
3．慢性消耗性疾病患者的胸廓外形可能是
4．严重肺气肿患者的胸廓外形可能是
5．佝偻病的胸廓外形可能是

（6 ~ 10 题共用备选答案）
A．潮式呼吸
B．间停呼吸
C．叹气样呼吸
D．抑制性呼吸
E．Kussmaul 呼吸

6．代谢性酸中毒引起的深快呼吸是
7．精神紧张或抑郁症患者引起的一段正常呼吸节律中插入一次深大的呼吸是
8．急性胸膜炎患者因剧烈疼痛所致的吸气相突然中断的呼吸是
9．又称为陈 - 施（Cheyne-Stokes）呼吸的是
10．又称为比奥（Biots）呼吸的是

（11 ~ 15 题共用备选答案）
A．过清音
B．清音
C．鼓音
D．浊音
E．实音

11．正常胸部的叩诊音是
12．肺气肿患者胸部的叩诊音是

13．气胸患者胸部的叩诊音是
14．肺炎链球菌肺炎患者胸部的叩诊音是
15．胸腔积液患者胸部的叩诊音是

（16 ~ 20 题共用备选答案）
A．气管呼吸音
B．支气管呼吸音
C．支气管肺泡呼吸音
D．肺泡呼吸音
E．异常支气管呼吸音
16．正常肺泡呼吸音部位听到的支气管呼吸音是
17．正常人于胸骨两侧第 1、2 肋间隙，肩胛间区第 3、4 胸椎水平以及肺尖前后部听到的呼吸音是
18．正常人于胸骨上窝，背部第 6、7 颈椎及第 1、2 胸椎附近均听到的呼吸音是
19．正常人于胸外气管上面听到的呼吸音是
20．正常肺泡部位听到的呼吸音是

X 型题

1．乳房触诊应注意的物理征象包括
A．硬度和弹性
B．压痛
C．包块
D．皮肤瘀斑
2．有关正常胸廓特点的描述，正确的是
A．胸廓呈椭圆形
B．前后径较横径短
C．胸廓的形态主要靠胸膜腔负压维持
D．骨性胸廓由肋骨、胸骨和脊柱共同组成
3．有关呼吸时呼吸肌的运动和胸廓的关系，正确的是
A．平静吸气时膈肌收缩
B．平静呼气时肋间肌收缩
C．吸气时膈肌下降使胸廓扩张
D．呼气时膈肌上升为被动运动
4．有关肺叶体表投影，正确的是
A．右肺上叶在第 4 前肋间水平以上
B．右肺下叶在第 4 前肋间水平以下
C．左肺舌叶投影于左前胸下部
D．左肺下叶投影于左侧下背部
5．有关呼吸控制的叙述，正确的是
A．呼吸中枢位于延髓
B．延髓感受器为压力感受器
C．颈动脉窦感受器为化学感受器
D．正常呼吸主要依靠氧分压的变化调节
6．有关呼吸调节的叙述，正确的是
A．CO_2 分压是影响呼吸运动的主要因素
B．长期缺氧时 O_2 分压是刺激呼吸的主要因素
C．高级中枢可以自主调节呼吸运动
D．外周化学感受器参与呼吸运动的调节
7．有关胸廓骨性标志描述，正确的是
A．胸骨角是计数肋间隙的重要标志
B．肩胛下角是计数后肋间隙的重要标志
C．第 7 颈椎棘突是计数椎体的重要标志
D．锁骨是计数前肋间隙的重要标志
8．有关呼吸频率的叙述，正确的是
A．呼吸频率和呼吸幅度呈同相变化
B．呼吸频率和脉搏之比约为 1∶4
C．正常的呼吸频率为 16 ~ 18 次 / 分
D．睡眠时呼吸频率可减慢
9．引起呼吸浅快的病因是
A．肺炎
B．镇静剂中毒
C．胸膜炎
D．肋骨骨折
10．引起呼吸深大的常见病因是
A．酮症酸中毒

B．尿毒症
C．CO 中毒
D．发热

11．引起呼吸节律不规整的常见病因是
A．发热
B．焦虑症
C．镇静剂过量
D．脑血管意外

12．潮式呼吸可见于的情况是
A．代谢性酸中毒
B．正常老人
C．脑血管病患者
D．焦虑症患者

13．有关潮式呼吸的叙述，正确的是
A．常见于脑血管病患者
B．均具有病理意义
C．主要机制为大脑血流速度减慢，对血气变化反应延迟
D．Biots 呼吸是较 Cheyne-Stokes 呼吸更为严重的形式

14．引起触觉语颤减弱的情况是
A．大叶性肺炎
B．胸腔积液
C．阻塞性肺不张
D．肺气肿

15．引起触觉语颤增强的情况是
A．严重胸膜肥厚
B．气胸
C．肺内巨大肿物
D．肺内大空腔

16．下述有关肺部叩诊检查方法的叙述，正确的是
A．自上而下，左右对比
B．避开心脏和肩胛骨
C．常常采用直接叩诊法
D．从第 2 肋间开始检查

17．下述有关叩诊检查结果的分析，正确的是
A．心脏的绝对浊音界为其真实的大小
B．右肺叩诊时浊音变为实音的肋间为肝上缘
C．肥胖者，叩诊检查结果呈现浊化
D．左季肋区由于胃泡的存在，肺下界不易检查

18．引起叩诊呈浊音的情况是
A．肺炎
B．大量胸腔积液
C．胸膜肥厚
D．气胸

19．叩诊呈实音的情况是
A．肺不张
B．肺炎
C．胸腔积液
D．气胸

20．叩诊呈过清音的情况是
A．胸膜肥厚
B．少量气胸
C．肺气肿
D．哮喘

21．有关肺下界的叙述，正确的是
A．肺下界是叩诊音由清音变为浊音的部位
B．正常右肺下界位于锁骨中线第 6 肋间
C．肥胖者肺下界可上移一个肋间
D．肺下界下移一个肋间说明患者有肺气肿存在

22．有关水泡音的特点，正确的是
A．多出现在吸气相
B．均具有病理意义
C．小水泡音发生于吸气末期
D．心力衰竭时水泡音可随体位变化而变化

23．呼气相延长常见的情况是
A．肺炎
B．阻塞性肺不张
C．支气管哮喘
D．肺气肿

24．管状呼吸音可见于的情况是

A．肺炎
B．阻塞性肺不张
C．气胸
D．中等量胸腔积液液面上方区域

25．常发生于吸气相的附加音为
A．哮鸣音
B．水泡音
C．捻发音
D．Velcro 音

26．符合胸膜摩擦音特点的是
A．可发生于吸气和呼气双相
B．在胸廓前下侧部最明显
C．屏气后可消失
D．常常伴有胸膜性胸痛

27．双侧胸廓不对称的情况不常见于
A．肺气肿
B．肺炎
C．严重胸膜肥厚
D．脊柱侧弯

28．双侧胸廓不对称的常见情况是
A．气胸
B．肺炎
C．肺不张
D．胸腔积液

29．中等量胸腔积液液面上方的体征特点为
A．湿啰音
B．干啰音
C．管状呼吸音
D．语颤增强

30．大量胸腔积液的体征包括
A．叩诊实音
B．触觉震颤消失
C．气管向健侧移位
D．患侧肋间隙增宽

31．符合少量胸腔积液体征的有
A．胸膜摩擦音
B．胸廓膨隆
C．叩诊肺下界轻度升高
D．呼吸音消失

32．胸腔积液性质为渗出液的发生机制有
A．血浆胶体渗透压增加
B．毛细血管通透性增加
C．淋巴管阻塞
D．血管内静水压增加

33．胸腔积液为漏出液的原因包括
A．肾病
B．肝硬化
C．心力衰竭
D．胸膜炎

34．气胸的典型症状为
A．突发胸痛
B．呼吸困难
C．咯血
D．诱因多为胸内压增加

35．与气胸的体征不符合的是
A．患侧胸廓膨隆
B．语颤消失
C．叩诊呈浊音
D．呼吸音增强

36．有关胸膜肥厚的论述，正确的是
A．多数是胸膜炎的后遗症
B．对患者的呼吸运动没有影响
C．严重时可以出现脊柱侧弯
D．轻度胸膜肥厚患者可以出现语颤增强

37．下列符合胸膜肥厚体征的是
A．患侧胸廓膨隆
B．气管向患侧移位
C．患侧叩诊浊音
D．患侧呼吸音增强

38．男，29 岁，发热、咳嗽、咳痰 5 天，听诊右上肺闻及支气管肺泡呼吸音。可能性不大的疾病包括
A．右上肺炎
B．右上肺阻塞性肺炎
C．右上肺干酪性肺炎
D．右上肺包裹性积液

39．男，6 岁，玩耍时不慎将黄豆误吸，

随即出现口唇发绀和呼吸困难。该患者可能出现的体征包括
A．一侧肺呼吸音消失
B．一侧肺叩诊呈实音
C．一侧肺语音共振消失
D．一侧胸廓活动受限

40．男，76 岁，慢性支气管炎 40 余年，因活动后呼吸困难就诊，诊断为肺气肿。与该患者相符合的体征是
A．桶状胸
B．肺底部湿啰音
C．呼气相延长
D．呼吸音增强

41．女，24 岁，低热、胸痛 3 天，诊断为结核性胸膜炎。与该患者病情相符合的情况是
A．胸膜性胸痛
B．胸膜摩擦音
C．白细胞显著增高
D．盗汗

42．男，65 岁，胸闷、活动后呼吸困难 1 个月。查体：右肺呼吸音消失，右侧胸廓膨隆。可能的诊断包括
A．右侧气胸
B．右侧全肺不张
C．右侧大量胸腔积液
D．右侧胸膜肥厚

四、问答题

1．乳房触到包块时应检查的内容是什么？
2．简述乳腺恶性肿瘤和良性肿瘤的鉴别。
3．简述骨性胸廓的构成。
4．主要的呼吸肌有哪些？简述其在呼吸运动过程中的作用。
5．辅助呼吸肌包括哪些，其在呼吸过程中的作用如何？
6．简述呼吸运动的调节机制。
7．简述胸部主要的骨骼标志及其意义。
8．简述胸廓主要的人工画线以及锁骨中线的意义。
9．简述桶状胸的特征、常见疾病和形成机制。
10．双侧胸廓不对称的常见病因有哪些？
11．吸气性呼吸困难的特征有哪些？常见于哪些疾病？
12．呼气性呼吸困难的特征有哪些？常见于哪些疾病？
13．常见呼吸节律不规整的情况有哪些？其特征如何？举例说明其相关疾病。
14．简述胸壁静脉曲张的意义和病因检查。
15．简述叩诊音的分类和正常的胸部叩诊音特点。
16．简述 Kronig 峡的位置和叩诊检查的意义。
17．肺部叩诊呈浊音或实音的病理情况有哪些？如何鉴别？
18．肺部叩诊呈过清音和鼓音的情况有哪些？如何鉴别？
19．简述正常呼吸音的分类和分布。
20．简述管状呼吸音的发生机制和常见疾病。
21．呼吸音减弱或消失的机制有哪些？常见于何种情况？
22．什么是附加音？常见于哪几种情况？
23．简述哮鸣音的特征和常见疾病。

24．简述水泡音的发生机制和分类。
25．简述干啰音和湿啰音的鉴别。
26．检查肺部病变传导功能的体检方法有哪些？
27．试述肺实变的典型体征及引起肺实变的几种常见疾病。
28．试述肺不张的定义、分类和病因，阻塞性肺不张的典型体征如何？
29．简述阻塞性肺不张和肺实变的鉴别。
30．简述肺气肿的病因、临床表现和典型体征。
31．简述胸腔积液的发病机制，并列举常见疾病。
32．简述中等量胸腔积液的典型体征。
33．简述结核性胸膜炎胸腔积液和恶性胸腔积液的鉴别。
34．简述根据破口性质进行的气胸分型，气胸的典型体征。
35．单侧胸廓塌陷的肺部疾病有哪些？如何鉴别？
36．单侧胸廓膨隆的肺部疾病有哪些？如何鉴别？

参考答案

一、名词解释

1．锁骨中线：为通过锁骨的肩峰端与胸骨端中点的垂直线，即通过锁骨中点向下的垂直线。

2．肺下界：肺的下线称为肺下界，左右两侧肺下界的位置基本相似。于锁骨中线处达第 6 肋间，腋中线处达第 8 肋间，于肩胛线处位于第 10 肋间水平。

3．Louis 角：即胸骨角，是胸骨体和胸骨柄的交界处，和第 2 前肋相连，是计数肋骨的重要标志。

4．桶状胸：指胸廓的前后径增加，等于或大于左右径，呈桶状，主要见于肺气肿患者。

5．three depression sign：三凹征，胸骨上窝、锁骨上窝和肋间隙在吸气时向内凹陷，主要见于大气道狭窄。

6．paradoxical respiration：矛盾呼吸，吸气和呼气时腹部运动呈现和正常相反的运动，常见于哮喘、COPD 和呼吸肌麻痹。

7．Kussmaul 呼吸：即深大呼吸，常见于代谢性酸中毒。

8．Cheyne-Stokes 呼吸：又称潮式呼吸，是间歇性高通气和呼吸暂停周期性交替的一种呼吸形式。多见于脑血管病变。

9．tubular breath sound：管状呼吸音，正常肺泡呼吸音的部位听到支气管呼吸音。多见于肺实变。

10．啰音：是呼吸音以外的附加音，正常情况下并不存在，故非呼吸音的改变，按性质的不同可分为湿啰音和干啰音两大类。是气管和肺部疾病的重要体征。

11．pulmonary consolidation：肺实变，是指肺泡被炎性分泌物或其他成分广泛地充填。

12．肺不张：任何原因所致的肺容积减少。

13．emphysema：肺气肿，是指细支气管远端气腔的扩张，并伴有肺泡壁的破坏。

14．Hamman 征：左侧少量气胸或纵隔气肿时，有时可在左心缘处听到与心跳一致的气泡破裂声，称为 Hamman 征。

二、填空题

1．气管分叉　心房上缘　第 5 胸椎
2．7　8
3．肩胛骨　后正中线　左　右
4．中叶　下叶　舌叶
5．粗短、平直　细长、垂直
6．主动脉　肋间动脉　肺静脉
7．化学　颈动脉窦　延髓
8．前凸　凹陷　内收　佝偻病
9．腹　胸
10．24　12
11．Cheyne-Stokes　Biot
12．减弱
13．白血病
14．皮下气肿
15．肝　心脏　胃泡区
16．浊音　实音
17．肺实变　大叶性肺炎　干酪性肺炎　细支气管肺泡癌
18．胸腔积液　重度胸膜肥厚（肺不张）　胸腔积液　胸膜肥厚（肺不张）
19．胸骨两侧第 1、2 肋间　肩胛间区第 3、4 胸椎水平　喉部　胸骨上窝
20．心力衰竭　支气管扩张
21．气胸　胸腔积液　气胸　胸腔积液

三、选择题

A 型题

1．A	2．C	3．E	4．B	5．A	6．D	7．D	8．B
9．D	10．E	11．D	12．B	13．B	14．A	15．B	16．A
17．B	18．C	19．D	20．B	21．D	22．C	23．D	24．B
25．A	26．D	27．D	28．E	29．A	30．C	31．B	32．D
33．C	34．B	35．C	36．A	37．D	38．B	39．D	40．A
41．B	42．B	43．C	44．B	45．C	46．C	47．B	48．D

49. A	50. C	51. D	52. A	53. C	54. B	55. B	56. A
57. C	58. C	59. A	60. D	61. B	62. C	63. B	64. C

B 型题

1. E	2. D	3. A	4. B	5. C	6. E	7. C	8. D
9. A	10. B	11. B	12. A	13. C	14. D	15. E	16. E
17. C	18. B	19. A	20. D				

X 型题

1. ABC	2. ABCD	3. ACD	4. ACD	5. AC	6. ABCD
7. ABC	8. BD	9. ACD	10. AB	11. BCD	12. BC
13. ACD	14. BCD	15. CD	16. AB	17. BCD	18. AC
19. ABC	20. BCD	21. BC	22. ACD	23. CD	24. AD
25. BCD	26. ABCD	27. AB	28. ACD	29. CD	30. ABCD
31. AC	32. BC	33. ABC	34. ABD	35. CD	36. ACD
37. BC	38. BD	39. ACD	40. ABC	41. ABD	42. AC

四、问答题

1. 乳房触到包块时应检查的内容是：部位、大小、外形、硬度、压痛、活动度。乳房触诊后，还应仔细触诊腋窝、锁骨上窝及颈部的淋巴结有否肿大或其他异常。因此处常为乳房炎症或恶性肿瘤扩展和转移所在。

2. 乳腺恶性肿瘤肿块质地坚硬，活动度差，与局部皮肤粘连，呈橘皮样改变。而良性肿瘤质地柔软、边界清晰，且活动度好。晚期恶性肿瘤可以出现腋窝淋巴结肿大。

3. 骨性胸廓主要由胸骨、肋骨和脊柱构成。

4. 呼吸肌包括膈肌和肋间肌（主要有肋间内肌和肋间外肌）。膈肌是最主要的呼吸肌，吸气时膈肌收缩下移，肋间外肌收缩，使得胸廓体积增大。肋间内肌参与用力呼气过程，使胸廓体积缩小。

5. 辅助呼吸肌主要包括腹肌和胸锁乳突肌。其在呼吸过程中的主要作用为参与用力呼吸，增加呼吸驱动。当呼吸肌疲劳时，在呼吸过程中起重要作用。

6. 呼吸运动的调节机制：呼吸运动的中枢位于延髓，发放冲动决定呼吸运动的频率和幅度。正常情况下，延髓化学感受器和颈动脉体的化学感受器感受体液中 H^+ 和 CO_2 浓度的变化，并据此调节呼吸运动。其中 CO_2 水平是刺激呼吸运动的主要因素。当 CO_2 水平长期升高时，低氧成为刺激呼吸的主要因素。

7. 胸部主要的骨骼标志及其意义：主要有胸骨角，是计数前肋间的主要标志；肩胛下角，是计数后肋间的主要标志；第 7 颈椎，是计数椎体的主要标志。其他骨骼标志还包括锁骨、肋骨、剑突等。

8．胸廓主要的人工画线包括：前后正中线、左右锁骨中线、腋前线、腋中线、腋后线和肩胛下角线，共12条。锁骨中线的意义包括肺下界测量时的定位，以及和前正中线结合作为测定心脏大小的参照。

9．桶状胸的特征、常见疾病和形成机制：胸廓的前后径增加、肋骨变平、肋间隙增宽，呈“桶状”。常见于肺气肿和哮喘发作时。发生机制为肺因为弹性回缩力减退（肺气肿）和充气过度（哮喘）使得胸膜腔内负压减小，胸廓失去负压牵拉而膨隆。

10．双侧胸廓不对称的常见病因包括：胸廓自身病变（如佝偻病和脊柱侧弯等）、胸膜病变（胸膜肥厚、胸腔积液或气胸）以及肺病变（肺不张等）。

11．吸气性呼吸困难主要表现为：吸气费力、吸气时喉鸣、吸气时间延长和三凹征。常见疾病为大气道阻塞，如急性喉炎、异物吸入阻塞大气道等。

12．呼气性呼吸困难主要表现为：呼气费力、呼气时间延长，部分患者可见桶状胸，听诊可出现呼吸音减弱或闻及哮鸣音等。常见疾病为支气管哮喘、慢性支气管炎或肺气肿。

13．常见呼吸节律不规整的情况及其特征并举例说明其相关疾病如下：①周期性呼吸：包括Cheyne-Stokes呼吸和Biot呼吸，其特征为间歇性高通气和呼吸暂停交替发生。主要见于脑血管疾病患者。②呼吸浅慢合并呼吸节律不规整：其特征为呼吸节律明显不规整，呼吸幅度缩小。主要见于镇静剂或麻醉药过量。③叹息式呼吸：在呼吸过程中，间断出现深长呼吸，呈叹气样。主要见于心因性呼吸困难，如焦虑或抑郁等。

14．胸壁静脉曲张可见于腔静脉阻塞，是侧支循环建立的特征之一。如果血流方向自下而上见于下腔静脉阻塞，如果血流方向自上而下见于上腔静脉阻塞。

15．根据叩诊部位下方含气量的多少，叩诊音可呈实音、浊音、清音、过清音和鼓音。正常肺部的叩诊音呈清音，心脏、肝和肺的交界处叩诊呈浊音，心脏、肝部位叩诊呈实音，胃泡区叩诊呈鼓音。

16．锁骨上窝处正常情况下叩诊呈清音的宽4～6cm的区域，对应肺尖部，又称Kronig峡。叩诊清音区缩小或消失常见于肺尖部病变，如肺结核或肺上沟瘤。

17．肺部叩诊呈实音或浊音的情况见于含气量减少或消失时，主要包括肺实变（或肺内巨大肿瘤）、阻塞性肺不张和胸腔积液等。

根据病变对胸腔形态的影响、病变部位的传导性能等可对其进行鉴别：肺实变对肺容积没有影响，肺不张可使肺容积缩小，而胸腔积液可使患侧胸廓膨隆。因此一侧胸廓塌陷或气管向患侧移位可见于肺不张，而一侧胸廓膨隆及气管向健侧移位可见于胸腔积液。由于肺实变时病变部位传导增强，故肺实变时局部语颤增强，呼吸音增强，可闻及管状呼吸音。而阻塞性肺不张和胸腔积液部位则语颤和呼吸音减弱或消失。另外，游离性胸腔积液在叩诊时可随体位的变化而变化。

18．肺部叩诊呈过清音的情况主要见于肺气肿或哮喘发作时，其机制为肺内含气量增加。叩诊呈鼓音的情况见于气胸。由于胸壁厚度的影响以及气胸量的不同，气胸时叩诊也可呈现过清音的改变。两者之间的鉴别在于，肺气肿为双侧病变，除叩诊呈过清音外，常常伴有呼吸音的减低或哮鸣音。而气胸常常为单侧病变，健侧由于代偿常常出现呼吸音增强。

19．正常呼吸音包括支气管呼吸音、支气管肺泡呼吸音和肺泡呼吸音。支气管呼吸音在喉部和胸骨上窝可闻及；支气管肺泡呼吸音在前胸部第2肋间和肩胛间区可闻及；肺泡呼吸音见于其余肺野。

20．管状呼吸音的发生机制和常见疾病：在正常听诊为肺泡呼吸音的部位听到支气管呼吸音性质的呼吸音为管状呼吸音。发生机制为局部组织传导性能增强且支气管通畅。常见于肺实变和大量胸腔积液（积液面上方）。

21．呼吸音减弱或消失的发生机制为：气道内气流速度减慢或呼吸音传导障碍。气道内气流速度减慢的情况常见于各种原因的呼吸运动受限，如呼吸驱动下降（呼吸肌麻痹或疲劳）或胸廓病变；呼吸音传导障碍，如支气管阻塞（肺不张）、传导性能下降（肺气肿、气胸、胸腔积液）等。

22．附加音是呼吸音以外的肺部听诊音。分为连续性和不连续性附加音。其中连续性附加音包括鼾音、哮鸣音，不连续性附加音包括各种类型的水泡音。

23．哮鸣音的特征和常见疾病：哮鸣音为连续性附加音，乐音样，发生于吸气相和呼气相，以呼气相为主，性质多变。根据发生部位的不同可分为单侧哮鸣音或双侧哮鸣音，前者常见于肺癌或异物造成的支气管部分阻塞，后者更为常见，如支气管哮喘和慢性支气管炎。

24．水泡音的产生机制为气道内存在稀薄的分泌物，当气流通过时产生水泡破裂的声音。根据产生部位和性质的不同，分为大水泡音、中水泡音和小水泡音。大水泡音为稀薄分泌物存在于大气道中，常见于支气管扩张和心力衰竭等。中水泡音发生于中等大小支气管，常见于支气管炎和支气管肺炎。小水泡音产生于较小气道中，常见于细支气管炎和支气管肺炎等。

25．干啰音为连续性附加音，乐音样，常常发生于呼吸双相，而以呼气相为主，性质多变。湿啰音为不连续性附加音，呈短暂水泡破裂样声音，主要见于吸气相，性质相对固定。

26．检查肺部病变传导功能的体检方法：主要通过触诊和听诊进行了解。传导性能增强时，触觉语颤和语音共振增强，或听诊可闻及管状呼吸音；传导性能减低时，触觉语颤和语音共振减弱或消失，或听诊呼吸音减低或消失。

27．肺实变的典型体征为：叩诊部位呈浊音或实音，触觉语颤和语音共振增强，病变部位可闻及管状呼吸音。

引起肺实变的常见疾病有大叶性肺炎、干酪性肺炎和肺炎型细支气管肺泡癌等。

28．肺不张是指任何原因引起的肺组织体积缩小。根据发生的原因主要分为阻塞性肺不张和压迫性肺不张，其中阻塞性肺不张是指由于气道阻塞后造成阻塞远端的肺组织体积下降，主要见于分泌物、异物或新生物阻塞管腔；而压迫性肺不张主要是由于胸膜腔积气或积液造成肺组织萎陷。

阻塞性肺不张的体征主要为病变部位叩诊呈浊音或实音，语颤减弱或消失，呼吸音减弱或消失。肺不张面积大者可引起气管向患侧移位以及患侧胸廓塌陷。

29．阻塞性肺不张和肺实变的主要区别在于前者肺容积缩小、传导减弱，而后者肺容积不变、传导增强。因此虽然均为叩诊浊音或实音，但是肺不张时语颤减弱、呼吸音减弱或消失，而肺实变时语颤增强、并可闻及管状呼吸音。另外，肺不张时可以出现气管移位和胸廓塌陷。

30．肺气肿的病因、临床表现和典型体征：肺气肿多数继发于慢性支气管炎。常常合并咳嗽、咳痰等慢支症状，出现肺气肿后患者可表现为劳力性呼吸困难。肺气肿的典型体征包括桶状胸，叩诊呈过清音，呼吸运动减弱，语颤减弱以及呼吸音减弱和呼气相延长等。

31．胸腔积液的发病机制包括：①胸膜毛细血管静水压增加：心力衰竭者；②血浆胶体渗透压下降：肾病、肝硬化者；以上两种情况发生漏出液。③毛细血管通透性增加：结核性胸膜炎、细菌性胸膜炎、肿瘤患者等；④淋巴管引流障碍：肿瘤患者。以上两种情况发生渗出液。

32．中等量胸腔积液的典型体征：中等量胸腔积液液面下方为积液体征，上方为肺组织部分压缩的体征。因此积液部位叩诊呈实音，语颤消失、呼吸音消失，而积液上方可闻及支气管呼吸音性质的呼吸音。

33．结核性胸膜炎胸腔积液和恶性胸腔积液的鉴别：结核性胸膜炎因为感染所致，炎症较突出，常常有发热等，部分患者出现结核中毒症状。病初由于胸膜炎症存在可以出现胸膜性胸痛，查体可闻及胸膜摩擦音。结核性胸膜炎以青年人多见。胸腔积液量常常为少量或中等量。由于胸膜肥厚粘连突出，后期可出现胸廓塌陷。

恶性胸腔积液很少出现发热。由于积液增长迅速，多数患者出现呼吸困难。早期胸痛少见（胸膜间皮瘤除外），后期由于肿瘤侵犯胸膜出现胸痛。患者胸腔积液常常为中等量或大量，伴有纵隔向健侧移位。

34．根据破口的性质气胸可分为闭合性气胸、交通性气胸和张力性气胸。

气胸的典型体征为患侧胸廓膨隆，呼吸运动减弱，叩诊呈鼓音，语颤和呼吸音均减弱或消失，对侧呼吸音增强。

35．单侧胸廓塌陷主要见于阻塞性肺不张和严重胸膜肥厚。两者均表现为病变部位叩诊浊音，呼吸音和语颤减弱。胸膜肥厚常常发生于肺中下部，病变范围较广泛，而肺的中上部病变较轻或相对正常。肺不张则根据阻塞部位的不同可以出现在肺上部或下部。对于无法通过体检明确鉴别的病例，应通过X线胸片（或CT）等影像学检查鉴别。

36．单侧胸廓膨隆的疾病常见于气胸和胸腔积液。鉴别诊断可通过叩诊进行。气胸叩诊呈鼓音，而胸腔积液叩诊呈实音。

第五章　心脏和血管检查

应试习题

一、名词解释

1．舒张期震颤
2．梨形心
3．inward impulse
4．单音律
5．paradoxical splitting
6．fixed splitting
7．gallop rhythm
8．舒张早期奔马律
9．舒张晚期奔马律
10．opening snap
11．pericardial knock
12．tumor plop
13．Austin-Flint 杂音
14．Graham-Steell 杂音
15．pericardial friction sound
16．water hammer pulse
17．pulse tardus
18．pulsus alternans
19．paradoxical pulse
20．毛细血管搏动征
21．心力衰竭
22．Ewart 征

二、填空题

1．正常成人心尖搏动位于________肋间，左锁骨中线内侧________，搏动范围以直径计算为________。

2．主动脉瓣狭窄常见的症状为________、________和________。

3．正常成人主动脉瓣口面积为______cm^2；正常成人二尖瓣口面积为______cm^2。

4．心房颤动听诊特点主要是________、________和________。

5．舒张早期奔马律是病理性的________，其出现提示有严重的器质性心脏病，常见于________、________、________与________等严重心功能受损时。

6．舒张晚期奔马律发生于________出现的时间，为增强的________。该奔马律的发生和________收缩有关，是由于心室舒张末期压力增高或顺应性减退，以致________为克服心室的充盈阻力而加强收缩所产生的异常________音。多见于________负荷过重引起心室肥厚的心脏病。

7．S_2固定分裂可见于________；S_2逆分裂见于________、________、________等。

8．脉压明显增大见于__________、__________和__________等；脉压减小见于________、________和________。

9．正常双上肢血压差达________mmHg，若超过此范围则属异常，见于________和________等。

10．正常下肢血压高于上肢血压达＿＿＿＿＿＿mmHg，如下肢血压低于上肢血压考虑＿＿＿＿＿和＿＿＿＿＿等。

11．听诊器的皮管长度应越＿＿＿＿＿越好，一般采用＿＿＿＿＿cm较适宜。钟式胸具在重压时，能使低音调的声音＿＿＿＿＿。膜式胸具使用时不必在胸壁上再施加压力，它可使＿＿＿＿＿音调声音的强度减弱，而使＿＿＿＿＿音调声音听起来比较清晰。听诊第二心音分裂、主动脉瓣关闭不全以＿＿＿＿＿式胸具较好。

三、选择题

A 型题

1．引起负性心尖搏动的疾病是
   A．心包积液
   B．粘连性心包炎
   C．冠心病
   D．风湿性心脏病
   E．心肌病

2．正常成人左锁骨中线至前正中线的距离为
   A．8 ～ 10cm
   B．6 ～ 8 cm
   C．4 ～ 6 cm
   D．3 ～ 5 cm
   E．2 ～ 3 cm

3．正常情况下组成心尖搏动的部分是
   A．左室
   B．左房
   C．右房
   D．右室
   E．左心耳

4．下列不引起心尖搏动移位的因素是
   A．心脏病
   B．胸膜及肺部疾病
   C．腹水
   D．腹腔内肿瘤
   E．胆道疾病

5．最常见心尖搏动向左而不向下移位的情况是
   A．右心室增大
   B．左心房增大
   C．左心室增大
   D．右心房增大
   E．全心增大

6．常见心尖搏动向左下移位的情况是
   A．左心室扩大
   B．右心室增大
   C．左心房增大
   D．右心房增大
   E．全心增大

7．一侧气胸或胸腔积液时心尖搏动的移位是
   A．向健侧移位
   B．向患侧移位
   C．向上移位
   D．向下移位
   E．不移位

8．体位变动时不影响心尖搏动位置的最常见病因是
   A．心包纵隔胸膜粘连
   B．脊柱、胸廓畸形
   C．心包积液
   D．缩窄性心包炎
   E．胸膜肥厚

9．常见引起心尖搏动增强的病因是
   A．心肌梗死
   B．心肌病
   C．心肌炎
   D．大量心包积液
   E．左心室肥大

10．引起剑突下搏动的病因是
   A．腹主动脉瘤
   B．冠心病
   C．胃炎
   D．胰腺炎

E．肝炎

11．常见引起剑突下搏动的病因是
A．心包积液
B．右心室增大
C．左心室增大
D．左心房增大
E．右心房增大

12．有关心脏震颤的叙述，不正确的是
A．瓣膜过度狭窄震颤最强
B．提示器质性心脏病
C．听到杂音不一定都伴有震颤
D．瓣膜关闭不全很少出现震颤
E．震颤与杂音的产生机制是一致的

13．下列疾病中可触及震颤的是
A．动脉导管未闭
B．二尖瓣关闭不全
C．主动脉瓣关闭不全
D．肺动脉瓣关闭不全
E．缩窄性心包炎

14．下列一般不能触及震颤的器质性心脏病是
A．二尖瓣关闭不全
B．二尖瓣狭窄
C．主动脉瓣狭窄
D．肺动脉瓣狭窄
E．急性心肌梗死室间隔穿孔

15．胸骨右缘第2肋间可触及收缩期震颤的情况是
A．主动脉瓣狭窄
B．二尖瓣狭窄
C．动脉导管未闭
D．肺动脉瓣狭窄
E．三尖瓣关闭不全

16．心包摩擦感最易触及的部位是
A．胸骨左缘第4肋间
B．心尖部
C．左锁骨中线
D．胸骨右缘第4肋间
E．剑突部位

17．下列关于心包摩擦感触诊的特点，错误的是
A．胸骨左缘第4肋间最明显
B．坐位前倾较为明显
C．心包积液增多时，摩擦感可消失
D．收缩和舒张期均可触及
E．吸气末较为明显

18．可反映心脏实际大小的心浊音界为
A．绝对浊音界
B．相对浊音界
C．心右界
D．心下浊音界
E．绝对浊音界加相对浊音界

19．心界向两侧扩大的常见疾病是
A．扩张型心肌病
B．二尖瓣狭窄
C．主动脉瓣关闭不全
D．肺动脉瓣狭窄
E．冠心病

20．第一心音的组成主要是
A．半月瓣开放
B．房室瓣关闭的震动
C．心房收缩
D．乳头肌收缩
E．血流冲击大血管震动

21．下列参与第一心音的形成的叙述，错误的是
A．半月瓣开放的振动
B．二尖瓣关闭时的振动
C．三尖瓣关闭时的振动
D．左右心室肌收缩时的振动
E．半月瓣关闭时的振动

22．第二心音的组成主要是
A．半月瓣关闭的振动
B．心房收缩
C．血流冲击大血管的振动
D．心室收缩
E．房室瓣开放

23．下列参与第二心音的形成的叙述，错误的是

A．房室瓣开放的振动
B．主动脉瓣关闭时的振动
C．肺动脉瓣关闭时的振动
D．肺动脉及主动脉壁被血流冲击时产生的振动
E．二尖瓣关闭时的振动

24．关于第一心音（S_1）强度的说法，不正确的是
A．随 PR 间期缩短，S_1 增强
B．规则地出现 S_1 增强是诊断室性心动过速的听诊要点之一
C．心房颤动时，S_1 强弱不等
D．三度房室传导阻滞时，可有时出现 S_1 增强，称“大炮音”
E．二尖瓣狭窄时，S_1 减弱

25．下列情况引起第一心音增强的是
A．心室肥大
B．心肌病
C．心肌炎
D．二尖瓣关闭不全
E．主动脉瓣关闭不全

26．引起肺动脉瓣区第二心音增强的病因是
A．高血压
B．主动脉瓣关闭不全
C．主动脉炎
D．动脉粥样硬化
E．肺心病

27．最易引起主动脉瓣第二心音增强的疾病是
A．主动脉粥样硬化
B．主动脉瓣狭窄
C．主动脉瓣关闭不全
D．主动脉夹层
E．主动脉缩窄

28．引起主动脉瓣区第二心音增强的病因是
A．肺水肿
B．高血压
C．左心功能不全
D．二尖瓣狭窄
E．肺心病

29．可直接导致第二心音强度变化的因素中，错误的是
A．三尖瓣的病变情况
B．半月瓣的病变情况
C．肺动脉内压力
D．主动脉内压力
E．大血管壁情况

30．听诊第一、第二心音同时增强的原因是
A．胸壁水肿
B．心肌损伤
C．甲状腺功能亢进
D．休克
E．贫血

31．第一心音减弱最常见的情况是
A．阵发性室上性心动过速
B．二尖瓣关闭不全
C．主动脉硬化
D．运动后
E．贫血

32．引起肺动脉瓣区第二心音减弱的情况是
A．肺动脉高压
B．肺动脉瓣狭窄
C．慢性左心衰竭
D．肺心病
E．甲状腺功能亢进

33．第一心音分裂常见的情况是
A．完全性右束支传导阻滞
B．完全性左束支传导阻滞
C．主动脉瓣狭窄
D．主动脉瓣关闭不全
E．三尖瓣狭窄

34．引起第二心音分裂最常见的情况是
A．完全性右束支传导阻滞
B．心肌病
C．二尖瓣关闭不全
D．三尖瓣关闭延迟

E．二尖瓣狭窄

35．下列不会出现第二心音逆分裂的情况是

A．严重肺动脉瓣狭窄

B．严重主动脉瓣狭窄

C．特发性主动脉瓣下狭窄

D．完全性左束支传导阻滞

E．慢性重症左心功能不全

36．最具有临床意义的心脏体征是

A．坐位呼气相第二心音分裂

B．青年人的第三心音

C．偶发期前收缩

D．单纯收缩中期喀喇音

E．2 ~ 3 级肺动脉瓣区收缩期杂音

37．关于生理性第三心音的说法，不准确的是

A．用钟式头听诊器更易听清楚

B．开始听诊时容易听到

C．只在卧位存在，立位消失

D．深吸气后屏住呼吸，第三心音可消失

E．不易在儿童和青少年中听到

38．下列关于第三心音听诊的特点的叙述，错误的是

A．出现于舒张早期

B．心尖部及其内上方清楚

C．站立位清晰

D．抬高下肢可增强

E．一般在呼气末较清楚

39．关于第四心音的说法，不准确的是

A．其产生依赖于有效的心房收缩

B．需心房到心室的血流通畅

C．提示心室肌的顺应性降低

D．结性心律时听不到第四心音

E．在心底部较明显

40．有关第四心音的说法，错误的是

A．沉浊低调

B．声音弱

C．在第一心音前

D．在心尖部及其内侧可听到

E．青少年活动后可增强

41．关于左室舒张早期奔马律的说法，错误的是

A．受患者体位的限制，在坐位或站立时消失

B．是左心衰竭最早的体征

C．心尖部最清楚

D．呼气时最响

E．为病理性第三心音与第一心音、第二心音组成的三音律

42．胎心律或钟摆律提示

A．心肌严重受损

B．窦性心动过速

C．室性心动过速

D．三度房室传导阻滞

E．房室瓣关闭不同步

43．钟摆律（或胎心律）不出现于

A．长期发热

B．急性心肌梗死

C．心动过速

D．严重休克

E．心肌肥厚

44．最常见二尖瓣开瓣音的情况是

A．二尖瓣狭窄

B．左房黏液瘤

C．二尖瓣腱索断裂

D．左心容量负荷过重

E．二尖瓣关闭不全

45．能闻及二尖瓣开瓣音的情况是

A．二尖瓣狭窄的程度很轻

B．二尖瓣瓣膜严重纤维化或钙化

C．合并肺动脉高压

D．同时兼有严重的主动脉瓣狭窄或关闭不全

E．二尖瓣瓣膜弹性及活动尚好

46．开瓣音提示

A．瓣膜尚有一定的弹性

B．并发二尖瓣关闭不全

C．瓣膜钙化

D．瓣膜纤维化

E．瓣膜狭窄很严重

47．常见心包叩击音的病因是

A．缩窄性心包炎

B．大量心包积液

C．二尖瓣狭窄

D．限制型心肌病

E．扩张型心肌病

48．收缩期喀喇音不见于

A．少数“健康人群”

B．部分先天性心脏病

C．马方综合征

D．部分冠心病患者

E．二尖瓣狭窄

49．关于心脏听诊的叙述，下列错误的是

A．主动脉瓣区听到杂音，一般均为病理性的

B．雷鸣样杂音，一般只在心尖部可听到

C．舒张期杂音都是病理性的

D．3/6 级以上的收缩期杂音是病理性的

E．听到心脏杂音都有病理意义

50．下列关于心脏听诊的说法，不正确的是

A．三尖瓣狭窄或关闭不全的杂音，吸气时增强，呼气时减弱

B．二尖瓣狭窄或关闭不全的杂音，吸气时不受影响，甚至减弱

C．深吸气屏住呼吸时，肺动脉瓣相对关闭不全的杂音增强，而主动脉瓣关闭不全的杂音减弱

D．良性收缩期杂音可在呼气时消失

E．二尖瓣狭窄的杂音在呼气相更清楚

51．下列关于良性收缩期杂音的说法，不正确的是

A．局限于心尖区，不传导到左腋下

B．开始在收缩早期，不代替第一心音

C．杂音柔软，呈吹风样，强度在 2/6 级或以下

D．杂音卧位时较响，坐位或站立时减弱或消失

E．杂音可在呼气时消失

52．有关杂音的说法，不正确的是

A．喷射性杂音一般是收缩中期杂音，起于第一心音开始之后

B．喷射性杂音由血流经过主动脉瓣或肺动脉瓣所产生

C．回流性杂音一般是全收缩期杂音，强度较均匀，持续时间较长

D．主动脉瓣区的收缩期杂音，即使强度只有 1/6 级，也要引起足够重视

E．二尖瓣狭窄的舒张期杂音出现于舒张早期、中期

53．重度主动脉瓣狭窄，听诊不会出现的是

A．收缩期杂音持续时间长

B．无收缩早期喷射音

C．第二心音呈反常分裂

D．心尖区出现第四心音

E．主动脉瓣区第二心音增强

54．关于主动脉瓣关闭不全时体位对杂音的影响，正确的是

A．仰卧位时，舒张期杂音更明显

B．坐位前倾时，舒张期杂音更明显

C．由卧位到站立时舒张期杂音更明显

D．左侧卧位时，舒张期杂音更明显

E．右侧卧位时，舒张期杂音更明显

55．引起 Austin-Flint 杂音的情况是

A．主动脉瓣关闭不全

B．血流加速

C．主动脉瓣狭窄

D．左房黏液瘤

E．肺动脉高压

56．有关杂音的传导，不正确的是

A．二尖瓣狭窄——心尖、局限
B．二尖瓣关闭不全——左腋下
C．主动脉瓣关闭不全——沿胸骨左缘下传可达心尖
D．主动脉瓣狭窄——颈部、胸骨上窝
E．三尖瓣关闭不全——右腋下

57．引起胸骨左缘第2、3肋间明显收缩期搏动常见的病因是
A．肺动脉扩张
B．右心室肥大
C．左心室肥大
D．冠心病
E．心包积液

58．卧位时下列变化不正确的是
A．左侧卧位第四心音减弱
B．左侧卧位二尖瓣舒张期杂音明显
C．左侧卧位时第三心音明显
D．第二心音分裂明显
E．肺动脉瓣舒张期杂音明显

59．Valsalva 动作时，下列改变正确的是
A．二尖瓣关闭不全的杂音增强
B．第二心音分裂明显
C．肺动脉瓣狭窄杂音增强
D．主动脉瓣狭窄杂音增强
E．肥厚型梗阻性心肌病的杂音增强

60．心包摩擦音的最佳听诊部位是
A．胸骨左缘第3、4肋间
B．胸骨左缘第2、3肋间
C．剑突部位
D．心尖部靠近腋前线
E．左锁骨中线外侧

61．下列心包摩擦音的听诊特性中，不正确的是
A．屏住呼吸时，摩擦音消失
B．坐位前倾时听诊更清楚
C．性质粗糙，为搔抓样，与心跳一致
D．胸骨左缘第3、4肋间最清楚
E．声音呈与心动周期有关的三相音

62．关于正常人的血压的叙述，正确的是
A．下肢血压高于上肢血压
B．上下肢血压相等
C．两上肢血压值相等
D．男性上肢血压高，女性下肢血压高
E．上肢血压高于下肢血压

63．临床上最常引起交替脉的病因是
A．心包积液
B．心功能不全
C．心肌肥厚
D．瓣膜病
E．心脏压塞

64．水冲脉的发生机制是
A．脉压增大
B．脉压减小
C．脉压正常
D．舒张压升高
E．收缩压降低

65．最常引起水冲脉的病因是
A．甲状腺功能亢进症
B．主动脉瓣关闭不全
C．肺动脉瓣关闭不全
D．二尖瓣关闭不全
E．贫血

66．重搏脉提示
A．肥厚型心肌病
B．高血压
C．冠心病
D．主动脉瓣关闭不全
E．二尖瓣关闭不全

67．交替脉提示
A．左心室衰竭
B．主动脉瓣关闭不全
C．心房颤动
D．心脏压塞
E．多发性大动脉炎

68．引起奇脉的原因是
A．缩窄性心包炎
B．高血压
C．主动脉瓣关闭不全
D．主动脉瓣狭窄
E．肥厚型心肌病

69．最常引起枪击音和毛细血管搏动的病因是
A．主动脉瓣关闭不全
B．二尖瓣关闭不全
C．甲状腺功能亢进症
D．主动脉瓣狭窄
E．贫血

70．下列不属于周围血管征的是
A．颈静脉搏动
B．杜氏双重音
C．枪击音
D．毛细血管搏动
E．水冲脉

71．奇脉的特点是
A．呼气时脉搏减弱
B．吸气时脉搏增强
C．呼气时脉搏无变化
D．吸气时脉搏无变化
E．吸气时脉搏减弱

72．心包积液时出现的异常脉搏是
A．水冲脉
B．迟脉
C．重搏脉
D．交替脉
E．奇脉

73．左室肥厚的特征性表现是
A．心尖搏动弥散
B．叩诊心界明显扩大
C．第一心音增强
D．胸部 X 线检查心脏呈梨形
E．心尖区可触及抬举性搏动

74．下列不属于急性心肌梗死表现的是
A．发热
B．心动过速
C．白细胞增高
D．红细胞沉降率增快
E．镜下血尿

75．下列不属于扩张型心肌病表现的是
A．充血型心力衰竭
B．心律失常
C．心绞痛
D．栓塞
E．猝死

76．下列不属于肥厚型心肌病表现的是
A．劳力时呼吸困难
B．胸痛
C．起立时或运动时眩晕甚至晕厥
D．猝死
E．咯血

77．急性心包炎的症状一般不包括
A．发热
B．呼吸困难
C．心前区痛
D．眩晕
E．干咳

78．最常见左室压力负荷过重的原因是
A．主动脉瓣狭窄
B．二尖瓣狭窄
C．肺动脉瓣狭窄
D．主动脉瓣关闭不全
E．二尖瓣关闭不全

79．最易造成相对性二尖瓣狭窄的疾病是
A．主动脉瓣关闭不全
B．扩张型心肌病
C．二尖瓣关闭不全
D．三尖瓣关闭不全
E．室间隔穿孔

80．二尖瓣狭窄早期大咯血的原因是
A．肺栓塞
B．肺淤血
C．支气管内膜毛细血管破裂
D．合并支气管扩张
E．支气管静脉曲张破裂

81．下列体征提示二尖瓣狭窄时瓣膜弹性尚好的是
A．二尖瓣开放拍击音
B．心尖部触及舒张期震颤
C．出现三尖瓣相对性关闭不全
D．肺动脉瓣区第二心音亢进
E．Graham-Steell 杂音

82．二尖瓣狭窄听诊时，只能闻及舒张中期杂音的情况是
A．合并二尖瓣关闭不全
B．并发心房颤动
C．狭窄程度较轻
D．狭窄程度严重
E．仅一个瓣叶受损

83．二尖瓣狭窄时 X 线检查心影呈梨形，引起此种情况的是
A．肺动脉主干、左心耳及右心室增大
B．左右室均扩大
C．左右房增大
D．主动脉弓突出
E．左房左室扩大

84．风湿性二尖瓣狭窄合并主动脉瓣关闭不全时，其正确的体征应是
A．二尖瓣狭窄的体征减弱
B．第一心音增强更明显
C．对心肌功能的影响较单一瓣膜损害为少
D．主动脉瓣关闭不全的周围血管征更明显
E．第二心音呈反常分裂

85．纤维蛋白性心包炎特异性的体征是
A．心脏扩大
B．心音低钝
C．颈静脉怒张
D．肝大
E．心包摩擦音

86．渗出性心包炎的体征中，不正确的是
A．心包摩擦音
B．心浊音界向两侧扩大
C．心音低钝而遥远
D．Ewart 征
E．Kussmaul 征

87．关于心包积液的体征，下列不正确的是
A．可出现 Ewart 征
B．心尖搏动减弱或消失
C．心浊音界向两侧扩大，但不随体位变化
D．炎症渗出初期可闻及心包摩擦音
E．颈静脉怒张

88．下列属于心包积液患者查体的特征性发现的是
A．心浊音界向两侧扩大并随体位改变而变化
B．水冲脉
C．心音增强
D．心尖部收缩期杂音
E．下肢水肿

89．急性心脏压塞的主要体征为
A．吸气时动脉血压下降≥ 10mmHg
B．脉搏细弱
C．心音低而遥远
D．颈静脉怒张
E．肝大

90．心脏压塞时不正确的体征是
A．吸气时脉搏增强
B．心动过速
C．静脉压增高
D．脉压变小
E．颈静脉怒张

91．心脏压塞时 Kussmaul 征阳性的表现是
A．颈静脉怒张及搏动均不明显，但在吸气或呼气时表现明显
B．颈静脉怒张，而无搏动
C．颈静脉怒张，而搏动明显
D．颈静脉怒张并搏动明显，且在吸气时增强

E．颈静脉怒张无明显搏动，但在吸气时怒张更明显

92．鉴别心包疾病与肝病所引起的腹水最可靠的体征为

A．颈静脉怒张

B．脾大

C．肝肿大

D．心界改变

E．双下肢水肿

93．下列不属于右心功能不全体征的是

A．双肺湿啰音

B．颈静脉怒张

C．水肿

D．发绀

E．肝大

94．男，34，患风湿性心脏病二尖瓣狭窄5年，出现咳粉红色泡沫痰2天。查体：双肺满布水泡音。提示病情处于

A．左房衰竭期

B．左心衰竭期

C．肺动脉高压期

D．右心功能不全期

E．疾病终末期

95．女，10岁。诊断为重症心肌炎，心脏听诊可能出现的特征性体征是

A．开瓣音

B．S_2 固定分裂

C．钟摆律

D．S_1 增强

E．P_2 增强

96．患儿，8岁，胸骨左缘第3、4肋间听到响亮而粗糙的收缩期杂音。最可能的诊断是

A．室间隔缺损

B．主动脉瓣狭窄

C．二尖瓣关闭不全

D．动脉导管未闭

E．肺动脉瓣狭窄

（97～98题共用题干）

男，72岁，胸痛24小时，诊断急性前壁心肌梗死入院，按常规接受药物治疗。入院后第4天，患者再次感心前区疼痛，持续约30分钟。查体：心尖部内侧可闻及收缩中晚期高调、短促附加音伴收缩晚期杂音，与呼吸运动无关。

97．该患者新出现的附加音最可能是

A．心包摩擦音

B．开瓣音

C．喀喇音

D．第三心音

E．第四心音

98．出现该附加音最可能的病因是

A．心力衰竭

B．渗出性心包炎

C．二尖瓣脱垂

D．心室壁瘤

E．心肌炎

（99～100题共用题干）

男，40岁，2年多来活动后心悸，逐渐加重，5年前体检时曾被告知有心脏病。查体：BP 140/50mmHg，心叩诊浊音界向左下扩大呈靴形。

99．该患者心脏增大的部位是

A．左心室增大

B．左心房增大

C．右心室增大

D．右心房增大

E．左心室、右心房增大

100．对该患者听诊心脏时，最可能听到的杂音是

A．胸骨左缘第2肋间舒张期杂音

B．胸骨左缘第2肋间收缩期杂音

C．胸骨左缘第3肋间舒张期杂音

D．胸骨左缘第3肋间收缩期杂音

E．心尖部舒张期隆隆样杂音

（101～102题共用题干）

男，32岁，活动后心悸、憋气5年，查

体发现胸骨左缘第3肋间闻及叹气样递减型舒张期杂音，向胸骨左下方和心尖部传导，前倾坐位最清楚。

101．该患者最可能的心脏病变是
A．室间隔缺损
B．主动脉瓣狭窄
C．主动脉瓣关闭不全
D．肺动脉瓣狭窄
E．二尖瓣狭窄

102．心脏叩诊时该患者的心脏外形是
A．靴形
B．梨形
C．普大形
D．烧瓶样
E．不能肯定

（103～104题共用题干）

女，38岁，4年来劳累后心悸、气短，2天来间断咯血，无发热。查体：双颊紫红，颈静脉无怒张，双肺未闻及干、湿啰音，心浊音界在胸骨左缘第3肋间向左扩大，心尖部可闻及舒张期隆隆样杂音，腹平软，肝脾肋下未触及，下肢无水肿。

103．该患者最可能的心脏病变是
A．风湿性心脏病二尖瓣狭窄
B．风湿性心脏病二尖瓣关闭不全
C．风湿性心脏病主动脉瓣关闭不全
D．扩张型心肌病
E．室间隔缺损

104．该患者还可以出现的心脏体征是
A．心尖部第一心音减弱
B．肺动脉瓣区闻及Graham-Steell杂音
C．室性奔马律
D．胸骨左缘第3、4肋间触及收缩期震颤
E．心尖部3/6级收缩期吹风样杂音

（105～106题共用题干）

女，43岁，心悸1个月。查体：P 78次/分，BP130/85mmHg，心界向左扩大，心率96次/分，心律不齐，心尖部可闻及3/6级收缩期吹风样杂音及舒张期隆隆样杂音，P_2亢进，胸骨左缘第2肋间可闻及柔和的舒张期杂音。

105．该患者最可能的心脏器质性疾病诊断是
A．二尖瓣狭窄伴肺动脉瓣关闭不全
B．二尖瓣狭窄伴二尖瓣关闭不全
C．二尖瓣关闭不全伴肺动脉瓣关闭不全
D．二尖瓣狭窄及关闭不全，伴肺动脉瓣关闭不全
E．二尖瓣狭窄伴主动脉瓣关闭不全

106．该患者听诊**不可能**出现的心音特点是
A．心尖部第一心音强弱不等
B．心尖部可闻及舒张早期开瓣音
C．心尖部可闻及第四心音
D．P_2亢进
E．P_2分裂

（107～108题共用题干）

男，58岁，劳累后胸骨后疼痛1年余，每周2～3次，含服硝酸甘油后迅速缓解。4小时前剧烈胸痛伴大汗，含服硝酸甘油20分钟不缓解。心电图示V_3～V_5导联ST段弓背向上抬高0.3mV。

107．该患者最可能的诊断是
A．急性前壁心肌梗死
B．急性下壁心肌梗死
C．急性前间壁心肌梗死
D．急性右室梗死
E．变异型心绞痛

108．此患者住院治疗3天后病情稳定。上厕所时突感胸闷，听诊胸骨左

缘闻及 4/6 级粗糙的收缩期杂音伴震颤，最可能的原因是
A．二尖瓣脱垂
B．急性乳头肌功能不全
C．心脏破裂
D．室间隔穿孔
E．室壁瘤

（109 ~ 110 题共用题干）
男，16 岁，活动后憋气 4 年，查体发现胸骨左缘第 3、4 肋间听到响亮而粗糙的收缩期杂音。
109．该患者最可能的心脏病变是
A．室间隔缺损
B．主动脉瓣狭窄
C．二尖瓣关闭不全
D．肺动脉瓣狭窄
E．二尖瓣狭窄
110．心脏叩诊时该患者的心脏外形是
A．靴形
B．梨形
C．普大形
D．烧瓶样
E．正常形态

B 型题
（1 ~ 5 题共用备选答案）
A．心尖搏动向左移位
B．心尖搏动向左下移位
C．心尖搏动向健侧移位
D．心尖搏动向患侧移位
E．心尖搏动向上移位
1．左心室增大时的心尖搏动变化是
2．右肺不张、粘连性胸膜炎时的心尖搏动变化是
3．右胸腔积液或积气时的心尖搏动变化是
4．大量腹水时的心尖搏动变化是
5．右心室增大时的心尖搏动变化是

（6 ~ 10 题共用备选答案）
A．心尖搏动增强
B．心尖搏动增强且范围较大
C．心尖搏动弱且范围小
D．心尖搏动减弱或消失
E．心前区弥散性搏动
6．右心室肥大时的心尖搏动变化是
7．左心室肥大时的心尖搏动变化是
8．剧烈运动或精神紧张时的心尖搏动变化是
9．肺气肿或左侧胸腔积液时的心尖搏动变化是
10．心包积液时的心尖搏动变化是

（11 ~ 15 题共用备选答案）
A．心浊音界呈靴形
B．心浊音界呈梨形
C．心浊音界呈三角烧瓶形
D．心底部浊音界扩大
E．心浊音界变小或叩不出
11．肺气肿时的心浊音界变化是
12．主动脉瓣关闭不全时的心浊音界变化是
13．二尖瓣狭窄时的心浊音界变化是
14．心包积液时的心浊音界变化是
15．胸主动脉瘤时的心浊音界变化是

（16 ~ 20 题共用备选答案）
A．第一心音增强
B．第一心音减弱
C．第一心音分裂
D．肺动脉瓣区第二心音增强伴分裂
E．主动脉瓣区第二心音增强
16．右束支传导阻滞时的心音变化是
17．二尖瓣狭窄或房间隔缺损时的心音变化是
18．高血压时的心音变化是
19．甲状腺功能亢进时的心音变化是
20．二尖瓣关闭不全时的心音变化是

（21 ~ 25 题共用备选答案）

A．舒张期奔马律
B．收缩期前奔马律
C．二尖瓣开放拍击音
D．心包叩击音
E．收缩中晚期喀喇音

21．心肌梗死时心脏听诊的异常是
22．心功能不全时心脏听诊的异常是
23．缩窄性心包炎时心脏听诊的异常是
24．二尖瓣狭窄时心脏听诊的异常是
25．二尖瓣脱垂时心脏听诊的异常是

（26 ~ 30 题共用备选答案）

A．隆隆样舒张期杂音
B．机器声样杂音
C．乐音样杂音
D．叹气样杂音
E．吹风样杂音

26．感染性心内膜炎时心脏听到的杂音是
27．二尖瓣狭窄时心脏听到的杂音是
28．动脉导管未闭时心脏听到的杂音是
29．主动脉瓣关闭不全时心脏听到的杂音是
30．二尖瓣关闭不全时心脏听到的杂音是

（31 ~ 35 题共用备选答案）

A．二尖瓣关闭不全
B．三尖瓣关闭不全
C．主动脉瓣关闭不全
D．二尖瓣狭窄
E．肺动脉瓣关闭不全

31．仰卧位深吸气时舒张期杂音较清楚时心脏的病变是
32．左侧卧位时舒张期杂音清楚时心脏的病变是
33．仰卧位深吸气时收缩期杂音较清楚时心脏的病变时
34．坐位上身稍前倾，深吸气末屏住呼吸时舒张期杂音清楚时心脏的病变是
35．仰卧位较清楚的收缩期杂音而深吸气不增强时的心脏病变是

（36 ~ 40 题共用备选答案）

A．Graham-Steell 杂音
B．重搏脉
C．Duroziez 双重杂音
D．Ewart 征
E．交替脉

36．心包积液时出现的异常体征是
37．主动脉瓣关闭不全时出现的异常体征是
38．左心衰竭时出现的异常体征是
39．肺动脉扩张时出现的异常体征是
40．肥厚型心肌病时出现的异常体征是

（41 ~ 45 题共用备选答案）

A．心尖区出现 4/6 级收缩期吹风样杂音伴震颤
B．发病 6 个月后心电图 ST 段持续抬高
C．胸骨左缘第 4 肋间响亮的收缩期吹风样杂音伴震颤
D．发病后 3 天出现心包摩擦音
E．交替脉

41．室壁瘤的异常体征是
42．室间隔穿孔的异常体征是
43．左心衰竭的异常体征是
44．急性心肌梗死的异常体征是
45．心肌炎的异常体征是

（46 ~ 50 题共用备选答案）

A．奇脉
B．交替脉
C．水冲脉
D．短绌脉
E．双峰脉

46．提示左心衰竭的异常脉搏是
47．提示脉压增大的异常脉搏是
48．提示心脏压塞的异常脉搏是

49．提示房颤的异常脉搏是
50．提示肥厚型梗阻性心肌病的异常脉搏是

（51 ~ 55 题共用备选答案）
A．Austin-Flint 杂音
B．Graham-Steell 杂音
C．胸骨左缘第 2 肋间连续性杂音
D．突然出现的胸骨左缘第 4 肋间舒张期杂音
E．柔和的心尖收缩期吹风样杂音
51．重度二尖瓣狭窄时听到的心脏杂音是
52．亚急性感染性心内膜炎时听到的心脏杂音是
53．主动脉瓣关闭不全时听到的心脏杂音是
54．贫血时听到的心脏杂音是
55．动脉导管未闭时听到的心脏杂音是

（56 ~ 60 题共用备选答案）
A．于左侧卧位听诊最清楚
B．在吸气末时增强
C．于前倾坐位听诊最清楚
D．于活动后增强
E．于心力衰竭控制后减轻
56．肺动脉瓣狭窄时心脏杂音的特点是
57．二尖瓣狭窄时心脏杂音的特点是
58．主动脉瓣关闭不全时心脏杂音的特点是
59．扩张型心肌病时心脏杂音的特点是
60．肥厚型梗阻性心肌病时心脏杂音的特点是

（61 ~ 65 题共用备选答案）
A．左心功能不全
B．大量心包积液
C．心房颤动
D．肥厚型梗阻性心肌病
E．主动脉瓣关闭不全
61．见到奇脉的心脏病变是
62．见到重搏脉的心脏病变是
63．见到交替脉的心脏病变是
64．见到水冲脉的心脏病变是
65．见到短绌脉的心脏病变是

X 型题

1．临床上多见心前区隆起的疾病包括
A．先天性心脏病
B．风湿性心脏病合并右室增大者
C．胸腔积液
D．气胸
2．下列可使心尖搏动移向健侧的疾病包括
A．右侧胸腔积液
B．右侧肺不张
C．右侧气胸
D．右侧粘连性胸膜炎
3．下列可使心尖搏动移向患侧的疾病包括
A．右侧肺不张
B．粘连性胸膜炎
C．肺结核
D．气胸
4．下列可有心尖搏动增强的情况包括
A．高血压
B．心肌炎
C．甲状腺功能亢进症
D．肺气肿
5．引起心尖搏动减弱或消失的疾病包括
A．心肌炎
B．急性心肌梗死
C．心包积液
D．肺气肿
6．下列可触及心脏震颤的疾病包括
A．二尖瓣狭窄
B．二尖瓣关闭不全
C．室间隔缺损
D．肺动脉瓣狭窄
7．可见心底部浊音界扩大的疾病包括
A．主动脉瓣关闭不全

B．二尖瓣狭窄
C．主动脉扩张
D．大量心包积液
8．心浊音界可向两侧扩大的疾病包括
A．心肌炎
B．心肌病
C．心包积液
D．全心功能不全
9．可引起主动脉型心脏的情况包括
A．二尖瓣狭窄
B．主动脉瓣关闭不全
C．二尖瓣关闭不全
D．高血压性心脏病
10．可引起第一心音增强的情况包括
A．二尖瓣狭窄
B．甲状腺功能亢进症
C．心肌病
D．心肌梗死
11．可引起第一心音减弱的疾病包括
A．急性心肌梗死
B．心力衰竭
C．二尖瓣关闭不全
D．心肌炎
12．可引起肺动脉瓣区第二心音增强的疾病包括
A．左心功能不全
B．肺心病
C．二尖瓣狭窄
D．室间隔缺损
13．可引起第二心音分裂的情况包括
A．房间隔缺损
B．右束支传导阻滞
C．动脉导管未闭
D．室间隔缺损
14．额外心音（三音律）包括
A．喷射音
B．奔马律
C．心包叩击音
D．二尖瓣开放拍击音
15．关于第四心音的准确说法包括
A．其产生依赖于有效的心房收缩
B．需心房到心室的血流通畅
C．提示心室肌的顺应性降低
D．结性心律时听不到第四心音
16．可出现肺动脉喷射音的情况包括
A．肺动脉扩张症
B．右室流出道狭窄
C．肺动脉瓣狭窄
D．室间隔缺损
17．可引起主动脉喷射音的情况包括
A．肥厚型梗阻性心肌病
B．原发性高血压
C．主动脉扩张
D．主动脉缩窄
18．可引起舒张期奔马律的疾病包括
A．高血压性心脏病
B．心肌炎
C．心肌病
D．冠心病
19．可出现心房颤动的疾病包括
A．心肌病
B．冠心病
C．风湿性心脏病二尖瓣狭窄
D．肺心病
20．坐位时，下述杂音或心音改变的说法正确的是
A．肺动脉瓣舒张期杂音明显
B．坐位前倾主动脉瓣舒张期杂音明显
C．第二心音分裂明显
D．二尖瓣舒张期杂音减弱
21．杂音于深吸气时减弱见于
A．肺动脉瓣关闭不全
B．三尖瓣狭窄
C．二尖瓣狭窄
D．二尖瓣关闭不全
22．杂音于深呼气时减弱见于
A．肺动脉瓣关闭不全
B．三尖瓣狭窄
C．三尖瓣关闭不全

D．二尖瓣狭窄

23．Valsalva 动作时，下列关于杂音改变的说法正确的是

A．肥厚型梗阻性心肌病的杂音增强

B．二尖瓣关闭不全的杂音减弱

C．肺动脉瓣狭窄的杂音减弱

D．主动脉瓣关闭不全的杂音增强

24．可出现交替脉的情况包括

A．发热

B．心肌炎

C．心功能不全

D．高血压性心脏病

25．二尖瓣狭窄患者可出现的体征包括

A．心尖搏动可向左移

B．心浊音界呈梨形

C．第一心音亢进

D．心尖部可闻及舒张期隆隆样杂音

26．可出现“哑型”二尖瓣狭窄的情况是

A．瓣膜损害严重

B．合并心力衰竭

C．右心室扩大

D．合并主动脉瓣病变

27．有关二尖瓣狭窄的说法，正确的是

A．二尖瓣狭窄的舒张期杂音应出现于舒张中晚期

B．在二尖瓣狭窄严重时，由于右心室扩大，杂音可出现在心尖左侧

C．在二尖瓣狭窄的早期，杂音出现在舒张早期

D．二尖瓣狭窄时，必须具备窦性心律和心率不快，才可闻及舒张晚期杂音

28．关于二尖瓣狭窄听诊的说法，下列正确的是

A．在不伴有心房颤动的情况下，根据杂音持续时间的长短，可判断二尖瓣狭窄程度的轻重

B．杂音的强弱程度只能作为狭窄程度的大致参考

C．二尖瓣狭窄合并关闭不全时，二尖瓣狭窄的杂音往往减弱

D．在心力衰竭时，二尖瓣狭窄的杂音可变得柔和，甚至完全消失

29．二尖瓣关闭不全可出现的体征包括

A．心尖搏动可向左下移位

B．肺部啰音

C．第一心音减弱

D．肺动脉瓣区第二心音亢进伴分裂

30．主动脉瓣狭窄可出现的体征包括

A．水冲脉

B．心尖部抬举性搏动

C．心浊音界正常或稍向左下增大

D．主动脉瓣区第二心音减弱或消失

31．主动脉瓣关闭不全可出现的体征包括

A．水冲脉

B．心浊音界呈靴形

C．主动脉瓣区第二心音减弱

D．颜面较苍白，可见点头运动

32．与脉搏的强弱和大小相关的因素包括

A．心率快时脉搏搏动强而洪大，心率慢时脉搏搏动弱而小

B．动脉充盈度

C．周围血管的阻力

D．心排出量

33．心包积液可出现的体征包括

A．Ewart 征

B．Kussmaul 征

C．有时可听到心包摩擦音

D．颈静脉怒张

34．左心功能不全的症状与体征包括

A．肝大、水肿

B．呼吸困难

C．心尖部可闻及舒张期奔马律

D．心率增快

35．右心功能不全的症状与体征包括

A．发绀
B．肝大
C．水肿
D．颈静脉充盈

36．肺心病可出现的体征包括
A．心动过速
B．剑突下收缩期搏动
C．肺动脉瓣区第二心音亢进
D．三尖瓣区收缩期杂音

37．下列符合心脏压塞的表现包括
A．颈静脉怒张而搏动不明显
B．心率增快
C．收缩压下降，而脉压减小
D．吸气期较呼气期收缩压下降超过 10mmHg 以上

38．完全性房室传导阻滞的听诊特点包括
A．心跳频率一般在 30 ~ 40 次 / 分
B．可闻及“炮击音”
C．有时可在心尖部闻及舒张早期杂音
D．有时可见颈静脉收缩期巨大搏动

39．扩张型心肌病的表现包括
A．充血型心力衰竭
B．心律失常
C．心绞痛
D．栓塞

40．肥厚型心肌病的表现包括
A．劳力时呼吸困难
B．胸痛
C．起立时或运动时眩晕甚至晕厥
D．猝死

41．急性心包炎的症状包括
A．发热
B．呼吸困难
C．心前区痛
D．眩晕

四、问答题

1．简述心脏视诊的主要内容。
2．简述心脏震颤产生的机制及其临床意义。
3．请说出正常人心脏相对浊音界的正常值。
4．请说出心脏瓣膜的听诊区及其听诊时的顺序。
5．心脏听诊的内容是什么？
6．简述舒张期奔马律的特点及其意义。
7．心脏杂音的性质有哪些类型？各举一例。
8．简述主动脉瓣关闭不全的周围血管征。
9．简述心房颤动临床听诊的特点。
10．简述心脏杂音强度的分级。
11．简述二尖瓣器质性与相对性狭窄杂音的鉴别。
12．简述生理性与器质性收缩期杂音的鉴别要点。
13．简述病理性 S_3 与生理性 S_3 的鉴别要点。
14．简述听诊时 S_1 和 S_2 的鉴别。
15．试简述 S_2 的四种分裂形式在临床上常见于哪些情况？
16．二尖瓣狭窄查体时可见到的体征有哪些？
17．二尖瓣关闭不全时临床常见的体征有哪些？
18．主动脉瓣狭窄时临床常见的体征有哪些？

19．主动脉瓣关闭不全时临床常见的体征有哪些？

20．心包积液时临床常见的体征有哪些？

21．左心衰竭时临床常见的体征有哪些？

22．右心衰竭时临床常见的体征有哪些？

23．简述心源性呼吸困难的分型。

24．简述奇脉产生的机制及其临床意义。

参考答案

一、名词解释

1．舒张期震颤：震颤为触诊时手掌感到的一种细小震动感，与在猫喉部摸到的呼吸震颤类似，故又称猫喘。舒张期震颤是出现于心尖区舒张期的震颤，最常见于二尖瓣狭窄。

2．梨形心：见于左心房增大或合并肺动脉段扩大。左房显著增大时，胸骨左缘第3肋间心浊音界增大，使心腰消失。当左房与肺动脉段均增大时，胸骨左缘第2、3肋间心浊音界增大，心腰更为丰满或膨出，因此心界如梨形，常见于二尖瓣狭窄，故又称二尖瓣型心。

3．inward impulse：负性心尖搏动，心脏收缩时，心尖搏动内陷，称负性心尖搏动。见于粘连性心包炎或心包与周围组织广泛粘连。另外，重度右心室肥大所致心脏顺钟向转位，而使左心室向后移位也可引起负性心尖搏动。

4．单音律：心肌严重病变时，S_1失去原有性质且明显减弱，S_2也弱，S_1、S_2极相似，可形成“单音律”。

5．paradoxical splitting：S_2逆分裂，指主动脉瓣关闭迟于肺动脉瓣，吸气时分裂变窄，呼气时分裂变宽。此为病理性体征，见于完全性左束支传导阻滞、主动脉瓣狭窄、重度高血压等。

6．fixed splitting：固定分裂，指S_2分裂不受吸气、呼气的影响，S_2分裂的两个成分时距较固定，可见于先天性心脏病房间隔缺损。

7．gallop rhythm：奔马律，系一种额外心音发生在舒张期的三音心律，由于同时存在的心率增快，额外心音与原有的S_1、S_2组成类似马奔跑时的蹄声，故称奔马律。奔马律是心肌严重损害的体征。

8．舒张早期奔马律：是病理性的S_3，又称第三心音奔马律。一般认为S_3奔马律是由于心室舒张期负荷过重，心肌张力减低及顺应性减退，以致心室舒张时，血液充盈引起室壁振动。其出现提示有严重的器质性心脏病，常见于心力衰竭、急性心肌梗死、重症心肌炎与心肌病等严重心功能不全时。

9．舒张晚期奔马律：又称收缩期前奔马律或房性奔马律，发生于S_4出现的时期，为增强的S_4。该奔马律的发生和心房收缩有关，是由于心室舒张末期压力增高或顺应性减退，以致心房为克服心室的充盈阻力而加强收缩所产生的异常心房音。多见于阻力负荷过重引起心室肥厚的心脏病。

10．opening snap：开瓣音，又称二尖瓣开放拍击音，位于第二心音后，见于二尖瓣狭窄而瓣膜尚柔软时，它的存在可作为二尖瓣瓣叶弹性及活动性尚好的间接指标，是二尖瓣分离术适应证的重要指标。

11．pericardial knock：心包叩击音，见于缩窄性心包炎，在 S_2 后出现的额外心音，在胸骨左缘易听到。

12．tumor plop：肿瘤扑落音，见于心房黏液瘤的患者，在心尖或其内侧胸骨左缘第 3、4 肋间可闻及，在 S_2 后，可随体位而变化。

13．Austin-Flint 杂音：二尖瓣区舒张期功能性杂音，为主动脉瓣中、重度关闭不全时所致二尖瓣相对性狭窄而产生的杂音。

14．Graham-Steell 杂音：肺动脉瓣区舒张期功能性杂音，常见于二尖瓣狭窄伴明显肺动脉高压，肺动脉扩张导致肺动脉瓣相对性关闭不全所致的杂音。

15．pericardial friction sound：心包摩擦音，指脏层与壁层心包由于生物性或理化因素致纤维蛋白沉积而粗糙，以致在心脏搏动时产生摩擦而出现的声音。

16．water hammer pulse：水冲脉，脉搏骤起骤落，犹如潮水涨落，故名水冲脉。是由于周围血管扩张或存在分流、反流所致。前者常见于甲状腺功能亢进症、严重贫血、脚气病等，后者常见于主动脉瓣关闭不全、先天性心脏病动脉导管未闭、动静脉瘘等。

17．pulse tardus：迟脉，脉搏升支上升缓慢，波幅低，波顶平宽，降支也慢。系脉压减小所致，主要见于主动脉瓣狭窄、心肌梗死、缩窄性心包炎、严重的心力衰竭等。

18．pulsus alternans：交替脉，指节律规则而强弱交替的脉搏，一般认为系左室收缩力强弱交替所致，为左室衰竭的重要体征之一，常见于高血压性心脏病、急性心肌梗死和主动脉瓣关闭不全等。

19．paradoxical pulse：奇脉，指吸气时脉搏明显减弱或消失，系左室搏血量减少所致，见于大量心包积液。

20．毛细血管搏动征：用手指轻压患者指甲末端或以玻片轻压患者口唇黏膜，使局部发白，当心脏收缩和舒张时则发白的局部边缘发生有规律的红白交替改变即为毛细血管搏动征，见于脉压增大时，如主动脉瓣关闭不全。

21．心力衰竭：指在静脉回流无器质性障碍的情况下，由于心肌损害引起心排血量减少，不能满足机体代谢需要的一种临床综合征。

22．Ewart 征：大量心包积液时，由于左肺受压出现左肩胛下区语颤增强、叩诊浊音并闻及支气管呼吸音的体征。

二、填空题

1．第 5　0.5 ~ 1.0cm　2.0 ~ 2.5cm
2．呼吸困难　心绞痛　晕厥
3．≥ 3.0　4 ~ 6
4．心律绝对不整　S_1 强弱不等　脉短绌
5．S_3　心力衰竭　急性心肌梗死　重症心肌炎　心肌病
6．S_4　S_4　心房　心房　心　阻力
7．先天性心脏病房间隔缺损　完全性左束支传导阻滞　主动脉瓣狭窄　重度高血压
8．甲状腺功能亢进症　主动脉瓣关闭不全　动脉硬化　主动脉瓣狭窄　心包积液　严重心力衰竭
9．5 ~ 10　多发性大动脉炎　先天性动脉畸形
10．20 ~ 40　主动脉缩窄　胸腹主动脉型大动脉炎
11．短　25 ~ 30　减弱　低　高　膜

三、选择题

A 型题

1．B	2．A	3．A	4．E	5．A	6．A	7．A	8．A
9．E	10．A	11．B	12．A	13．A	14．A	15．A	16．A
17．E	18．B	19．A	20．B	21．E	22．A	23．E	24．E
25．A	26．E	27．A	28．B	29．E	30．C	31．B	32．B
33．A	34．E	35．A	36．A	37．E	38．C	39．E	40．E
41．A	42．A	43．E	44．A	45．E	46．A	47．A	48．E
49．E	50．D	51．E	52．E	53．E	54．B	55．A	56．E
57．A	58．A	59．E	60．A	61．A	62．A	63．B	64．A
65．B	66．A	67．A	68．A	69．A	70．A	71．E	72．E
73．E	74．E	75．C	76．E	77．D	78．A	79．A	80．E
81．A	82．B	83．A	84．A	85．E	86．A	87．C	88．A
89．A	90．A	91．E	92．A	93．A	94．A	95．C	96．A
97．C	98．C	99．A	100．C	101．C	102．A	103．A	104．B
105．B	106．C	107．A	108．D	109．A	110．C		

B 型题

1．B	2．D	3．C	4．E	5．A	6．E	7．B	8．A
9．C	10．D	11．E	12．A	13．B	14．C	15．D	16．C
17．D	18．E	19．A	20．B	21．B	22．A	23．D	24．C
25．E	26．C	27．A	28．B	29．D	30．E	31．E	32．D
33．B	34．C	35．A	36．D	37．C	38．E	39．A	40．B
41．B	42．C	43．E	44．D	45．E	46．B	47．C	48．A
49．D	50．E	51．B	52．D	53．A	54．E	55．C	56．B
57．A	58．C	59．E	60．D	61．B	62．D	63．A	64．E

65．C

X 型题

1．AB	2．AC	3．AB	4．AC	5．ABCD	6．ACD
7．CD	8．ABCD	9．BD	10．AB	11．ABCD	12．ABCD
13．ABCD	14．ABCD	15．ABCD	16．ACD	17．BCD	18．ABCD
19．ABCD	20．BD	21．CD	22．ABC	23．ABC	24．BCD
25．ABCD	26．ABCD	27．ABD	28．ABD	29．ABCD	30．BCD
31．ABCD	32．BCD	33．ABCD	34．BCD	35．ABCD	36．ABCD
37．ABCD	38．ABCD	39．ABD	40．ABCD	41．ABC	

四、问答题

1．心脏视诊的主要内容是：①心前区有无隆起；②心尖搏动的位置及范围；③心尖搏动的强度。

2．心脏震颤是由血液流经狭窄的瓣膜口或异常通道至较宽广的腔道或部位所产生的湍流，使相应部位瓣膜、心壁或血管壁产生振动，并传导至胸壁所致。如触及震颤则肯定有器质性心脏病，常见于先天性心脏病或瓣膜病。

3．正常人心脏相对浊音界的正常值分别是：左界（cm）从第 2 ～ 5 肋间分别是：2 ～ 3、3.5 ～ 4.5、5 ～ 6、7 ～ 9；右界（cm）从第 2 ～ 4 肋间分别是：2 ～ 3、2 ～ 3、3 ～ 4。（左锁骨中线距胸骨中线为 8 ～ 10cm）

4．心脏瓣膜的听诊区：心脏各瓣膜开放与关闭时所产生的声音传导至体表最易听清的部位称心脏瓣膜听诊区，与其解剖部位不完全一致。通常有 5 个听诊区，分别为：①二尖瓣区：位于心尖搏动最强点，又称心尖区；②肺动脉瓣区：在胸骨左缘第 2 肋间；③主动脉瓣区：位于胸骨右缘第 2 肋间；④主动脉瓣第二听诊区：在胸骨左缘第 3 肋间，又称 Erb 区；⑤三尖瓣区：在胸骨下端左缘，即胸骨左缘第 4、5 肋间。

听诊时的顺序：听诊顺序有助于防止遗漏和全面地了解心脏状况。通常的听诊顺序是从心尖区开始，逆时针方向依次听诊：先听心尖区再听肺动脉瓣区，然后为主动脉瓣区、主动脉瓣第二听诊区，最后是三尖瓣区。

5．心脏的听诊内容包括心率、心律、心音、额外心音、杂音和心包摩擦音。

6．舒张期奔马律又称室性奔马律，实为病理性第三心音。由左心衰竭引起的奔马律，于平卧或左侧卧位，在心尖部、呼气末，以钟型听诊器听诊较清楚；常见于高血压、冠心病、心肌炎、心肌病及心功能不全等。由右心衰竭引起的奔马律，在胸骨左下缘、吸气时最清楚，临床上较少见。

7．心脏杂音的性质一般分为 5 种：①吹风样杂音，见于二尖瓣关闭不全；②隆隆样杂音，见于二尖瓣狭窄；③乐音样杂音，见于感染性心内膜炎；④叹气样杂音，见于主动脉瓣关闭不全；⑤机器样杂音，见于动脉导管未闭。

8．主动脉瓣关闭不全的周围血管征有：①脉压增大；②水冲脉；③毛细血管搏动；④

枪击音；⑤杜氏双重杂音；⑥明显的颈动脉搏动。

9．心房颤动临床听诊的特点是：①心室率绝对不规则；②第一心音强弱不等；③心室率大于脉率。

10．心脏杂音的强度分为 6 级，详见下表。

级别	响度	听诊特点	震颤
1	最轻	很弱，须在安静环境下仔细听诊才能听到，易被忽略	无
2	轻度	较易听到，杂音柔和	无
3	中度	明显的杂音	无
4	响亮	杂音响亮	有
5	很响	杂音很强，向周围甚至背部传导	明显
6	最响	杂音震耳，即使听诊器稍离开胸壁也能听到	强烈

11．二尖瓣器质性与相对性狭窄杂音的鉴别见下表：

鉴别点	器质性	相对性
杂音特点	粗糙，递增型舒张中、晚期杂音，常伴震颤	柔和，递减型舒张中、晚期杂音，无震颤
拍击性 S_1	常有	无
开瓣音	可有	无
心房颤动	常有	常无
X 线心影	呈二尖瓣型，右室、左房增大	呈主动脉型、左室增大

12．生理性与器质性收缩期杂音的鉴别要点见下表：

鉴别点	生理性	器质性
年龄	儿童、青少年多见	不定
部位	肺动脉瓣区和（或）心尖区	不定
性质	柔和、吹风样	粗糙、吹风样、常呈高调
持续时间	短促	较长、常为全收缩期
强度	≤ 2/6 级	常≥ 3/6 级
震颤	无	3/6 级以上可伴有震颤
传导	局限	沿血流方向传导较远而广

13．病理性 S_3 与生理性 S_3 的主要区别是：生理性 S_3 见于健康人，尤其是儿童和青少年，在心率不快时易发现，生理性 S_3 与 S_2 的间距近于 S_1 与 S_2 的间距，且在坐位或立位时可消失。

14．听诊时 S_1 和 S_2 的鉴别是：① S_1 较 S_2 低，时限较长，在心尖部最响；S_2 时限较短，在心底部较响；② S_1 至 S_2 的距离较 S_2 至下一心搏 S_1 的距离短；③心尖或颈动脉的向外搏

动与 S_1 同步或几乎同步；④心底部的 S_1 与 S_2 易于区分，再将听诊器的体件逐步移向心尖部，边移边默诵 S_1、S_2 的节律，进而确定心尖部的 S_1 和 S_2。

15．S_2 的四种分裂形式在临床上常见于：① S_2 生理性分裂在深吸气末，尤其在青少年常见；② S_2 通常分裂可见于二尖瓣狭窄伴肺动脉高压、肺动脉瓣狭窄、完全性右束支传导阻滞、二尖瓣关闭不全及室间隔缺损等情况；③ S_2 固定分裂常见于房间隔缺损；④ S_2 反常分裂常见于完全性左束支传导阻滞、主动脉瓣狭窄及严重高血压等情况。

16．二尖瓣狭窄时可见到的体征：

视诊：可见二尖瓣面容；由于右心室增大，心尖搏动可向左移位；若儿童期即有二尖瓣狭窄，因右心室增大，心前区可有隆起。

触诊：心尖区可有舒张期震颤；由于右心室增大，心尖搏动可向左移位；胸骨左下缘或剑突下可触及右心室收缩期抬举样搏动。

叩诊：中度以上二尖瓣狭窄造成肺动脉段、左心房增大，胸骨左缘第 2、3 肋间心浊音界向左扩大，正常心腰消失，心浊音界可呈梨形。

听诊：①局限于心尖区低调、隆隆样、舒张中晚期递增型杂音；② S_1 亢进；③部分患者可在心尖区内侧于 S_2 后听到开瓣音；④ P_2 亢进及通常分裂；⑤如肺动脉扩张，肺动脉瓣区可闻及 Graham-Steell 杂音；⑥右室扩大伴三尖瓣关闭不全时，胸骨左缘第 4、5 肋间可闻及收缩期吹风样杂音；⑦部分患者可有房颤。

17．二尖瓣关闭不全时临床常见的体征：

视诊：心尖搏动向左下移位，心尖搏动强，心力衰竭后心尖搏动减弱。

触诊：抬举样心尖搏动，重度关闭不全时可有收缩期震颤。

叩诊：心浊音界向左下扩大，晚期向双侧扩大。

听诊：①心尖区可闻及响亮、粗糙的全收缩期杂音，向左腋下、左肩胛下区传导，后叶损害为主时，杂音可传向胸骨左缘和心底部；② S_1 常减弱；③ P_2 可亢进及 S_2 通常分裂；④严重反流时心尖区可闻及 S_3，以及紧随 S_3 后的短促舒张期隆隆样杂音。

18．主动脉瓣狭窄时临床常见的体征：

视诊：心尖搏动增强，位置可稍移向左下。

触诊：心尖搏动有力，呈抬举样；胸骨右缘第 2 肋间可触及收缩期震颤；脉搏呈迟脉。

叩诊：心浊音界可正常或稍向左下增大。

听诊：胸骨右缘第 2 肋间可闻及 3/6 级以上收缩期粗糙杂音，向颈部传导；主动脉瓣区 S_2 减弱，S_2 逆分裂；心尖区可闻及 S_4。

19．主动脉瓣关闭不全时临床常见的体征：

视诊：心尖搏动位置移向左下；部分重度关闭不全者颈动脉搏动明显，并可有随心搏出现的点头运动。

触诊：心尖搏动位置移向左下，呈抬举样；有水冲脉及毛细血管搏动征等。

叩诊：心浊音界向左下增大，心影呈靴形。

听诊：主动脉瓣区或主动脉瓣第二听诊区可闻及舒张期杂音，向胸骨左下方及心尖区传导，前倾坐位最易听到；重度反流者，可有相对性二尖瓣狭窄，可有 Austin-Flint 杂音；

周围血管可听到枪击音和 Duroziez 双重杂音。

20．心包积液时临床常见的体征：

视诊：心尖搏动减弱或消失。

触诊：心尖搏动弱，不易触及。如能触及则在心相对浊音界内侧。

叩诊：心浊音界向两侧扩大，且随体位改变；卧位时心底部浊音界增宽，坐位时则心尖部浊音界增宽。

听诊：积液量不大时可闻及心包摩擦音；心率较快时，偶可闻及心包叩击音。

大量积液时，可出现颈静脉怒张、肝肿大和肝颈反流征阳性；可出现 Ewart 征；脉压减小，可出现奇脉。

21．左心衰竭时临床常见的体征：

视诊：有不同程度的呼吸急促、轻微发绀、高枕卧位或端坐体位。急性肺水肿时可出现自口、鼻涌出大量粉红色泡沫，呼吸窘迫，并大汗淋漓。

触诊：严重者出现交替脉。

叩诊：除原发性心脏病体征外，通常无特殊发现。

听诊：心率增快，心尖区及其内侧可闻及舒张期奔马律，P_2 亢进。根据心力衰竭程度的轻重，单侧或双侧肺由肺底往上有不同程度的对称性细小湿啰音，也可伴少量哮鸣音；急性肺水肿时，则双肺布满湿啰音和哮鸣音。

除以上体征外，尚有原发心脏病和心力衰竭诱因的体征。

22．右心衰竭时临床常见的体征：

视诊：颈静脉怒张，可有周围性发绀、水肿。

触诊：可触及不同程度的肝肿大、压痛及肝颈反流征阳性。下肢或腰骶部等下垂部位凹陷性水肿，严重者可有全身水肿。

叩诊：可有胸腔积液和腹水体征。

听诊：可在三尖瓣区闻及收缩期吹风样杂音，以及右心室舒张期奔马律。

除以上体征外，尚有原发心脏病和心力衰竭诱因的体征。

23．心源性呼吸困难分为如下三型：①劳力性呼吸困难；②夜间阵发性呼吸困难；③端坐呼吸。

24．奇脉产生的机制：正常人在吸气时，肺循环血容量增加，而体循环流向右心的血量亦会增加，流向肺循环，从而保证由肺循环向左心回流的血液量无明显改变，心搏量无明显减少，因而周围脉搏强弱无明显变化。而在某些病态时，虽然深吸气时肺循环容纳的血量增加，但如存在使静脉血液回流不能及时相应增加的因素，不能保证肺循环容量，会导致肺静脉血流入左室的量较正常时减少，从而左心排量减少，最终导致脉搏变小甚至消失。奇脉常见于心包积液和缩窄性心包炎。

第六章　腹部检查

应试习题

一、名词解释

1．髂前上棘
2．腹部四区分法
3．scaphoid abdomen
4．板状腹
5．揉面感
6．腹部压痛
7．反跳痛
8．Murphy sign
9．胃泡鼓音区（Traube 鼓音区）
10．移动性浊音
11．肠鸣音
12．振水音
13．浅触诊
14．深触诊
15．尺压试验
16．frog belly
17．pneumoperitoneum
18．Grey-Turner sign
19．Courvoisier sign
20．costovertebral angle
21．呕血
22．粪隐血
23．diarrhea
24．黄疸
25．Rotor 综合征
26．Dubin-Johnson 综合征

二、填空题

1．腹部九区分法，右侧腹部区域内脏器官包括__________、__________和__________。

2．腹部九区分法，左上腹部区域内脏器官包括__________、__________、__________、__________、__________和__________。

3．腹部体检常用的分区法有__________法和__________法。

4．门脉高压时，腹壁曲张静脉的血流方是脐以上向__________，脐以下向__________。

5．上腔静脉阻塞时腹壁曲张静脉的血流方向是__________，下腔静脉阻塞时腹壁曲张静脉的血流方向是__________。

6．望诊腹部看到胃型时最常见于__________梗阻，肠型则见于__________梗阻。

7．结核性腹膜炎时，触诊腹壁肌肉紧张度增加，有轻度抵抗感，常称作__________。

8．触诊腹部肿物，应注意其①__________，②__________，③__________，④__________，⑤__________，⑥__________，⑦__________及与__________的关系。

9．脾梗死或脾周围炎时，左上腹常可触及__________感。

10．肝触诊，对其可触及的肝质地描述一般分为__________度：1 度描述为__________感，2 度描述为__________感，3 度描述为__________感。

11．触诊脾的手法有两种，分别称__________触诊法和__________触诊法。

12．脾肿大的测量方法有三条线，分别以__________线、__________线和__________线表示。

13．胆囊触痛征：又称__________征。阳性见于__________。

14．正常肝叩诊上界至下界的距离为__________cm。

15．肝区叩击痛常见于________、________。肾区叩击痛见于________、________等。

16．肠鸣音亢进时每分钟听诊大于__________次。

17．消化性溃疡的疼痛特点是__________、__________、__________。

18．肝硬化表现有不同程度的肝功能损害和门静脉高压，病程分________期和________期。

19．揉面感是__________性腹膜炎的征象，最常见于__________。

20．肝颈反流征阳性是__________循环淤血的征象，见于__________、__________和________。

21．肠鸣音正常是指每分钟__________次，肠蠕动增强时肠鸣音每分钟达__________次以上，肠鸣音减弱是指__________。

22．呕吐伴眩晕、眼球震颤见于__________和小脑、脑干病变。

23．晨起呕吐出隔夜食物，提示有__________。

24．喷射状呕吐伴有剧烈头痛见于__________和__________。

25．引起呕血的常见原因为__________和__________。

26．直肠炎症、直肠肿瘤引起腹泻常伴__________。

27．慢性腹泻伴脓血便者应考虑慢性痢疾和__________等。

28．腹泻病程少于__________者称为急性腹泻。

29．腹泻伴有里急后重，说明病变在__________及__________。

30．因红细胞破坏增加引起的黄疸称为__________。

31．溶血性黄疸病人的血液中以__________胆红素为主。

32．肝细胞性黄疸病人的血液中__________胆红素和__________胆红素均增加。

33．胆汁淤积性黄疸病人的血液中__________和__________胆红素增高。

34．胆红素在肝的代谢过程分为__________、__________和__________三步。

35．溶血性黄疸病人的尿胆红素呈__________性反应。

36．与葡萄糖醛酸结合的胆红素称__________胆红素。

37．正常人每日由红细胞破坏生成的血红蛋白约________克，生成胆红素约________毫克。

38．总结腹痛可用英文字母 PQRST 表示，其中 P 代表__________、Q 代表__________、R 代表__________、S 代表__________、T 代表__________。

三、选择题

A 型题

1．视诊时发现上腹部搏动，用拇指指腹贴于剑突下部，呼气时搏动明显，提示

A．右心室增大

B．腹主动脉搏动

C．左心室搏动

D．左心房搏动

E．右心房搏动

2．胆囊点的部位是

A．左侧腹直肌外缘与肋弓下缘交界处
B．右侧腹直肌外缘与肋弓下缘交界处
C．腹中线平脐水平
D．右侧腹直肌外缘与腹股沟韧带交界处
E．左侧腹直肌外缘与腹股沟韧带交界处

3．测量腹围时，让患者排尿后平卧，其后的检查是
A．软尺经脐绕腹一周
B．软尺经腹上角绕腹一周
C．软尺经髂前上棘绕腹一周
D．软尺经肋弓下缘绕腹一周
E．软尺经髂前后棘绕腹一周

4．出现 Cullen 征的疾病是
A．急性腹膜炎
B．急性阑尾炎
C．腹白线疝
D．重症急性胰腺炎
E．上消化道出血

5．触诊的原则是
A．先触诊主诉疼痛的部位
B．先触诊右下腹
C．先触诊未诉疼痛的部位
D．没有一定之规
E．先触诊左下腹

6．引起板状腹的疾病是
A．急性胃肠炎
B．结核性腹膜炎
C．尿路结石
D．急性胃肠穿孔
E．急性胆囊炎

7．腹部触诊时发现揉面感的情况是
A．腹腔慢性炎症刺激腹膜和肠管
B．腹腔急性炎症刺激腹膜和肠管
C．大量腹水
D．腹腔胀气
E．肠梗阻

8．起病初期压痛位于上腹部，之后转移至右下腹的代表性疾病是
A．急性阑尾炎
B．急性胰腺炎
C．肠穿孔
D．胆道结石
E．肾结石

9．匀称型体型者正常肝上界在右锁骨中线的肋间数是
A．第 4 肋间
B．第 5 肋间
C．第 6 肋间
D．第 7 肋间
E．第 8 肋间

10．正常肝的上下径的长度是
A．6 ~ 9cm
B．8 ~ 10cm
C．9 ~ 11cm
D．9 ~ 13cm
E．10 ~ 13cm

11．匀称型体型者正常肝上界位于右腋中线的肋间是
A．第 4 肋间
B．第 5 肋间
C．第 6 肋间
D．第 7 肋间
E．第 8 肋间

12．匀称型体型者正常肝下界位于右腋中线的肋间是
A．第 8 肋间
B．第 9 肋间
C．第 10 肋间
D．第 11 肋间
E．第 12 肋间

13．引起肝触诊波动感的疾病是
A．肝硬化
B．肝癌
C．肝脓肿
D．脂肪肝
E．病毒性肝炎

14．肝呈分叶状似香蕉的疾病是
A．脂肪肝
B．肝梅毒
C．肝硬化
D．肝囊肿
E．肝脓肿

15．肝包虫病时，可以出现的特异性体征是
A．肝肿大
B．肝呈分叶状
C．肝震颤阳性
D．肝压痛阳性
E．肝叩痛阳性

16．不会出现肝增大的疾病是
A．急性肝坏死
B．肝癌
C．肝脓肿
D．多囊肝
E．脂肪肝

17．急性胃肠穿孔的特异性体征是
A．腹压痛阳性
B．肝浊音界消失
C．肝增大
D．反跳痛阳性
E．移动性浊音阳性

18．脾叩诊的部位是
A．左腋中线
B．左锁骨中线
C．左肩胛下角线
D．左腋前线
E．左腋后线

19．下列关于脾叩诊正常大小的叙述，正确的是
A．左腋中线第 9 ~ 11 肋间
B．左腋前线第 9 ~ 11 肋间
C．左腋中线第 8 ~ 10 肋间
D．右腋前线第 8 ~ 10 肋间
E．左锁骨中线第 8 ~ 11 肋间

20．正常脾叩诊的长度是
A．4 ~ 7cm
B．3 ~ 8cm
C．4 ~ 9cm
D．6 ~ 12cm
E．5 ~ 10cm

21．双手侧位触诊脾时，患者应采取的体位是
A．左侧卧位，双下肢屈曲
B．右侧卧位，双下肢屈曲
C．左侧卧位，右下肢屈曲，左下肢伸直
D．左侧卧位，右下肢伸直，左下肢屈曲
E．右侧卧位，右下肢屈曲，左下肢伸直

22．脾肿大进行测量时，甲乙线（第Ⅰ线）是
A．左锁骨中线与左肋缘交点至脾最远点的距离
B．脾右缘与前正中线的距离
C．脾右缘至正中线的最短距离
D．左锁骨中线与左肋缘交点延长线至脾下缘的距离
E．脾左缘与前正中线的距离

23．脾大进行测量时，甲丙线（第Ⅱ线）是
A．左锁骨中线与左肋缘交点至脾最远点的距离
B．脾右缘与前正中线的距离
C．脾右缘至正中线的最短距离
D．左锁骨中线与左肋缘交点至脾下缘的距离
E．脾左缘与前正中线的距离

24．脾大进行测量时，丁戊线（第Ⅲ线）是
A．左锁骨中线与左肋缘交点至脾最远点的距离
B．脾右缘与前正中线的距离
C．脾右缘至正中线的最短距离
D．左锁骨中线与左肋缘交点至脾下缘的距离

E．脾左缘与前正中线的距离

25．轻度脾肿大的标准是

A．深吸气时，脾缘不超过肋下缘

B．深吸气时，脾缘不超过肋下2cm

C．深吸气时，脾缘超过肋下2cm至脐水平线以上

D．深吸气时，脾缘超过脐水平线

E．深吸气时，脾缘超过前正中线

26．高度脾肿大的标准是

A．深吸气时，脾缘不超过肋下缘

B．深吸气时，脾缘不超过肋下2cm

C．深吸气时，脾缘达肋下2～4cm

D．深吸气时，脾缘达脐水平线

E．深吸气时，脾缘超过前正中线

27．中度脾肿大的标准是

A．深吸气时，脾缘不超过肋下缘

B．深吸气时，脾缘不超过肋下2cm

C．深吸气时，脾缘超过肋下2cm至脐水平线以上

D．深吸气时，脾缘超过脐水平线

E．深吸气时，脾缘超过前正中线

28．下列**不引起**脾肿大的疾病是

A．急慢性肝炎

B．败血症

C．淋巴瘤

D．胆囊炎

E．慢性粒细胞白血病

29．能够导致脾高度肿大的疾病是

A．骨髓纤维化

B．伤寒

C．结核

D．系统性红斑狼疮

E．胆囊炎

30．脾触诊发现摩擦感的疾病是

A．脾梗死

B．肝硬化

C．淋巴瘤

D．脾囊肿

E．脾大

31．不伴肝大、肝颈静脉回流征阳性表现的疾病是

A．心包积液

B．Budd-Chiari 综合征

C．心力衰竭

D．肝静脉水平以下腹腔静脉阻塞

E．肺心病

32．胆囊肿大伴明显压痛的疾病是

A．急性胆囊炎

B．胆囊颈结石

C．胆囊癌

D．胰头癌压迫胆总管

E．胆囊结石

33．关于临床肝硬化代偿期与失代偿期的表现叙述，正确的是

A．两期之间界线明显

B．两期之间不会重叠

C．失代偿期不一定出现肝功能障碍

D．失代偿期一定出现脾功能亢进

E．两期之间界线可不明显

34．关于胃溃疡疼痛的叙述，**不正确**的是

A．多在上腹正中

B．多在上腹偏右

C．可产生牵涉痛

D．多在脐周

E．与进食有关

35．急性感染性腹膜炎时，可减轻疼痛的情况是

A．仰卧屈膝

B．活动时

C．深吸气时

D．俯卧位

E．按压时

36．可出现 Cullen 征的情况是

A．长久局部热敷

B．晚期妊娠

C．消化道内大量积血

D．重症急性胰腺炎

E．卵巢囊肿

37．下述不支持急性弥漫性腹膜炎诊断的是
A．持续性腹痛
B．中毒症状者
C．腹腔穿刺液为黄色清亮液体
D．腹膜刺激征
E．伴发热

38．大量腹水时，最易触到增大器官的方法是
A．双手触诊法
B．深压触诊法
C．深部滑行触诊法
D．冲击触诊法
E．浅部触诊法

39．十二指肠溃疡的疼痛最常发生的部位是
A．背部第 8 ～ 9 胸椎偏右
B．背部第 8 ～ 9 胸椎偏左
C．背部第 10 ～ 12 胸椎偏右
D．背部第 10 ～ 12 胸椎偏左
E．背部第 9 ～ 10 胸椎偏右

40．下列关于 Murphy 征检查方法的叙述，正确的是
A．左手掌平放于患者右胸下部，以拇指指腹勾压于右肋下胆囊点处，嘱患者缓慢深呼气，呼气过程中因剧烈疼痛导致呼气停止即为阳性
B．左手掌平放于患者右胸下部，以拇指指腹勾压于右肋下胆囊点处，嘱患者缓慢深吸气，吸气过程中因剧烈疼痛导致吸气停止即为阳性
C．左手掌平放于患者右胸下部，以拇指指腹勾压于右肋下胆囊点处，嘱患者平静呼吸，出现局部压痛即为阳性
D．左手掌平放于患者右胸下部，以拇指指腹勾压于右肋下胆囊点处，嘱患者屏气，出现局部疼痛即为阳性
E．左手掌平放于患者右胸下部，以拇指指腹勾压于右肋下胆囊点处，嘱患者快速深呼气，呼气过程中因剧烈疼痛导致呼气停止即为阳性

41．Courvoisier 征阳性的意义是
A．腹腔大出血，提示急性出血性胰腺炎
B．黄疸伴无痛性胆囊肿大，提示胰头癌
C．胆囊触痛，提示胆囊炎
D．提示急性化脓性胆管炎
E．提示 Budd-Chiari 查综合征

42．正常腹部可以触及的包块不包括
A．横结肠
B．乙状结肠粪块
C．腰椎锥体
D．胰腺
E．降结肠

43．出现液波震颤时腹水量至少应是
A．1000ml
B．2000ml
C．3000ml
D．5000ml
E．5000ml 以上

44．移动性浊音阳性提示腹水量至少应是
A．300ml
B．500ml
C．1000ml
D．2000ml
E．3000ml 以上

45．诊断急性腹膜炎最重要的特征是
A．表情痛苦，重病面容
B．皮肤干燥
C．腹肌紧张、压痛和反跳痛阳性
D．发热
E．腹式呼吸减弱或消失

46．消化性溃疡穿孔引起急性腹膜炎最

主要的表现是
A．深呼吸时腹痛加重
B．腹痛、恶心、呕吐
C．发热、休克
D．上腹部压痛
E．肝浊音界缩小或消失

47．肝硬化患者蜘蛛痣常见的皮肤部位是
A．颈部、胸部、面部
B．腰部
C．腹部
D．上、下肢
E．背部

48．下列不属于急性腹膜炎主要表现的是
A．腹痛
B．深呼吸、咳嗽及变换体位时腹痛不加重
C．恶心
D．呕吐
E．发热

49．下列不属于肝硬化失代偿期主要表现的是
A．腹水
B．皮肤水肿
C．黄疸
D．发热
E．肝区疼痛

50．区别腹部包块来自于腹壁或腹腔的最简便的方法是
A．B 超
B．CT
C．腹 X 线平片
D．腹部体检
E．MRI

51．腹部体检时有液波震颤的情况是
A．幽门梗阻
B．腹水
C．腹主动脉瘤
D．卵巢囊肿
E．急性胃扩张

52．腹部体检时移动性浊音阳性的情况是
A．腹水
B．幽门梗阻
C．卵巢囊肿
D．肾盂积水
E．膀胱尿潴留

53．引起肝缩小常见的疾病是
A．脂肪肝
B．血吸虫病
C．肝硬化
D．白血病
E．肝淤血

54．不出现脾重度肿大（过脐或腹中线）的疾病是
A．慢性粒细胞性白血病
B．骨髓纤维化
C．慢性疟疾
D．黑热病
E．肝炎

55．左上腹肿物最不可能见于的脏器是
A．胆囊
B．左肾
C．肝
D．胰腺
E．结肠

56．腹部体检时振水音阳性的情况是
A．腹水
B．幽门梗阻
C．肠梗阻
D．尿路梗阻
E．胆道梗阻

57．下列不属于肝硬化常见体征的是
A．面部晦暗、黄染
B．面部、颈部、胸部蜘蛛痣
C．全腹部不固定压痛
D．男性乳房发育
E．腹部静脉曲张

58．下列不属于门静脉高压症主要表现

的是
A．腹水
B．肝大
C．脾大
D．静脉侧支循环
E．脾功能亢进
59．可引起胃泡鼓音区明显缩小或消失的疾病是
A．左侧胸腔积液
B．脾大
C．肝左叶肿大
D．心包积液
E．急性胰腺炎
60．最易发生幽门梗阻症状的溃疡是
A．胃角溃疡
B．胃窦溃疡
C．幽门管溃疡
D．十二指肠球部溃疡
E．球后溃疡
61．下列可引起麻痹性肠梗阻的是
A．肠粘连
B．急性弥漫性腹膜炎
C．肠扭转
D．肠套叠
E．粪块阻塞肠腔
62．正常情况下肠鸣音每分钟的次数是
A．1 ~ 2 次
B．4 ~ 5 次
C．5 ~ 10 次
D．> 10 次
E．> 20 次
63．肠鸣音消失是指持续听诊没有肠鸣音至少达到的时间是
A．1min
B．2min
C．3min
D．5min
E．5min 以上
64．腹部检测水坑征阳性时，微量游离腹水至少应达到的毫升数是
A．50ml
B．120ml
C．200ml
D．400ml
E．500ml
65．上消化道出血最常见的原因是
A．消化性溃疡
B．肝硬化食管静脉曲张破裂
C．胃癌
D．急性胃黏膜病变
E．贲门黏膜撕裂
66．幽门梗阻时最有特征性的症状是
A．腹痛
B．腹泻
C．呕吐宿食
D．上腹饱胀感
E．烧心
67．常能够导致急性腹膜炎的疾病是
A．急性阑尾炎
B．急性肠炎
C．急性心内膜炎
D．肠结核
E．急性胃炎
68．最常引起急性弥漫性腹膜炎的疾病是
A．急性阑尾炎
B．急性胆囊炎
C．急性肝炎
D．消化性溃疡穿孔
E．急性水肿性胰腺炎
69．引起腹式呼吸明显减弱的疾病是
A．急性大叶性肺炎
B．胆囊炎
C．急性弥漫性腹膜炎
D．肠梗阻早期
E．肝硬化
70．观察肝掌体征的部位是
A．手指背侧
B．手掌大小鱼际
C．掌横纹处

D．掌指关节
E．手指掌侧

71．肝硬化腹水患者不会出现的表现是
A．呼吸困难
B．心悸
C．肾淤血
D．颈静脉怒张
E．乏力

72．肝硬化时常见的侧支循环中不包括
A．胃 - 食管 - 奇静脉至上腔静脉
B．脐静脉 - 腹壁静脉至上腔静脉
C．直肠上静脉 - 直肠下静脉
D．脾静脉 - 十二指肠静脉
E．膈、腹膜后组织的静脉

73．肝硬化时与临床上消化道出血密切相关的侧支循环是
A．胃 - 食管 - 奇静脉至上腔静脉
B．脐静脉 - 腹壁静脉至上腔静脉
C．直肠上静脉 - 直肠下静脉
D．脾静脉 - 十二指肠静脉
E．膈、腹膜后组织的静脉

74．肝硬化导致全血细胞减少的最常见原因是
A．并发上消化道大出血
B．脾功能亢进
C．内毒素血症
D．肝性脑病
E．腹水

75．肝硬化食管静脉曲张破裂出血后脾大小的变化是
A．无变化
B．变大
C．暂时缩小
D．没有规律
E．先变大后缩小

76．下列最可能引起转移性腹痛的疾病是
A．急性化脓性胆管炎
B．急性胃肠炎
C．急性胰腺炎
D．急性肠梗阻
E．急性阑尾炎

77．Rovsing 征阳性常见的疾病是
A．急性胰腺炎
B．急性阑尾炎
C．消化性溃疡
D．急性胆囊炎
E．急性胃炎

78．腰大肌征阳性提示阑尾是
A．高位
B．左侧位
C．已经出现坏疽
D．盲肠后位
E．出现腹膜炎

79．下列最可能引起亢进高调肠鸣音的是
A．机械性肠梗阻
B．动力性肠梗阻
C．血管性肠梗阻
D．急性阑尾炎
E．急性胃炎

80．肠梗阻最典型的症状是
A．发热
B．呕吐
C．腹泻
D．腹部包块
E．便秘

81．机械性肠梗阻早期，最具有特征性的查体发现是
A．肠鸣音减弱
B．肠鸣音高调亢进伴肠型
C．腹部压痛
D．移动性浊音阳性
E．叩诊腹部呈鼓音

82．常见上腹部包块的情况是
A．先天性巨结肠
B．膀胱尿潴留
C．阑尾炎脓肿形成
D．胃癌
E．卵巢囊肿

83．钡餐见十二指肠圈扩大变形成反“3”字征，提示
A．十二指肠溃疡
B．胰腺癌
C．十二指肠淤积症
D．胰腺囊肿
E．胆囊扩张

84．McBurney 点压痛阳性常见的疾病是
A．胆囊炎
B．胰腺癌
C．胃溃疡
D．阑尾炎
E．胃炎

85．男，78 岁，最近 3 个月消瘦明显，伴有明显上腹部疼痛且不易缓解。既往有多年胃溃疡病史。首先需要考虑的诊断是
A．胃溃疡复发
B．溃疡恶变
C．溃疡出血
D．胃泌素瘤
E．溃疡穿孔

86．尺压试验用于鉴别的情况是
A．卵巢囊肿与腹水
B．膀胱尿潴留与腹水
C．肠梗阻与腹水
D．妊娠与腹水
E．腹水定量

87．引起肝颈反流征阳性的情况是
A．肝硬化
B．左心功能不全
C．Budd-Chiari 综合征
D．右心衰竭
E．肾功能不全

88．腹式呼吸增强见于的情况是
A．急性腹膜炎
B．膈神经麻痹
C．腹水
D．腹腔内巨大肿物
E．胸腔积液

89．急性阑尾炎最有诊断意义的体征是
A．腹肌紧张
B．腰大肌试验阳性
C．结肠充气试验阳性
D．闭孔肌试验阳性
E．阑尾点固定压痛

90．常见的右下腹包块不包括
A．阑尾周围脓肿
B．增生性肠结核
C．回盲部肿瘤
D．子宫肌瘤
E．升结肠粪块

91．下列疾病引起的腹部肿块中，不属于炎症性的是
A．阑尾脓肿
B．急性病毒性肝炎
C．急性胆囊炎
D．肾囊肿
E．回盲部结核

92．不会引起脾浊音区缩小的情况是
A．左侧气胸
B．胃扩张
C．重度鼓肠
D．肝硬化
E．胃穿孔

93．Budd-Chiari 综合征不会出现的体征是
A．肝肿大
B．脾肿大
C．门静脉高压
D．肝颈反流征阳性
E．腹水

94．男，36 岁，饭后上腹痛 5 小时伴有恶心和发热。查体：上腹部和左上腹有压痛，无反跳痛，肠鸣音减弱。化验血 WBC 10.8×10^9/L，血淀粉酶 460U/L，尿淀粉酶 670U/L。该患者最可能的诊断是
A．急性胃炎

B．急性胆囊炎
C．急性阑尾炎
D．急性胰腺炎
E．急性肠梗阻

95．男，26 岁，3 年来常有空腹及夜间腹痛，进食后可缓解。1 小时前餐后突感上腹部持续性剧痛。考虑有消化性溃疡穿孔的可能，该患者最有诊断意义的体征是
A．上腹压痛
B．腹式呼吸消失
C．腹部有移动性浊音
D．肝浊音界消失
E．肠鸣音消失

96．女，38 岁，1 年来常有空腹及夜间腹痛，进食后可缓解。发病以来体重无明显变化。查体上腹部有压痛点。该患者最有可能的诊断是
A．胃食管反流性疾病
B．十二指肠溃疡
C．胃溃疡
D．胃癌
E．胰腺炎

97．男，50 岁，5 天来发现左上腹有一包块，随呼吸上下运动，考虑来源于以下脏器，除了
A．脾
B．肾
C．结肠脾曲
D．胰腺
E．胃

98．男，23 岁，3 年来经常有餐后半小时上腹痛，秋末冬初为重，伴腹胀。查体：腹软，上腹偏左轻压痛。该患者最可能的诊断是
A．结肠癌
B．胃溃疡
C．十二指肠溃疡
D．胰腺炎
E．胃癌

99．女，30 岁，2 小时前无诱因出现上腹刀割样疼痛，腹肌紧张，压痛、反跳痛明显，肝浊音界消失。该患者最可能的诊断是
A．阑尾炎穿孔，弥漫性腹膜炎
B．宫外孕破裂
C．溃疡病穿孔
D．绞窄性肠梗阻
E．急性出血坏死性胰腺炎

100．女，30 岁，转移性右下腹痛 10 小时，除考虑急性阑尾炎外，还应考虑的疾病是
A．十二指肠溃疡穿孔
B．输卵管扭转
C．宫外孕破裂
D．输尿管结石
E．肠系膜淋巴结炎

101．女，68 岁，发现尿色加深 3 个月。查体：黄疸明显，腹部发现 Courvoisier 征阳性，该患者最可能的诊断是
A．胃癌
B．急性肝炎
C．急性胆囊炎
D．胰腺癌
E．肝硬化

102．男，34 岁，“十二指肠球部溃疡”5 年，间断使用“泰胃美”治疗。2 个月前停用，近 3 周来再次出现腹痛、反酸和烧心，并出现干咳，无发热。查体：双肺未见异常，上腹部轻压痛。干咳的原因可能为
A．胸膜炎
B．胃食管反流病
C．肺炎
D．吸入性肺炎
E．胃癌肺转移

103．男，54 岁，腹壁静脉曲张患者，脐以上血流方向由下至上，脐以下血流由上至下。该患者应考虑为

A．上腔静脉阻塞
B．下腔静脉阻塞
C．门静脉高压或门静脉阻塞
D．髂内静脉阻塞
E．髂外静脉阻塞

（104 ~ 105 题共用题干）

男，54 岁，患肝硬化 10 年，一直进行保肝和对症治疗，病情平稳，近 2 个月来明显腹胀，尿少，食欲下降，下肢水肿来诊。查体：一般情况差，心肺未见明显异常，腹膨隆，可见腹壁静脉曲张，移动性浊音阳性。

104．该患者腹壁静脉曲张的血流方向应为
A．脐上血流向上，脐下血流向上
B．脐上血流向上，脐下血流向下
C．脐上血流向下，脐下血流向上
D．脐上血流向下，脐下血流向下
E．腹壁静脉曲张血流方向无法辨认

105．该患者还可能出现的腹部体征是
A．脾大
B．肝大
C．振水音阳性
D．肝浊音界消失
E．肠鸣音亢进

（106 ~ 107 题共用题干）

男，45 岁，患消化性溃疡 5 年，近 1 周来因进食不当再犯，并呕吐隔夜食物。

106．该患者出现上述情况的最可能原因是
A．幽门梗阻
B．溃疡病发作
C．溃疡病癌变
D．溃疡病穿孔
E．合并急性胃炎

107．目前对该患者进行查体，最可能出现的腹部体征是
A．触诊有液波震颤
B．触诊有振水音
C．叩诊移动性浊音阳性
D．听诊有摩擦音
E．肠鸣音亢进

（108 ~ 110 题共用题干）

女，42 岁，因油腻饮食后出现持续性右上腹痛伴阵发性加重 8 小时入院。查体：T 39℃，P 96 次 / 分，BP 120/80mmHg。皮肤巩膜中度黄染。化验血 WBC 15.2×10^9/L，中性粒细胞 80%，血红蛋白及血小板正常。

108．该患者可能出现的临床表现是
A．鲜血便
B．灰白色便
C．黑便
D．脓血便
E．蛋花汤样便

109．体格检查可出现的体征是
A．肝浊音界消失
B．肝脾明显增大
C．移动性浊音区
D．肝区闻及吹风样杂音
E．Murphy 征（+）

110．对及时确诊最有意义的检查是
A．胸部 X 线片
B．心电图
C．腹部 B 超
D．胃镜
E．核素胆囊造影

（111 ~ 113 题共用题干）

男，35 岁，反复发作上腹痛伴反酸 2 年。突然右上腹痛，不伴吐、泻。查体：上腹有肌紧张及反跳痛，右下腹亦有压痛，未触及包块，肠鸣音减弱。

111．临床医生最应进行的体格检查是
A．量体温
B．查巩膜
C．Murphy 征检查
D．腹部叩诊
E．肛门指诊

112．该患者肝上下径约 7cm，Traube

区存在，移动性浊音可疑。该患者应尽快做的检查是
A．纤维内镜
B．腹部X线透视
C．腹部CT
D．尿三胆
E．钡灌肠造影

113．患者查尿三胆阴性，腹部X线检查发现横膈下一条透明带。首先考虑的诊断是
A．胃穿孔
B．急性阑尾炎
C．急性胆囊炎
D．肠梗阻
E．肝囊肿破裂

（114～116题共用题干）

男，59岁，4年前出现中上腹不适，有不规律隐痛，冬季发作频繁。近8天上腹痛加重，2天前出现食后呕吐，为隔夜宿食，吐后腹痛可缓解。查体：上腹饱满，剑突下压痛，肝脾未触及。

114．该患者不宜做的检查是
A．上消化道造影
B．胃镜
C．腹部B超
D．腹部CT
E．胃电图

115．为了确诊，应做的辅助检查是
A．核素胃排空
B．上消化道造影
C．胃镜
D．剖腹探查
E．腹部CT

116．患者经抑酸治疗后呕吐缓解，其最可能的诊断是
A．消化性溃疡伴幽门梗阻
B．胃癌伴幽门梗阻
C．胆囊炎
D．胰腺炎
E．十二指肠淤积

（117～118题共用题干）

女，26岁，无诱因突发右下腹部剧烈疼痛，向腰骶及会阴部放射，伴头晕、恶心、出大汗、欲排大便感，未作任何处理来院急诊。

117．在询问病史中，对明确腹痛病因价值最大的是
A．转移性腹痛史
B．不洁饮食史
C．泌尿系结石史
D．泌尿系感染史
E．婚姻月经史

118．该患者体格检查不可能出现的体征是
A．血压下降
B．心率增快
C．肠鸣音亢进
D．右下腹压痛、反跳痛
E．腹部移动性浊音阳性

B型题

（1～5题共用备选答案）
A．全腹膨隆
B．局部膨隆
C．全腹凹陷
D．局部凹陷
E．全腹平坦

1．腹腔内有大量积液时的腹部外形是
2．幽门梗阻胃扩张时的腹部外形是
3．肠梗阻或肠麻痹造成腹腔大量积气时的腹部外形是
4．足月妊娠时的腹部外形是
5．慢性消耗性疾病晚期时的腹部外形是

（6～10题共用备选答案）
A．肾上腺皮质功能减退
B．重症急性胰腺炎（Cullen征）
C．多发性神经纤维瘤

D．血色病
E．重症急性胰腺炎（Grey-Turner 征）
6．皮肤皱褶处有褐色素沉着见于的疾病是
7．左腰部皮肤呈蓝色见于的疾病是
8．脐周围或下腹壁发蓝见于的疾病是
9．腹部和腰部不规则的斑片状色素沉着见于的疾病是
10．皮肤散在点状深褐色色素沉着见于的疾病是

（11 ~ 13 题共用备选答案）
A．阑尾手术
B．脾切除术
C．胆囊手术
D．结肠手术
E．胃手术
11．左上腹弧形切口的手术是
12．右下腹 McBurney 切口瘢痕的手术是
13．上腹直肌旁切口的手术是

（14 ~ 16 题共用备选答案）
A．500ml
B．3000 ~ 4000ml
C．1000ml
D．120ml
E．300ml
14．能够出现移动性浊音时，腹腔内游离腹水至少应超过
15．能够出现液波震颤时，腹腔内游离腹水至少应超过
16．用叩听法可以鉴定出游离腹水时，腹腔内游离腹水至少应超过

（17 ~ 21 题共用备选答案）
A．腰部膨隆
B．右下腹膨隆
C．上腹中部膨隆
D．左下腹膨隆
E．脐部膨隆
17．多囊肾时的腹部外形是
18．肾盂大量积水时的腹部外形是
19．胃扩张时的腹部外形是
20．阑尾周围脓肿时的腹部外形是
21．降结肠和乙状结肠肿瘤时的腹部外形是

（22 ~ 24 题共用备选答案）
A．肠系膜静脉阻塞
B．下肢静脉阻塞
C．门静脉高压
D．上腔静脉阻塞
E．下腔静脉阻塞
22．引起腹部曲张静脉血流方向自下而上的疾病是
23．引起腹部曲张静脉血流方向自上而下的疾病是
24．腹部曲张静脉血流方向是脐以上向上，脐以下向下，可见于的疾病是

（25 ~ 31 题共用备选答案）
A．肝浊音界消失
B．肝浊音界缩小
C．肝浊音界扩大
D．肝浊音界下移
E．肝浊音界上移
25．多囊肝时的腹部体征是
26．急性肝坏死时的腹部体征是
27．急性胃肠穿孔时的腹部体征是
28．间位结肠时的腹部体征是
29．右下肺不张时的腹部体征是
30．右侧张力性气胸时的腹部体征是
31．膈下脓肿时的腹部体征是

（32 ~ 36 题共用备选答案）
A．紫纹
B．斑片状色素沉着
C．Cullen 征
D．白色腹纹
E．瘢痕
32．妊娠后期的腹部体征是
33．Cushing 病的腹部体征是

34．长期服用糖皮质激素者的腹部体征是
35．肥胖者的腹部体征是
36．Cushing 综合征的腹部体征是

（37 ~ 38 共用备选答案）
A．癌性
B．脐尿管未闭
C．结核性炎症
D．化脓性炎症
E．大量腹水
37．脐部溃疡呈坚硬固定而突出时，见于的情况是
38．脐部分泌物呈水样，有尿臊味时，见于的情况是

（39 ~ 40 题共用备选答案）
A．腹壁揉面感
B．板状腹
C．腹壁局部紧张度减低
D．全腹紧张度减低
E．腹部饱满
39．癌性腹膜炎时的腹部体征是
40．急性弥漫性腹膜炎时的腹部体征是

X 型题

1．肝肿大常见于的疾病包括
A．病毒性肝炎
B．脂肪肝
C．Budd-Chiari 综合征
D．晚期肝硬化
2．下列属于左侧大肠癌较典型临床表现的是
A．直肠指检可摸到肿块
B．右腹肿块
C．粪便糊状
D．肠梗阻
3．下列属于右侧大肠癌较典型临床表现的是
A．右腹肿块
B．粪便糊状
C．直肠指检多可触到肿块
D．肠梗阻
4．腹部听诊搔弹音可用于
A．协助测定肝下缘
B．检查微量腹水
C．确定扩张的胃界
D．检查血管杂音
5．乙状结肠内粪块的触诊特点包括
A．排便或洗肠后包块移位或消失
B．光滑索条状
C．可无压痛或有轻压痛
D．可被手指推动
6．出现振水音的情况包括
A．幽门梗阻
B．胃扩张
C．正常人餐后
D．正常人饮较多液体
7．下列能够引起溶血性黄疸的疾病包括
A．蚕豆病
B．毒蛇咬伤
C．海洋性贫血
D．毒蕈中毒
8．腹部分区的常用分法包括
A．四区分法
B．六区分法
C．七区分法
D．九区分法
9．急性出血性胰腺炎可能出现的腹部体征包括
A．白色腹纹
B．腹内疝
C．Grey-Turner 征
D．Cullen 征
10．可引起弥漫性肝肿大的疾病包括
A．肝炎
B．白血病
C．血吸虫病
D．华支睾吸虫病
11．可引起肝缩小的疾病包括

A．急性肝坏死
B．亚急性肝坏死
C．门脉性肝硬化晚期
D．肝脓肿

12．**不引起**肝呈分叶状似香蕉的疾病包括
A．肝癌
B．肝脓肿
C．肝包虫病
D．肝梅毒

13．肝包虫病可出现的体征包括
A．肝震颤
B．局限性肝肿大
C．弥漫性肝肿大
D．肝缩小

14．脾大时的测量线包括
A．甲乙线（第Ⅰ线）
B．甲丙线（第Ⅱ线）
C．丁戊线（第Ⅲ线）
D．乙丙线（第Ⅳ线）

15．引起脾高度肿大且表面光滑者的疾病包括
A．骨髓纤维化
B．黑热病
C．慢性疟疾
D．慢性粒细胞白血病

16．能够触及胆囊的情况包括
A．胆囊癌
B．胆囊结石
C．急性胆囊炎
D．胰头癌

17．可引起肾肿大的疾病包括
A．慢性肾功能不全
B．肾盂积水
C．肾盂积脓
D．肾肿瘤

18．当肾和尿路有炎症时，可出现压痛点的部位包括
A．季肋点
B．上输尿管点
C．中输尿管点
D．脊肋点

19．可引起膀胱胀大的情况包括
A．前列腺肥大
B．前列腺癌
C．截瘫
D．昏迷患者

20．正常腹部可以触及到的包块包括
A．腹直肌腱划
B．胃
C．腰椎椎体
D．骶骨岬

21．可引起肾区叩痛的疾病包括
A．肾炎
B．肾结石
C．肾结核
D．肾盂肾炎

22．胃溃疡的主要并发症包括
A．出血
B．穿孔
C．癌变
D．幽门梗阻

23．门静脉高压的主要临床表现包括
A．脾大
B．侧支循环的建立和开放
C．腹水
D．肝性脑病

24．根据发生的基本原因，肠梗阻的类型包括
A．机械性肠梗阻
B．动力性肠梗阻
C．血管性肠梗阻
D．单纯性肠梗阻

25．根据肠壁有无循环障碍，肠梗阻的类型包括
A．机械性肠梗阻
B．动力性肠梗阻
C．绞窄性肠梗阻
D．单纯性肠梗阻

26．根据肠梗阻的程度，肠梗阻的类型

包括
A．完全性肠梗阻
B．动力性肠梗阻
C．血管性肠梗阻
D．不完全性肠梗阻
27．腹部包块的常见原因包括
A．实质脏器的病理性肿大
B．空腔脏器的扩张
C．炎症性肿块
D．肿瘤
28．便血伴有皮肤黏膜出血可见于的疾病是
A．流行性出血热
B．过敏性紫癜
C．血友病
D．肠套叠
29．服用下列哪些药物可以使粪便颜色变黑
A．双八面蒙脱石
B．活性炭
C．果胶铋
D．硫酸亚铁
30．便血伴有腹部肿块可见于的疾病是
A．肠结核
B．结肠癌
C．肠套叠
D．肠道恶性淋巴瘤
31．腹痛发生的基本机制包括
A．内脏性腹痛
B．躯体性腹痛
C．牵涉痛
D．感觉性腹痛
32．腹痛的问诊要点包括
A．诱因
B．性质
C．部位
D．严重程度
33．引起肠鸣音减弱的情况包括
A．老年性便秘
B．腹膜炎
C．低血钾
D．消化道大出血
34．先天性非溶血性黄疸包括
A．Gilbert 综合征
B．Dubin-Johnson 综合征
C．Rotor 综合征
D．Crigler-Najjar 综合征
35．呕吐咖啡渣样物不属于因为血红蛋白与胃酸在胃里形成的是
A．碱式硫酸铁
B．硫化亚铁
C．氧化铁
D．酸化正铁血红蛋白
36．呕吐化学感受器触发带能够接受化学物质或药物的刺激，并由此发出神经冲动，传至呕吐中枢再引起呕吐，这些化学物质或药物包括
A．阿扑吗啡
B．依米丁（吐根素）
C．地高辛
D．青霉素
37．呕吐是一个复杂的反射动作，其过程包括的阶段是
A．恶心
B．干呕
C．呕吐
D．呕血
38．下列可能引起恶心与呕吐的疾病是
A．急性胃扩张
B．幽门梗阻
C．青光眼
D．急性胰腺炎
39．在正常情况下，不能触及的腹腔器官包括
A．横结肠
B．盲肠
C．胰腺
D．胃
40．典型的腹膜炎三联征是
A．移动性浊音阳性

B．腹壁肌紧张
C．腹部压痛
D．反跳痛

41．可引起胃泡鼓音区明显缩小或消失的情况包括
A．脾大
B．急性胃扩张
C．胃溃疡
D．心包积液

四、问答题

1．腹部体检常用的分区法有哪两种？
2．腹部四区分法中，右上腹部所包含的主要脏器有哪些？
3．腹部九区分法中，中腹部所包含的主要脏器有哪些？
4．简述上、下腔静脉阻塞时及门静脉高压时腹部曲张静脉的血流方向。
5．腹部触诊可及肿物时应注意肿物的哪些事项？
6．简述对肝脏质地的三度描述。
7．写出四种可出现肾区叩击痛的相关疾病。
8．简述消化性溃疡典型上腹痛的特点。
9．什么是 Traube 鼓音区？影响其大小的因素有哪些？
10．简述移动性浊音产生的原因和检查方法。
11．中枢性呕吐的常见原因是什么？
12．肠道疾病引起呕吐的特点是什么？
13．上消化道疾病引起呕吐的常见原因有哪些？
14．呕吐咖啡样物说明什么？
15．呕血时如出血量大于血容量 30% 时有哪些表现？
16．急性肠道疾病引起的急性腹泻有几类？
17．隐性黄疸是指什么？
18．消化性溃疡的腹痛特点是什么？
19．小肠梗阻的类型及腹痛特点有哪些？
20．胰腺癌的腹痛特点有哪些？
21．简述腹部的范围。
22．如何鉴别腹部的局部膨隆是腹壁上的肿块还是腹腔内的原因？
23．肝脏触诊中，如何鉴别易于误诊为肝下缘的其他腹腔内容物？
24．正常腹部可以触到的包块有哪些？
25．简述巨大卵巢囊肿和腹水的鉴别。
26．胃十二指肠溃疡的主要并发症是什么？
27．根据发生的基本原因，肠梗阻分为几种类型？
28．肝硬化门静脉高压时形成的主要侧支循环有哪几条？
29．慢性发作性上腹痛是消化性溃疡的主要症状，它的发生机制是什么？
30．胃溃疡和十二指肠溃疡腹痛的区别有哪些？
31．从病理生理学的角度腹泻分为哪几类？
32．门静脉高压的主要临床表现是什么？

33．急性胰腺炎腹痛的机制是什么？

34．上消化道出血的主要临床表现是什么？

参考答案

一、名词解释

1．髂前上棘：髂前上棘是髂嵴前方突出点，是腹部九区分法的标志和骨髓穿刺的部位。

2．腹部四区分法：这是目前常用的腹部分区的两种方法之一。通过脐画一水平线与一垂直线，两线相交将腹部分为四区，即左、右上腹部和左、右下腹部。各区所包含主要脏器，对临床有重要指导意义。

3．scaphoid abdomen：舟状腹，严重时前腹壁凹陷几乎贴近脊柱，肋弓、髂嵴和耻骨联合显露，使腹外形如舟状，称舟状腹，见于恶病质，如结核病、恶性肿瘤等慢性消耗性疾病。

4．板状腹：急性腹膜炎时产生全腹性腹肌紧张，以致腹壁强直，触诊如同木板，故称板状腹。

5．揉面感：慢性弥漫性结核性腹膜炎使腹壁肌紧张性增高。腹部触诊有轻度抵抗感，如揉面团一样，故称揉面感。

6．腹部压痛：用手按压有病变的腹部引起疼痛，称为腹部压痛。

7．反跳痛：检查腹部有压痛时，如突然将手抬起病人腹痛加剧，称反跳痛。

8．Murphy sign：墨菲征，又称胆囊触痛征，医生左手掌放在病人的右肋缘部，将拇指放在腹直肌外缘与肋弓交界处，首先以拇指中度压力按压腹壁，然后让病人深吸气，此时膈肌下降，肿大的胆囊碰到触诊的拇指，使病人因疼痛而突然屏气，称为墨菲征阳性，是急性胆囊炎的典型体征。

9．胃泡鼓音区（Traube 鼓音区）：叩诊时病人采取仰卧或侧卧位。胃泡鼓音区位于左胸下方，上界为膈及肺下缘，下界为肋弓，左界为脾，右界为肝左缘，呈半圆形鼓音区，称为胃泡鼓音区。

10．移动性浊音：当腹腔内有中等量以上腹水时让病人取仰卧位，腹部两侧因腹水沉积而叩诊呈浊音，腹中部因肠管漂浮在液面上叩诊呈鼓音；让病人侧卧位时，因腹水积于下部，肠管上浮，故下部叩诊呈浊音，上侧腹部转为鼓音。此种因体位不同而出现浊音区变动的现象，称移动性浊音。

11．肠鸣音：当肠蠕动时，肠内气体积液随之流动，产生一种断断续续的咕噜音称肠鸣音。

12．振水音：让病人采取仰卧位，将听诊器体件放在上腹部，医生用稍弯曲的手指在病人上腹部做连续迅速的冲击动作，如听到胃内气体与液体相撞击而产生的声音，称为振水音。

13．浅触诊：浅触诊是医生以右手通过轻柔的腹部触诊方法，检查了解腹部的压痛、肌肉的抵抗，触知某些浅表器官和包块。另一方面也可以避免病人的紧张。

14．深触诊：方法同浅触诊，检查者以手指的掌面施加一定的压力。当触诊困难时也可用一手压在另一手的上面。

15．尺压试验：此检查系病人取仰卧位时，用一硬尺横置于腹壁上，检查者两手将尺下压，若为卵巢囊肿，将可感觉到腹主动脉搏动经囊肿传到硬尺，使硬尺产生有节奏的跳动；若无此种跳动，则提示为腹水。

16．frog belly：蛙腹，这是形容当腹腔内有大量积液时，平卧位的腹壁松弛，液体下沉于腹腔两侧，致腹部呈扁而宽状。

17．pneumoperitoneum：气腹，系指积气在腹腔内，见于胃肠道穿孔或人工气腹。

18．Grey-Turner sign：Grey-Turner 征，因腹腔内大出血而致脐周或下腹壁发蓝征象，见于重症急性胰腺炎或宫外孕破裂。

19．Courvoisier sign：库瓦西耶征，这是指胰头癌压迫胆总管导致胆道阻塞，黄疸进行性加深，胆囊也显著肿大，但无压痛，也称为无痛性胆囊增大征。

20．costovertebral angle：脊肋角，脊部两侧第 12 肋骨与脊柱的交角，常为检查肾叩痛的位置。

21．呕血：是上消化道疾病或全身性疾病所致 Treitz 韧带以上的消化道出血，血液经口腔呕出。

22．粪隐血：少量消化道出血不造成粪便颜色改变，须经隐血试验才能确定者，称为粪隐血。

23．diarrhea：腹泻，指排便次数增多，粪质稀薄，或带有黏液、脓血或未消化的食物。腹泻可分为急性与慢性两种，超过两个月者属慢性腹泻。

24．黄疸：是指由于胆红素代谢障碍，致血液中胆红素浓度增高，引起巩膜、黏膜、皮肤、体液及其他组织发黄现象。

25．Rotor 综合征：系由肝细胞对摄取非结合胆红素（NCB）和排泄结合胆红素（CB）存在先天性障碍致血中胆红素增高而出现黄疸。

26．Dubin-Johnson 综合征：系由肝细胞对结合胆红素（CB）及某些阴离子（如靛青绿、X 线造影剂）向毛细胆管排泄发生障碍，致血清 CB 增加而发生的黄疸。

二、填空题

1．升结肠　空肠　右肾
2．胃　结肠脾曲　胰尾　脾　左肾　左肾上腺
3．四区　九区
4．上　下
5．自上而下　自下而上
6．幽门　肠
7．揉面感
8．部位　大小　质地　形态　压痛　搏动　移动度　腹壁和皮肤
9．摩擦
10．3　质软如触唇　质韧如触鼻尖　质硬如触前额
11．双手　单手
12．甲乙（Ⅰ）　甲丙（Ⅱ）　丁戊（Ⅲ）
13．墨菲（Murphy）　急性胆囊炎
14．9 ~ 11
15．肝炎　肝脓肿　肾炎　肾盂肾炎
16．10
17．慢性　周期性　节律性
18．代偿　非代偿（或失代偿期）
19．慢　结核性腹膜炎
20．体　全心衰竭　右心衰竭　心包炎
21．4 ~ 5　10　数分钟听到 1 次
22．前庭器官
23．幽门梗阻
24．颅内压增高　青光眼
25．肝硬化门静脉高压　消化性溃疡
26．里急后重
27．直肠、结肠癌
28．2 个月
29．乙状结肠　直肠
30．溶血性黄疸
31．非结合
32．结合　非结合
33．总胆红素　结合
34．摄取　与葡萄糖醛酸结合　排出
35．阴
36．结合
37．7.5　250
38．诱因和缓解因素（provocative-palliative）　性质（quality）　部位（region）　严重程

度（severity） 时间特点（temporal characteristics）

三、选择题

A 型题

1. B	2. B	3. A	4. D	5. C	6. D	7. A	8. A
9. B	10. C	11. D	12. C	13. C	14. B	15. C	16. A
17. B	18. A	19. A	20. A	21. B	22. D	23. A	24. B
25. B	26. E	27. C	28. D	29. A	30. A	31. D	32. A
33. E	34. D	35. A	36. D	37. C	38. D	39. C	40. B
41. B	42. D	43. C	44. C	45. C	46. E	47. A	48. B
49. E	50. D	51. B	52. A	53. C	54. E	55. A	56. B
57. C	58. B	59. E	60. C	61. B	62. B	63. C	64. B
65. A	66. C	67. A	68. D	69. C	70. B	71. D	72. D
73. A	74. B	75. C	76. E	77. B	78. D	79. A	80. B
81. B	82. D	83. B	84. D	85. B	86. A	87. D	88. E
89. E	90. D	91. D	92. D	93. D	94. D	95. D	96. B
97. D	98. B	99. C	100. A	101. D	102. B	103. C	104. B
105. A	106. A	107. B	108. B	109. E	110. C	111. D	112. B
113. A	114. A	115. C	116. A	117. E	118. C		

B 型题

1. A	2. B	3. A	4. A	5. C	6. A	7. E	8. B
9. C	10. D	11. B	12. A	13. C	14. C	15. B	16. D
17. A	18. A	19. C	20. B	21. D	22. E	23. D	24. C
25. C	26. B	27. A	28. B	29. E	30. D	31. C	32. D
33. A	34. A	35. D	36. A	37. A	38. B	39. A	40. B

X 型题

1. ABC	2. AD	3. AB	4. ABC	5. ABCD	6. ABCD
7. ABCD	8. AD	9. CD	10. ABCD	11. ABC	12. ABC
13. AB	14. ABC	15. ABCD	16. ABCD	17. BCD	18. ABCD
19. ABCD	20. ACD	21. ABCD	22. ABCD	23. ABC	24. ABC
25. CD	26. AD	27. ABCD	28. ABC	29. BCD	30. ABCD
31. ABC	32. ABCD	33. ABC	34. ABCD	35. ABC	36. ABC
37. ABC	38. ABCD	39. CD	40. BCD	41. ABD	

四、问答题

1．腹部体检常用的分区法有：四区法和九区法。

2．腹部四区分法中，右上腹部所包含的主要脏器：肝、胆囊、幽门、十二指肠、小肠、胰头、右肾上腺、右肾、结肠肝曲、部分横结肠、腹主动脉、大网膜。

3．腹部九区分法中，中腹部所包含的主要脏器：十二指肠、空肠、回肠、下垂的胃或横结肠、肠系膜及淋巴结、输尿管、腹主动脉、大网膜。

4．上腔静脉阻塞时，腹壁曲张静脉的血流方向是自上而下；下腔静脉阻塞时，曲张静脉的血流方向是自下而上。门静脉高压时曲张静脉的血流方向是脐以上向上，脐以下向下。

5．腹部触及肿物时应注意肿物的事项：部位、大小、表面形态、质地、压痛、移动度、搏动感和与附近脏器的关系。

6．肝脏质地的三度描述：① 1 度，质软如触口唇感；② 2 度，质韧如触鼻尖感；③ 3 度，质硬如触前额感。

7．可出现肾区叩击痛的相关疾病：肾炎、肾盂肾炎、肾结核、肾结石和肾周围炎。

8．消化性溃疡典型上腹痛的特点：慢性、周期性、节律性。

9．Traube 鼓音区：也称为胃泡鼓音区。叩诊时采用指指叩诊法，被检查者采用平卧位或右侧卧位，胃泡鼓音区位于左胸下方，上界为膈及肺下缘，下界为肋弓，左为脾，右为肝左叶。胃泡增大时，胃泡鼓音区扩大，如幽门不完全梗阻，急性胃扩张。正常情况下 Traube 间隙的大小与胃泡和结肠含气多少有关，同时也受邻近器官和组织的影响，特别应注意胃和结肠内的液体和固体，同样引起 Traube 间隙的浊音。

10．移动性浊音产生的原因：当腹腔内有较多的游离腹水时，因重力关系，液体多潴留或积聚在腹腔的低处，故此处叩诊为浊音。检查方法：检查时让病人先取仰卧位，腹中部因肠管内含气而浮在液面，叩诊呈鼓音，双侧腹侧呈浊音。当分别转向侧位时，则在下方的腹部叩诊为浊音，且浊音区扩大，而侧卧时上方的一侧叩诊为鼓音。这种因体位不同而出现的浊音区变化现象，称为移动性浊音。

11．中枢性呕吐的常见原因为：①颅内压增高；②前庭功能障碍；③药物和化学毒性作用；④代谢与内分泌障碍；⑤精神性呕吐。

12．肠道疾病引起呕吐的特点：多与进食无关，一般先有恶心后呕吐，吐后不感轻松。

13．上消化道疾病引起呕吐的常见原因：①食管疾病；②胃与十二指肠疾病；③肝、胆疾病；④胰腺疾病。

14．呕吐咖啡样物的临床意义：当出血量少或在胃内停留时间长时，由于胃酸作用，血红蛋白与盐酸化合生成酸化正铁血红蛋白，使呕吐物呈咖啡色。

15．呕出血量大于血容量 30% 时可出现周围循环衰竭的表现，如脉搏弱、血压下降、呼吸加快等。

16．急性肠道疾病引起的腹泻有两类：①各种微生物因素引起的肠道炎症；②细菌性食物中毒。

17．隐性黄疸：血中胆红素浓度高于正常范围，而临床上无黄疸者称隐性黄疸。

18．消化性溃疡的腹痛特点：典型表现为慢性、周期性、节律性上腹痛。慢性是指病程很长，几年甚至十几年。周期性是指周期性发病而且与季节有关。节律性是指与饮食有关。若合并慢性胃炎、胃癌时，这种典型症状即消失。若溃疡穿孔发生，酸性胃液进入腹腔引起急性腹膜炎，突然发生腹部剧烈的疼痛，初在上腹部，后即波及全腹。由于横膈受累，可引起肩部疼痛；由于小网膜受累，可引起后背痛。

19．小肠梗阻的类型分为：机械性、麻痹性和绞窄性 3 种。引起梗阻的原因很多，但常见者为粘连、肠扭转及肠套叠。小肠梗阻表现为典型的肠绞痛。腹痛多突然发生，逐渐加剧而达高峰，持续几分钟缓解，间隔几分钟又发作。发作时肠鸣音亢进，可出现肠型、肠蠕动波。如绞痛呈持续性，则有绞窄的可能。麻痹性肠梗阻，主要表现为腹胀，疼痛常不明显，肠鸣音减弱或消失。

20．胰腺癌的腹痛特点：胰腺癌引起的腹痛有不同的临床表现。一种为阵发性剧烈的上腹痛，并可放射至肩胛区，如同胆绞痛。一种为上腹部持续性钝痛，疼痛多不剧烈，饭后明显。另一种为上腹部严重的钝痛，放射到后背、后腰、两季肋部，夜间加重，坐起、蹲位、侧卧、两腿屈曲比较舒适。

21．腹部的范围：上起横膈，下至骨盆，前面及侧面为腹壁，后面为脊柱及腰肌。

22．鉴别腹部的局部膨隆是腹壁上的肿块还是腹腔内的原因的方法：嘱患者从枕上抬头，使腹壁肌肉紧张，如肿块更加明显，说明是在腹壁上；反之不明显或消失，说明肿块在腹腔内，被收缩变硬的腹肌所掩盖。

23．肝脏触诊中，鉴别易于误诊为肝下缘的其他腹腔内容物时，发现横结肠，横行索条物，可用滑行触诊法于上腹部或脐水平触到，与肝缘感觉不同；腹直肌腱划，左右两侧对称，不随呼吸移动，不超过腹直肌外缘；右肾下极，位置较深，边缘圆钝，触诊手指不能探入其后掀起下缘。

24．正常腹部可以触到的包块：腹直肌肌腹及腱划、腰椎椎体及骶骨岬、乙状结肠粪块、横结肠、盲肠。

25．巨大卵巢囊肿和腹水的鉴别：卵巢囊肿所致浊音于仰卧时常在腹中部，鼓音区则在腹部两侧；卵巢囊肿浊音不呈移动性；尺压试验鉴别。

26．胃十二指肠溃疡的主要并发症：出血、穿孔、幽门梗阻、癌变。

27．根据发生的基本原因，肠梗阻分为：机械性肠梗阻、动力性肠梗阻、血管性肠梗阻。

28．肝硬化门静脉高压时形成的主要侧支循环：经胃冠状静脉、食管静脉、奇静脉而入上腔静脉，经再通的脐静脉、腹壁静脉、胸廓内静脉与上腔静脉相连，门静脉系统的直肠上静脉与腔静脉系统的直肠下静脉及肛门静脉吻合。

29．慢性发作性上腹痛是消化性溃疡的主要症状，它的发生机制是：溃疡及其周围组织的炎症病变和血管充血可提高局部内感受器的敏感性，使对胃酸刺激的痛阈降低；局部肌力增高或痉挛；胃酸对溃疡面的刺激；浆膜面受侵。

30．胃溃疡和十二指肠溃疡腹痛的区别：胃溃疡的疼痛部位多在上腹部正中或偏左，十二指肠溃疡的腹痛则位于上腹部偏右或脐周；胃溃疡疼痛多在餐后 1/2 ～ 2 小时出现，至下一餐前消失，即进餐 - 疼痛 - 缓解，十二指肠溃疡的疼痛多在餐后 3 ～ 4 小时出现，持续至下次进餐后缓解，即疼痛 - 进餐 - 缓解。

31．从病理生理学的角度腹泻分为：渗透性腹泻、分泌性腹泻、渗出性腹泻、胃肠运动功能异常性腹泻。

32．门静脉高压的主要临床表现：脾大、侧支循环的建立和开放、腹水。

33．急性胰腺炎腹痛的机制是：胰腺的急性水肿，炎症刺激和牵拉包膜上的神经末梢；胰腺的炎性渗出液和胰液外溢刺激腹膜和腹膜后组织；胰腺炎症累及肠道；胰管阻塞或伴胆囊炎、胆石病。

34．上消化道出血的主要临床表现：呕血和黑粪、失血性周围循环衰竭、血象变化、发热、氮质血症。

第七章　生殖器、肛门、直肠、脊柱与四肢及神经系统检查

应试习题

一、名词解释

1．阴囊疝
2．chancre
3．隐睾症
4．external hemorrhoid
5．肘膝位
6．koilonychia
7．acropachy
8．acromegaly
9．浮髌试验
10．tremor
11．chorea
12．Hoffmann 征
13．Brudzinski 征

二、填空题

1．包茎易引起__________、包皮嵌顿，甚至诱发__________。

2．前列腺触诊：前列腺肿大，表面光滑、质韧、无压痛，多见于__________。前列腺肿大伴明显压痛，多见于____________。前列腺肿大，质硬且可触及坚硬结节者，多见于__________。

3．肛门与直肠检查时常采取的体位包括________、________、________、________。

4．睾丸未降入阴囊内称为__________。

5．腰骶椎的特殊试验有__________、__________、__________、__________、________。

6．脊柱胸段后凸常见于__________、__________、__________、__________、外伤致脊柱压缩性骨折、Scheuerman 病。

7．姿势性侧凸的原因：__________、__________、__________、__________。

8．位听神经包括__________和__________。

9．肌张力是指静息状态下的肌肉紧张度，以__________和__________作为判断。肌张力增高分为__________和__________两种。

10．神经反射弧包括__________、__________、__________、__________和__________。

三、选择题

A 型题

1．一侧睾丸肿大，最常考虑的病因是

A．白血病细胞浸润
B．流行性腮腺炎

C．急性睾丸炎
D．淋病
E．结核
2．下列属于男性内生殖器的是
A．阴茎
B．睾丸
C．附睾
D．精囊
E．精索
3．最适用于检查直肠脱出的体位是
A．肘膝位
B．左侧卧位
C．截石位
D．仰卧位
E．蹲位
4．杵状指见于的疾病是
A．类风湿关节炎
B．慢性肺脓肿
C．支原体肺炎
D．直肠癌
E．Reiter 综合征
5．一侧杵状指见于的疾病是
A．同侧外伤
B．慢性肺脓肿
C．同侧淋巴回流障碍
D．直肠癌
E．同侧锁骨下动脉瘤
6．临床表现有匙状甲的疾病是
A．类风湿关节炎
B．缺铁性贫血
C．支原体肺炎
D．直肠癌
E．硬皮病
7．象皮肿见于的疾病是
A．肾病综合征
B．丝虫病
C．肺心病
D．甲状腺功能减退症
E．重度营养不良
8．腕关节腱鞘滑膜炎可有的体征是
A．关节部位质硬结节，不能推动
B．关节部位柔软结节，可有压痛
C．局部水肿
D．关节变形
E．易破溃的结节
9．爪形手见于的疾病是
A．马方综合征
B．丝虫病
C．肺心病
D．脊髓空洞症
E．类风湿关节炎
10．第一对脑神经是
A．嗅神经
B．视神经
C．动眼神经
D．迷走神经
E．副神经
11．主要负责面部感觉的神经是
A．三叉神经
B．视神经
C．动眼神经
D．迷走神经
E．面神经
12．主要支配面部表情的神经是
A．三叉神经
B．视神经
C．动眼神经
D．迷走神经
E．面神经
13．一侧下肢水肿见于的疾病是
A．患侧下肢静脉血栓
B．肝硬化
C．患侧下肢动脉栓塞
D．肾病综合征
E．甲状腺功能减退症
14．一侧动眼神经损伤，可造成的瞳孔对光反射异常是
A．患侧直接、间接对光反射消失
B．对侧直接、间接对光反射消失
C．患侧直接对光反射、对侧间接

对光反射消失
D．两侧直接对光反射均消失
E．两侧间接对光反射均消失

15．一侧视神经损伤，可造成的瞳孔对光反射异常是
A．患侧直接、间接对光反射消失
B．对侧直接、间接对光反射消失
C．患侧直接对光反射、对侧间接对光反射消失
D．两侧直接对光反射均消失
E．患侧间接对光反射、对侧直接对光反射消失

16．支配面部表情肌和具有味觉功能的脑神经是
A．三叉神经
B．视神经
C．动眼神经
D．迷走神经
E．面神经

17．引起伸舌偏斜的脑神经损伤是
A．舌咽神经
B．副神经
C．舌下神经
D．迷走神经
E．面神经

18．肝豆状核变性可见的表现是
A．不随意运动
B．偏瘫
C．截瘫
D．大汗
E．剧烈腹痛

19．可引起手足搐搦的情况是
A．高钠血症
B．代谢性酸中毒
C．脑炎
D．低钙血症
E．震颤麻痹

20．神经系统主要负责共济运动功能的部分是
A．大脑
B．小脑
C．延髓
D．迷走神经
E．交感神经

21．肱三头肌反射的中枢位于的部位是
A．颈髓 3 ~ 4 节
B．颈髓 5 ~ 6 节
C．颈髓 7 ~ 8 节
D．胸髓 1 ~ 2 节
E．胸髓 3 ~ 4 节

22．与 Babinski 征意义相同的病理征是
A．Gordon 征
B．Brudzinski 征
C．Kernig 征
D．Lasegue 征
E．跖反射

23．支配咀嚼运动的脑神经是
A．三叉神经
B．视神经
C．动眼神经
D．迷走神经
E．面神经

24．与跖反射检查手法相同的体征是
A．Gordon 征
B．Brudzinski 征
C．Kernig 征
D．Lasegue 征
E．Babinski 征

25．Lasegue 征又称
A．闭目难立征
B．Brudzinski 征
C．Kernig 征
D．Babinski 征
E．直腿抬高试验

26．交感神经兴奋可引起的表现是
A．多汗
B．胃肠蠕动加快
C．支气管分泌黏液增多
D．唾液增多
E．皮肤血管扩张

27．眼心反射是检查
A．眼压
B．自主神经反射
C．躯体神经反射
D．心律失常类型
E．冠状动脉功能

28．在卧立位试验中，由卧位到立位心率增加超过多少为交感神经兴奋性增高的指标
A．3 ~ 5 次 / 分
B．5 ~ 9 次 / 分
C．10 ~ 12 次 / 分
D．12 ~ 20 次 / 分
E．20 次 / 分以上

29．男，20 岁，自出生至今包皮不能翻起露出尿道口或龟头。此种情况称为
A．尿道下裂
B．阴茎头炎
C．包皮过长
D．阴茎癌
E．包茎

30．男，50 岁，阴茎头上发现硬节伴暗红色溃疡、易出血 2 周。应首先考虑的诊断是
A．尿道下裂
B．阴茎头炎
C．尖锐湿疣
D．阴茎癌
E．下疳

31．男，26 岁，阴囊肿大、触之有囊性感 20 天来诊。检查透光试验阳性。引起这种情况的是
A．鞘膜积液
B．附睾炎
C．阴囊疝
D．睾丸肿瘤
E．隐睾

32．男，75 岁，因排尿困难半个月来诊。肛诊检查触诊前列腺肿大、质硬，可触及坚硬结节。该患者最可能的诊断是
A．前列腺增生
B．前列腺炎
C．前列腺癌
D．前列腺结核
E．前列腺囊肿

B 型题

（1 ~ 5 题共用备选答案）
A．输精管结核
B．急性精索炎
C．精索静脉曲张
D．丝虫病
E．正常精索

1．精索触诊呈串珠样见于的情况是
2．精索触痛，局部皮肤发红见于的情况是
3．精索有蚯蚓团样感见于的情况是
4．靠近附睾的精索触及硬结见于的情况是
5．精索呈柔软的索条状、无压痛见于的情况是

（6 ~ 10 题共用备选答案）
A．鞘膜积液
B．阴囊水肿
C．阴囊疝
D．阴囊象皮肿
E．阴囊湿疹

6．肾病综合征可引起的是
7．丝虫病可引起的是
8．触之有囊样感，有时可推回腹腔的是
9．透光试验阴囊呈橙红色均质半透明状的是
10．皮肤增厚呈苔藓样伴有顽固性奇痒的是

（11 ~ 14 题共用备选答案）
A．肛裂
B．直肠周围脓肿

C．直肠息肉
D．直肠癌
E．直肠炎症
11．直肠指诊有触痛伴波动感的疾病是
12．直肠指诊触及坚硬的包块的疾病是
13．直肠指诊触及柔软、光滑而有弹性的包块的疾病是
14．直肠指诊有明显触痛及见裂口的疾病是

（15 ~ 19 题共用备选答案）
A．类风湿关节炎
B．支气管肺癌
C．脊髓空洞症
D．缺铁性贫血
E．腺垂体功能亢进
15．杵状指见于的疾病是
16．匙状甲见于的疾病是
17．肢端肥大症见于的疾病是
18．关节畸形见于的疾病是
19．爪形手见于的疾病是

（20 ~ 24 题共用备选答案）
A．肘膝位
B．截石位
C．左侧卧位
D．立位
E．蹲位
20．检查前列腺，适合的体位是
21．老年体弱患者检查肛门与直肠，适合的体位是
22．检查膀胱直肠窝，适合的体位是
23．检查直肠息肉，适合的体位是
24．检查盆腔脏器或病变，适合的体位是

（25 ~ 27 题共用备选答案）
A．眼睑不能闭合
B．上睑下垂，眼球向上、向下、向内运动障碍
C．眼球向下、向外运动减弱
D．眼球向外运动障碍
E．视物模糊
25．动眼神经损害引起的异常是
26．滑车神经损害引起的异常是
27．展神经损害引起的异常是

（28 ~ 32 题共用备选答案）
A．0 级肌力
B．1 级肌力
C．2 级肌力
D．3 级肌力
E．4 级肌力
以下分别属于：
28．肌肉可收缩，但不能产生运动
29．肢体可抬离床面，但不能抗阻力
30．能做抗阻力动作，但较正常差
31．完全瘫痪，测不到肌肉收缩
32．肢体在床面上能水平移动，但不能抬离床面

（33 ~ 36 题共用备选答案）
A．胸髓 7 ~ 12 节
B．腰髓 1 ~ 2 节
C．腰髓 3 ~ 5 节
D．骶髓 1 ~ 2 节
E．骶髓 4 ~ 5 节
33．腹壁反射消失时的病损部位是
34．提睾反射消失时的病损部位是
35．肛门反射消失时的病损部位是
36．跖反射消失时的病损部位是

（37 ~ 41 题共用备选答案）
A．颈髓 5 ~ 6 节
B．颈髓 6 ~ 7 节
C．腰髓 2 ~ 4 节
D．骶髓 1 ~ 2 节
E．骶髓 3 ~ 5 节
37．膝反射的反射中枢是
38．跟腱（踝）反射的反射中枢是
39．肱二头肌反射的反射中枢是
40．肱三头肌反射的反射中枢是
41．桡骨膜反射的反射中枢是

X 型题

1．直肠指诊可以采取的体位是
A．肘膝位
B．左侧卧位
C．仰卧位
D．蹲位

2．脊柱各段活动度最大的是
A．颈椎
B．胸椎
C．腰椎
D．骶椎和尾椎

3．类风湿关节炎的关节表现是
A．梭形关节
B．晨僵
C．游走性关节痛
D．骨质增生

4．眼球运动神经包含的脑神经是
A．滑车神经
B．视神经
C．动眼神经
D．展神经

5．下列属于浅感觉的感觉是
A．痛觉
B．震动觉
C．温度觉
D．运动觉

6．下列属于深感觉的感觉是
A．痛觉
B．震动觉
C．温度觉
D．运动觉

7．下列可引起 Lasegue 征阳性的疾病是
A．脑膜炎
B．小脑病变
C．腰椎间盘突出
D．坐骨神经痛

8．交感神经兴奋可引起的变化是
A．瞳孔散大
B．胃肠蠕动加快
C．心率加快
D．支气管收缩

9．副交感神经兴奋可引起的变化是
A．瞳孔散大
B．胃肠蠕动加快
C．心率加快
D．支气管收缩

四、问答题

1．直肠指诊时前列腺触诊的临床意义是什么？
2．直肠指诊时应注意的异常改变是什么？
3．直腿抬高试验（Lasegue 征）的检查方法和临床意义各是什么？
4．脊柱胸段后凸的常见病因及相应特点是什么？
5．简述痔的定义及分类。
6．简述脊柱叩击痛的检查手法。
7．肌力分为哪几级？
8．肱二头肌反射的检查方法如何？
9．何为阵挛？分类及其意义如何？
10．Babinski 征的检查方法和结果如何判断？
11．何为脑膜刺激征？有哪些表现出的体征？

参考答案

一、名词解释

1．阴囊疝：阴囊疝是指肠管或肠系膜经腹股沟管下降至阴囊内所形成，表现为一侧或双侧阴囊肿大，触之有囊样感，有时可推回腹腔。但患者用力咳嗽使腹腔内压增高时可再降入阴囊。

2．chancre：下疳，是指阴茎颈处单个椭圆形质硬溃疡，见于一期梅毒。

3．隐睾症：正常睾丸应在阴囊内，当阴囊触诊未触及睾丸时，应触诊腹股沟管内或阴茎根部、会阴部等处，或作超声检查腹腔，如睾丸隐藏在以上部位，称为隐睾症。

4．external hemorrhoid：外痔，位于肛管齿状线以下的直肠下静脉曲张所致，被肛管皮肤所覆盖，在肛门外口可见到紫红色柔软包块。

5．肘膝位：患者两肘关节屈曲，置于检查台上，胸部尽量靠近检查台，两膝关节屈曲成直角跪于检查台上，臀部抬高。此体位最常用于前列腺、精囊及内镜检查。

6．koilonychia：匙状甲，又称反甲。指甲中心凹陷，边缘翘起，指甲变薄，表面粗糙有条纹，常见于缺铁性贫血或某些氨基酸代谢紊乱。

7．acropachy：杵状指（趾），手指或足趾末端增生、肥厚，呈杵状膨大，指（趾）端背面皮肤与指（趾）甲构成的基底角等于或大于 180°。与肢端慢性缺氧、代谢障碍、中毒损伤有关，常见于支气管肺癌、支气管扩张等病。

8．acromegaly：肢端肥大症，成年以后发生腺垂体功能亢进，因骨骺愈合不能再长高，而造成骨末端及其韧带等软组织增生、肥大，使肢体末端异常粗大。

9．浮髌试验：患者平卧位，患肢伸直放松。检查者左手拇指和其他手指分别固定在肿胀膝关节上端两侧加压，然后用右手示指将髌骨连续向后方按压数次。按压时有髌骨与关节面的碰触感，松开时有髌骨随手的浮动感，为浮髌试验阳性。

10．tremor：震颤，为两组拮抗肌交替收缩引起的不自主动作，分为静止性震颤、动作性震颤、老年性震颤。

11．chorea：舞蹈样运动，为肢体大关节的快速、无目的、不对称的运动，类似舞蹈，睡眠时可减轻，常见于儿童风湿热。

12．Hoffmann 征：上肢锥体束征，常见于颈髓病变。检查者左手持被检者腕部，然后以右手中指与示指夹住被检者中指并向上提，使腕部处于轻度过伸位，以拇指迅速弹刮被检者的中指指甲，引起其他四指的轻度屈掌反应即为阳性。

13．Brudzinski 征：为脑膜刺激征之一。被检者仰卧，下肢伸直。检查者一手托起被检者的枕部，另一手按其胸部。当头前屈时，双髋与膝关节同时屈曲则为阳性。

二、填空题

1．尿道外口或阴茎头感染　阴茎癌
2．良性前列腺肥大　急性前列腺炎　前列腺癌
3．肘膝位　左侧卧位　仰卧位或截石位　蹲位
4．隐睾症
5．摇摆试验　拾物试验　直腿抬高试验（Lasegue 征）　屈颈试验（Linder 征）　股神经牵拉试验
6．佝偻病　胸椎结核　强直性脊柱炎　脊柱退行性变
7．发育期不良姿势　代偿性侧凸　脊髓灰质炎后遗症　坐骨神经痛
8．前庭神经　蜗神经
9．触摸肌肉的硬度　感知屈伸其肢体的阻力　痉挛性　强直性
10．感受器　传入神经元　中枢　传出神经元　效应器

三、选择题

A 型题

1．C	2．D	3．E	4．B	5．E	6．B	7．B	8．B
9．D	10．A	11．A	12．E	13．A	14．A	15．C	16．E
17．C	18．A	19．D	20．B	21．C	22．A	23．A	24．E
25．E	26．A	27．B	28．C	29．E	30．D	31．A	32．C

B 型题

1．A	2．B	3．C	4．D	5．E	6．B	7．D	8．C
9．A	10．E	11．B	12．D	13．C	14．A	15．B	16．D
17．E	18．A	19．C	20．A	21．C	22．B	23．E	24．B
25．B	26．C	27．D	28．B	29．D	30．E	31．A	32．C
33．A	34．B	35．E	36．D	37．C	38．D	39．A	40．B
41．A							

X 型题

1．ABC	2．AC	3．AB	4．ACD	5．AC	6．BD
7．CD	8．AC	9．BD			

四、问答题

1．直肠指诊时前列腺触诊的临床意义：正常前列腺，质韧而有弹性，左、右两叶之间可触及正中沟。良性前列腺肥大时正中沟消失，表面光滑、韧，无压痛及粘连，多见于老年人。前列腺肿大且有明显压痛，多见于急性前列腺炎；前列腺肿大、质硬、无压病，表面有硬结节者多为前列腺癌。前列腺触诊时可同时作前列腺按摩留取前列腺液做

化验检查。

2．直肠指诊时应注意的异常改变：①直肠剧烈触痛，常因肛裂及感染引起；②触痛伴有波动感见于肛门、直肠周围脓肿；③直肠内触及柔软、光滑而有弹性的包块，多为直肠息肉；④触及坚硬凹凸不平的包块，应考虑直肠癌；⑤指诊后指套表面带有黏液、脓液或血液，应取其涂片镜检或作细菌学检查。如直肠病变病因不明，应进一步作内镜检查，如直肠镜和乙状结肠镜（见腔镜检查），以助鉴别。

3．直腿抬高试验（Lasegue 征）：患者仰卧，双下肢平伸，检查者一手握患者踝部，一手置于大腿伸侧，分别做双侧直腿抬高动作，腰与大腿正常可达 80° ～ 90° 。若抬高不足 70° ，且伴有下肢后侧的放射性疼痛，则为阳性。见于腰椎间盘突出症，也可见于单纯性坐骨神经痛。

4．脊柱胸段后凸的常见病因有：①佝偻病：儿童起病，胸段均匀性向后弯曲，仰卧时可消失。②胸椎结核：多于青少年起病，常累及胸椎下段及腰段，由于椎体破坏、压缩，棘突明显后凸，形成成角畸形。③强直性脊柱炎：常见于成年人，脊柱胸段成弓形后凸，常有脊柱强直固定，仰卧位不能伸直。④脊柱退行性变：老年人多见，可见胸椎退行性变，椎体被压缩。

5．痔的定义及分类：痔是直肠下端黏膜下或肛管边缘皮下静脉丛扩张、曲张所致的静脉团。其分类为：①内痔：由肛管齿状线以上的直肠上静脉曲张所致，为直肠下端黏膜所覆盖，在肛门内口可查到柔软的紫红色包块，排便时突出肛门外。②外痔：由肛管齿状线以下的直肠下静脉曲张所致，被肛管周围皮肤覆盖，在肛门外口可见柔软的紫红色包块，常感疼痛。③混合痔：同时存在内、外痔。

6．脊柱叩击痛的检查方法包括：①直接叩击法：用中指或叩诊锤直接叩击各椎体棘突；②间接叩击法：患者坐位，检查者将左手掌置于患者的头顶，右手半握拳以小鱼际肌部位叩击左手背。叩击痛的部位多为病变所在。

7．肌力的分级：① 0 级：完全瘫痪；② 1 级：肌肉可收缩，但不能产生运动；③ 2 级：肢体在床面上可移动，但不能抬离床面；④ 3 级：肢体可抬离床面，但不能抗阻力；⑤ 4 级：能做抗阻力动作，但较正常差；⑥ 5 级：正常肌力。

8．肱二头肌反射的检查方法：患者前臂屈曲，检查者以左拇指置于患者肘部肱二头肌腱上，然后右手持叩诊锤叩击左拇指，可使肱二头肌收缩，前臂快速屈曲。

9．阵挛的定义、分类及其临床意义：在锥体束以上病变，深反射亢进时，用力使相关肌肉处于持续性紧张状态，若该肌肉发生节律性收缩，即为阵挛。临床意义同深反射亢进，见于锥体束损害。常见的阵挛有两种：①踝阵挛：患者仰卧，髋与膝关节稍屈，医生一手持患者小腿，一手持患者足掌前端，突然用力使踝关节背屈并维持之。阳性表现为腓肠肌与比目鱼肌发生连续性节律性收缩而致足部呈现交替性屈伸动作，系腱反射极度亢进。②髌阵挛：患者下肢伸直，医生以拇指与示指控住其髌骨上缘，用力向远端快速连续推动数次后维持推力，阳性反应为股四头肌发生节律性收缩使髌骨上下移动，意义同上。

10．Babinski 征的检查方法和结果：取位与检查跖反射一样，用竹签沿患者足底外侧缘，由后向前至小趾跟部并转向内侧，阳性反应为踇趾背伸，余趾呈扇形展开。

11．脑膜刺激征及其表现出的体征：脑膜受激惹的体征称为脑膜刺激征，见于脑膜炎、蛛网膜下腔出血和颅内高压等。表现出的体征为：颈强直、Kernig 征阳性、Brudzinski 征阳性。

第八章　临床血液学、血栓与止血检测

应试习题

一、名词解释

1．骨髓增生极度活跃
2．铁粒幼细胞
3．毛细血管脆性试验
4．prothrombin time
5．红细胞缗钱状形成
6．交叉配血试验
7．小细胞低色素性
8．Howell-Jolly 小体
9．中性粒细胞核左移
10．中毒性颗粒
11．leukemoid reaction
12．erythrocytic osmotic fragility test
13．Coombs 试验

二、填空题

1．毛细血管脆性试验阳性见于血管壁__________，血小板__________和__________。

2．检查内源性凝血系统是否异常的化验是__________、__________。

3．加正常硫酸钡吸附血浆能纠正，而加正常血清不能纠正的凝血因子缺乏是__________。

4．Ⅸ因子缺乏时加正常硫酸钡吸附血浆__________纠正，加正常血清__________纠正。

5．人类的血型系统中最重要的是__________，其次为__________。

6．在 Rh 血型系统鉴定中，含 D 抗原的红细胞为________，不含 D 抗原的为________。

7．正常成年男性红细胞数为__________，血红蛋白为__________；正常成年女性红细胞数为__________，血红蛋白为__________；正常新生儿红细胞数为__________，血红蛋白为__________。

8．单位容积循环血液中__________、__________、__________低于参考值低限，通常称为贫血。成年男性血红蛋白＜__________、成年女性＜__________即可认为有贫血。临床上根据血红蛋白减低的程度将贫血分为四级：轻度为__________，中度为__________，重度为__________，极重度为__________。

9．正常成人白细胞数为________，分类计数的百分数：中性杆状核粒细胞为________，中性分叶核粒细胞为__________，嗜酸性粒细胞为__________，嗜碱性粒细胞为________，淋巴细胞为__________，单核细胞为__________。

10．溶血性贫血时，胆红素代谢出现异常，血清非结合胆红素__________，尿中尿胆原排泄量__________，尿胆红素__________。

11．正常成人的血红蛋白有 3 种，即__________、__________、__________。

12．中性粒细胞碱性磷酸酶（NAP）活性的变化常有助于某些疾病的诊断和鉴别诊断，急性化脓性感染时NAP活性__________，病毒感染时其活性__________；慢性粒细胞白血病的NAP活性__________，类白血病反应的NAP活性__________。

三、选择题

A型题

1．骨髓检查时，"篮状细胞"多见的急性白血病类型是

A．急性巨核细胞性

B．急性淋巴细胞性

C．急性粒细胞性

D．急性单核细胞性

E．急性红白血病

2．在急性白血病的FAB分型中，属于急性早幼粒细胞白血病的是

A．M_1型

B．M_2型

C．M_3型

D．M_4型

E．M_5型

3．急性B淋巴细胞白血病的细胞免疫学标志是

A．CD19

B．CD3

C．CD7

D．CD13

E．CD33

4．骨髓红系细胞增生程度与外周血网织红细胞数不一致的是

A．急性白血病

B．再生障碍性贫血

C．骨髓增生异常综合征

D．溶血性贫血

E．缺铁性贫血

5．血清中出现单克隆免疫球蛋白（亦称M蛋白）的疾病是

A．急性粒细胞白血病

B．急性淋巴细胞白血病

C．脾功能亢进

D．霍奇金淋巴瘤

E．多发性骨髓瘤

6．血小板计数减少而骨髓中巨核细胞增多的是

A．特发性血小板减少性紫癜

B．过敏性紫癜

C．急性白血病

D．再生障碍性贫血

E．慢性白血病

7．下列与血小板聚集反应无关的是

A．ADP

B．5-HT

C．GP Ⅰb

D．GP Ⅱb

E．GP Ⅲa

8．下列作用于纤维蛋白溶解系统的是

A．AT-Ⅲ

B．t-PA

C．PC

D．PS

E．TFPI

9．APTT延长而PT正常时，缺乏的凝血因子是

A．凝血酶原

B．Ⅴ因子

C．Ⅹ因子

D．Ⅸ因子

E．Ⅶ因子

10．直接生成F1+2的凝血因子是

A．纤维蛋白原

B．凝血酶原

C．Ⅴ因子

D．Ⅹ因子

E．Ⅶ因子

11．下列引起血液黏度增高而血浆黏度不增高的是

A．多发性骨髓瘤

B．原发性巨球蛋白血症

C．糖尿病
D．高脂血症
E．真性红细胞增多症

12．Rh 血型阳性指的是
A．C 抗原
B．c 抗原
C．D 抗原
D．E 抗原
E．e 抗原

13．下列不属于形态异常的红细胞是
A．球形细胞
B．靶形细胞
C．口形细胞
D．巨红细胞
E．棘细胞

14．下列疾病均可引起中性粒细胞增多，属于反应性增多的是
A．急性感染
B．急性粒细胞白血病
C．真性红细胞增多症
D．原发性血小板增多症
E．骨髓纤维化

15．白血病细胞内不会出现棒状小体（Auer 小体）的急性白血病类型是
A．急性粒细胞白血病
B．急性单核细胞白血病
C．急性淋巴细胞白血病
D．急性早幼粒细胞白血病
E．急性粒 - 单核细胞白血病

16．下列疾病中，不会引起嗜酸性粒细胞增多的是
A．支气管哮喘
B．荨麻疹
C．寄生虫病
D．猩红热的急性期
E．伤寒的极期

17．下列疾病中，不会引起淋巴细胞增多的是
A．淋巴瘤
B．免疫缺陷性疾病
C．麻疹
D．病毒性肝炎
E．布氏杆菌病

18．网织红细胞明显增高见于
A．溶血性贫血
B．缺铁性贫血
C．巨幼细胞贫血
D．骨髓增生异常综合征
E．急性白血病

19．下列疾病中，不会引起红细胞沉降率（血沉）增快的是
A．高球蛋白血症
B．高胆固醇血症
C．真性红细胞增多症
D．恶性肿瘤
E．炎症性疾病

20．贫血病人的 MCV 68fl、MCH 26pg、MCHC 34%，贫血属于的类型是
A．正常细胞性
B．大细胞性
C．小细胞高色素性
D．小细胞低色素性
E．单纯小细胞性

21．下列能提示血管内溶血的检查是
A．红细胞寿命缩短
B．尿 Rous 试验阳性
C．网织红细胞增高
D．血胆红素增高
E．尿胆原强阳性

22．下列支持自身免疫性溶血性贫血的检查结果是
A．抗人球蛋白试验阳性
B．酸溶血试验阳性
C．蔗糖水试验阳性
D．冷热溶血试验阳性
E．高铁血红蛋白还原试验阳性

23．中性粒细胞碱性磷酸酶（NAP）活性增高见于的情况是
A．病毒性感染
B．急性粒细胞白血病

C．再生障碍性贫血
D．恶性组织细胞病
E．慢性淋巴细胞白血病

24．过氧化物酶染色弱阳性，非特异性酯酶染色阳性并能被 NaF 抑制，见于的急性白血病是
A．急性粒细胞白血病
B．急性淋巴细胞白血病
C．急性粒 - 单核细胞白血病
D．急性单核细胞白血病
E．急性巨核细胞白血病

25．下列疾病中，不会出现骨髓细胞外铁 +++ ～ ++++ 的是
A．铁粒幼细胞性贫血
B．再生障碍性贫血
C．血色病
D．骨髓增生异常综合征
E．缺铁性贫血

26．下列贫血性疾病中，最易见嗜多色性红细胞、点彩红细胞、Howell-Jolly 小体和 Cabot 环的是
A．再生障碍性贫血
B．巨幼细胞贫血
C．失血性贫血
D．溶血性贫血
E．缺铁性贫血

27．女，25 岁，反复牙龈出血和月经增多半年。查体：轻度贫血貌，巩膜无黄染，肝、脾肋下未及。化验：Hb 88g/L，WBC 4.6×10^9/L，plt 23×10^9/L，骨髓增生明显活跃，红系占 38%，巨核细胞明显增多，产板巨核细胞少，骨髓内、外铁均减少。该患者可诊断为
A．慢性 ITP
B．慢性再障
C．缺铁性贫血
D．溶血性贫血
E．慢性 ITP 并缺铁性贫血

28．男，35 岁，头晕、乏力、间断皮肤瘀点伴牙龈出血 2 年，加重 1 个月。化验：Hb 42g/L，RBC 1.4×10^{12}/L，WBC 2.5×10^9/L，Plt 30×10^9/L，骨髓增生低下，红系占 50%，未见巨核细胞，尿 Rous 试验阳性，血 Ham 试验阳性。最可能的诊断是
A．再生障碍性贫血（AA）
B．骨髓增生异常综合征
C．巨幼细胞贫血
D．阵发性睡眠性血红蛋白尿（PNH）
E．AA-PNH 综合征

29．男，46 岁，患胃溃疡 12 年，近 3 个月来疼痛加重，伴头晕、乏力、面色苍白。化验：RBC 3.2×10^{12}/L，Hb 70g/L，WBC 5.4×10^9 /L，血小板 335×10^9 /L。粪隐血（+）。下列对诊断最有意义的是
A．骨髓细胞形态学检查
B．血清铁蛋白测定
C．铁剂试验治疗
D．胃液分析
E．胃镜病理活检

30．缺铁性贫血患者服用铁剂后，血象首先表现为
A．血红蛋白先上升
B．网织红细胞先上升
C．血红蛋白和网织红细胞同时上升
D．出现幼稚红细胞
E．出现幼稚粒细胞

31．骨髓检查原始单核细胞 40%，原始粒细胞 22%，幼稚单核细胞 15%，早幼粒细胞 8%，最可能的诊断是
A．急性非淋巴细胞白血病 M_{5a}
B．急性非淋巴细胞白血病 M_{5b}
C．急性非淋巴细胞白血病 M_4
D．急性非淋巴细胞白血病 M_3
E．急性非淋巴细胞白血病 M_{2a}

32．男，56 岁，4 个月来间断发热伴腰痛。化验：Hb 96g/L，WBC 5.8×10^9/L，Plt 220×10^9/L，尿蛋白（+++），尿本周蛋白（+），血清蛋白电泳未见 M 带，血 IgG 4g/L、IgA 0.9g/L、IgM 0.6g/L、IgD 和 IgE 减低未测出，骨髓中浆细胞占 56%，X 线片见 L_4 ～ L_5 椎体压缩性骨折，诊断为多发性骨髓瘤。其最可能的类型是

A．IgG 型
B．IgA 型
C．IgM 型
D．轻链型
E．未分泌型

33．男，57 岁，1 个多月来双颈部淋巴结无痛性进行性肿大，有不规则间断发热达 38℃以上，查体：双颈部各一个 3cm × 2cm 肿大淋巴结，左腋下和右腹股沟各一个 2cm × 1cm 肿大淋巴结，均活动、无压痛。为明确诊断，首选的检查方法是

A．骨髓穿刺
B．骨髓活检
C．淋巴结活检
D．胸部 CT
E．腹部 CT

34．女，36 岁，乏力、头晕，月经量明显增多半年。化验：Hb 64g/L，RBC 3.2×10^{12}/L，WBC 8.9×10^9/L，plt 289×10^9/L，Ret 1.2%，杆状核 2%，分叶核 72%，淋巴细胞 24%，单核细胞 1%，嗜酸性粒细胞 1%。该患者下列检查结果最可能出现的是

A．血清铁降低，总铁结合力增加，血清铁蛋白减少
B．血清铁降低，总铁结合力增加，血清铁蛋白增加
C．血清铁降低，总铁结合力降低，血清铁蛋白增加
D．血清铁降低，总铁结合力降低，骨髓含铁血黄素减少
E．血清铁降低，血清铁蛋白增加，骨髓铁粒幼细胞减少

35．男，28 岁，头晕、乏力 1 个月，发热伴牙龈出血 1 周。查体：T 38℃，皮肤见散在出血点，舌尖有一血疱，浅表淋巴结未触及，巩膜无黄染，胸骨压痛（+），心肺检查未见异常，腹平软，肝脾肋下未触及。化验：Hb 95g/L，MCV 88fl，WBC 11.3×10^9/L，plt 16×10^9/L。为明确诊断，首选的检查是

A．血清铁蛋白
B．Coombs 试验
C．白细胞分类
D．PAIgG
E．抗核抗体

36．女，40 岁，低热、牙龈易出血半年。查体：全身浅表淋巴结未触及肿大，肝右肋缘下 3cm，脾肋下 10cm。化验：血 Hb 110g/L，WBC 200.2×10^9/L，plt 412×10^9/L，原粒 1%，早幼粒 3%，中幼粒 23%，晚幼粒 16%，杆状核 9%，分叶核 23%，淋巴细胞 13%，嗜酸性粒细胞 5%，嗜碱性粒细胞 7%；骨髓增生极度活跃，原粒为 2%。其诊断最可能是

A．急性粒细胞白血病
B．慢性粒细胞白血病
C．慢性淋巴细胞白血病
D．脾淋巴瘤
E．类白血病反应

37．男，32 岁，发热、全身衰竭伴皮肤出血点 2 周来诊。查体：牙龈肿胀，肝脾轻度肿大。化验：血 Hb 80g/L，WBC 20.5×10^9/L，plt 22×10^9/L；骨髓增生明显活跃，原始细胞 84%，过氧化物酶染色阳性，非特

异酯酶染色阳性，阳性反应可被氟化钠抑制。该患者最可能的诊断是
A．急性单核细胞白血病
B．急性红白血病
C．急性早幼粒细胞白血病
D．急性淋巴细胞白血病
E．急性粒细胞白血病

38．男，35岁，发热伴齿龈与鼻出血、黑便1周入院。查体：皮肤黏膜散在瘀点和大片瘀斑，可疑胸骨压痛，肝脾肋下未及，化验：血Hb 70g/L，WBC 7.9×10^9/L，幼稚细胞50%，plt 21×10^9/L；骨髓增生明显活跃，异型幼稚细胞80%，细胞较大，不规则，胞浆内有大小不等颗粒，有的重叠于细胞核上，并可见成堆棒状小体，过氧化物酶染色强阳性。该患者最可能的诊断是
A．急性单核细胞白血病
B．急性红白血病
C．急性早幼粒细胞白血病
D．急性淋巴细胞白血病
E．急性粒细胞白血病

39．女，64岁，发现右颈部包块1个月，伴发热1周入院。查体：T 38.7℃，肝肋下未及，脾肋下5cm，肿物活检病理诊断为弥漫性大细胞型淋巴瘤，B细胞来源，骨髓穿刺涂片示淋巴瘤细胞12%。该患者临床分期为
A．ⅡB
B．ⅢA
C．ⅢB
D．ⅣA
E．ⅣB

（40～42题共用题干）

女，65岁，常规体检发现脾肋下5cm。化验：血Hb 135g/L，WBC 117.9×10^9/L，分类中幼粒5%，晚幼粒12%，杆状核22%，分叶中性粒34%，嗜酸性粒细胞8%，嗜碱性粒细胞5%，淋巴细胞14%，plt 560×10^9/L，NAP（-）。

40．为确定诊断，首选的检查是
A．腹部B超
B．腹部CT
C．骨髓检查
D．肝功能
E．血清免疫球蛋白

41．进一步需检查的是
A．染色体核型
B．骨髓培养
C．骨髓活检
D．食管造影
E．同位素扫描

42．治疗最常用的是
A．泼尼松
B．羟基脲
C．环磷酰胺
D．阿糖胞苷
E．高三尖杉酯碱

（43～45题共用题干）

女，18岁，发热伴头晕、乏力和牙龈出血1周。既往体健。查体：T 38℃，皮肤见散在出血点，浅表淋巴结未触及，巩膜无黄染，心肺未见异常，胸骨有明显压痛，腹平软，肝脾肋下未触及。化验：血Hb 85g/L，MCV 88fl，WBC 3.0×10^9/L，plt 16×10^9/L。

43．该患者临床最可能的诊断是
A．急性再生障碍性贫血
B．慢性再生障碍性贫血
C．巨幼细胞贫血
D．急性白血病
E．急性特发性血小板减少性紫癜

44．对该患者抽取骨髓检查**不包括**
A．肿瘤基因PCR检测
B．染色体核型分析
C．骨髓干细胞培养
D．骨髓细胞学检查

E．骨髓细胞免疫表型

45．该患者因出血而导致死亡的最常见原因是

A．消化道出血

B．咯血

C．尿血

D．眼底出血

E．颅内出血

B 型题

（1 ～ 4 题共用备选答案）

A．造血干细胞复制和分化异常

B．DNA 合成障碍

C．血红蛋白合成障碍

D．红细胞破坏过多

E．失血

1．再生障碍性贫血是由于

2．巨幼细胞贫血是由于

3．遗传性球形细胞增多症的贫血是由于

4．月经过多引起的贫血是由于

（5 ～ 7 题共用备选答案）

A．球形细胞

B．靶形细胞

C．泪滴形细胞

D．裂细胞

E．红细胞缗钱状形成

5．海洋性贫血可见

6．骨髓纤维化可见

7．多发性骨髓瘤可见

（8 ～ 11 题共用备选答案）

A．红细胞渗透脆性试验

B．酸溶血试验

C．抗人球蛋白试验

D．冷热溶血试验

E．高铁血红蛋白还原试验

8．诊断 PNH 需做的试验是

9．诊断温抗体型自身免疫性溶血性贫血需做的试验是

10．诊断 G-6-PD 缺乏症需做的试验是

11．诊断遗传性球形细胞增多症需做的试验是

（12 ～ 15 题共用备选答案）

A．血浆 6- 酮 -PGF1$_{\alpha}$

B．P- 选择素

C．TAT

D．FPA

E．D- 二聚体

12．检测血管壁的试验是

13．检测血小板的试验是

14．检测凝血功能的试验是

15．检测纤溶活性的试验是

（16 ～ 17 题共用备选答案）

A．A_1 型

B．A_2 型

C．B 型

D．AB 型

E．O 型

16．可能被认为是“万能输血者”的血型是

17．可能被认为是“万能受血者”的血型是

X 型题

1．下列引起反应性粒细胞增多的是

A．急性溶血

B．急性失血

C．慢性粒细胞白血病

D．急性中毒

2．下列引起嗜酸性粒细胞增多的是

A．支气管哮喘

B．血吸虫病

C．恶性淋巴瘤

D．系统性红斑狼疮

3．下列引起嗜碱性粒细胞增多的是

A．慢性粒细胞白血病

B．急性粒细胞白血病

C．骨髓纤维化症

D．脾切除术后

4．下列引起淋巴细胞增多的是
A．丙种球蛋白缺乏症
B．流行性腮腺炎
C．慢性淋巴细胞白血病
D．GVHD

5．下列引起单核细胞增多的是
A．疟疾
B．噬血细胞综合征
C．淋巴瘤
D．MDS

6．中性粒细胞型类白血病反应常见于
A．肺炎球菌肺炎
B．百日咳
C．急性溶血
D．严重外伤

7．红细胞沉降率增快可见于
A．真性红细胞增多症
B．高球蛋白血症
C．高胆固醇血症
D．组织损伤及坏死

8．下列骨髓象支持 MDS 的是
A．骨髓增生常明显活跃
B．红系呈巨幼样变，可见双核、多核
C．可见小原巨核细胞
D．可见巨大畸形血小板

9．下列能反映凝血功能的试验是
A．F1+2 测定
B．FPA 测定
C．血浆内皮素 -1 测定
D．TXB_2 测定

10．A_1 亚型红细胞上的抗原有
A．A_1 抗原
B．A_2 抗原
C．A 抗原
D．B 抗原

四、问答题

1．在出血性疾病中，有关血小板检测的项目有哪些？
2．血浆 D- 二聚体检测的临床意义是什么？
3．提示溶栓治疗有效的直接检验依据是什么？
4．引起中性粒细胞病理性增多的原因是什么？
5．网织红细胞计数的临床意义是什么？
6．临床上红细胞沉降率（血沉）增快的常见原因是什么？
7．简述贫血的形态学分类标准（可列表说明）。
8．溶血性贫血时，显示红细胞破坏增加的检验依据是什么？
9．溶血性贫血时，显示红细胞代偿增生的检验依据是什么？
10．在出血性疾病中，有关血管壁检测的项目有哪些？

参考答案

一、名词解释

1．骨髓增生极度活跃：表示骨髓造血功能亢进，骨髓中有核细胞量显著增多，有核细胞与骨髓中成熟红细胞的比值为 1 ：（0.5 ～ 2），这是骨髓增生程度分级中增生程度最高的一级。

2．铁粒幼细胞：当对骨髓涂片进行铁染色时，在有核红细胞的胞浆中会看到呈蓝色的细小铁颗粒，这种含有铁颗粒的幼红细胞称为铁粒幼细胞。

3．毛细血管脆性试验：此试验是在手臂局部加压，使静脉血回流受阻，给毛细血管以负荷，检查一定范围内新出现的出血点数目来估计血管壁的完整性及其脆性。

4．prothrombin time：凝血酶原时间，这是测定在被检血浆中加入 Ca^{2+} 和组织因子后血浆的凝固时间，它是反映外源性凝血系统各凝血因子总的凝血状况的筛选试验。

5．红细胞缗钱状形成：在血涂片或骨髓片上见 4 个以上成熟红细胞成缗钱状堆叠排列。血浆中球蛋白与纤维蛋白原带正电荷，红细胞及白蛋白带负电荷。当血浆中球蛋白或纤维蛋白原增加时，使红细胞表面的负电荷减少，并较快地以凹面相贴，互相重叠排列，形成串钱状。叠连的红细胞其外表面积与容积之比减少，红细胞下降加快，见于多发性骨髓瘤、原发性巨球蛋白血症等。

6．交叉配血试验：这是输血前必须进行的试验，只有交叉配血试验无凝集的血才能输注，即受血者血清与供血者红细胞悬液（主侧）相配，供血者血清与受血者红细胞悬液（次侧）相配，两者合称为交叉配血试验。

7．小细胞低色素性是指红细胞体积变小（MCV $<$ 80fl，MCH $<$ 27pg），中心淡染区扩大、平均红细胞血红蛋白浓度减低（MCHC $<$ 32%）。

8．Howell-Jolly 小体：又称染色质小体，在成熟红细胞或晚幼红细胞胞浆中，出现 1 个或多个紫红色圆形小体，大小 1 ~ 2μm，它可能是在幼红细胞核分裂过程中出现的一种异常染色质或是核染色质的残留部分。

9．中性粒细胞核左移：外周血中性粒细胞分类计数时，杆状核粒细胞比例增高（$>$ 6%），并伴有少数晚幼粒细胞或出现更幼稚的粒细胞时称为中性粒细胞核左移。

10．中毒性颗粒：中性粒细胞胞浆中出现较粗大、大小不等、分布不匀的深紫色或蓝黑色的颗粒，称中毒颗粒。常见于严重感染时。

11．leukemoid reaction：类白血病反应，这是指机体对某些刺激因素所产生的类似白血病表现的血象反应，外周血中白细胞数大多明显增高，并可有数量不等的幼稚粒细胞出现，一旦病因去除后，会逐渐消失。

12．erythrocytic osmotic fragility test：红细胞渗透脆性试验，这是测定红细胞对不同浓度低渗氯化钠溶血的抵抗力，这种抵抗力即为红细胞的渗透脆性，它与红细胞膜面积同红细胞容积的比值有关。

13．Coombs 试验：又称抗人球蛋白试验，这是检查温反应性抗体（不完全抗体 IgG）的敏感方法，用抗人球蛋白抗体检测红细胞表面的不完全抗体，称直接抗人球蛋白试验，检测血清中存在的游离的不完全抗体称间接抗人球蛋白试验。

二、填空题

1．结构和（或）功能缺陷　量和（或）质异常　血管性血友病

2．凝血时间（CT）测定　活化的部分凝血活酶时间（APTT）测定

3．Ⅷ因子

4．不能　能

5．ABO 血型系统　Rh 血型系统

6．Rh 阳性　Rh 阴性

7．（4.0 ～ 5.5）$\times 10^{12}$/L　120 ～ 160g/L　（3.5 ～ 5.0）$\times 10^{12}$/L　110 ～ 150g/L　（6.0 ～ 7.0）$\times 10^{12}$/L　170 ～ 200g/L

8．红细胞数　血红蛋白量　血细胞比容　120g/L　110g/L　血红蛋白＜参考值低限至 90g/L　90 ～ 60g/L　60 ～ 30g/L　＜ 30g/L

9．（4 ～ 10）$\times 10^{9}$/L　1% ～ 5%　50% ～ 70%　0.5% ～ 5%　0% ～ 1%　20% ～ 40%　3% ～ 8%

10．增高　增高　阴性

11．HbA　HbA_2　HbF

12．明显增高　正常范围或略减低　明显减低　极度增高

三、选择题

A 型题

1．B	2．C	3．A	4．C	5．E	6．A	7．C	8．B
9．D	10．B	11．E	12．C	13．D	14．A	15．C	16．E
17．B	18．A	19．C	20．E	21．B	22．A	23．C	24．D
25．E	26．D	27．E	28．E	29．E	30．B	31．C	32．D
33．C	34．A	35．C	36．B	37．A	38．C	39．E	40．C
41．A	42．B	43．D	44．C	45．E			

B 型题

1．A	2．B	3．D	4．E	5．B	6．C	7．E	8．B
9．C	10．E	11．A	12．A	13．B	14．D	15．E	16．E
17．D							

X 型题

1．ABD	2．ABC	3．ACD	4．BCD	5．ABCD	6．ACD
7．BCD	8．ABCD	9．AB	10．AC		

四、问答题

1．在出血性疾病中，有关血小板检测的项目有：①血小板计数；②血小板平均容积和血小板分布宽度测定；③血小板相关免疫球蛋白（PAIg）测定；④血小板黏附试验；⑤血小板聚集试验；⑥血浆 β- 血小板球蛋白（β-TG）和血小板第 4 因子（PF_4）测定；⑦血浆血小板 P- 选择素测定；⑧血小板第 3 因子（PF_3）有效性测定；⑨血块收缩试验；⑩血浆血栓烷 B_2（TXB_2）测定。

2．血浆 D- 二聚体检测的临床意义：血浆 D- 二聚体在继发性纤溶症（如 DIC）即纤维蛋白（血凝块）溶解时为阳性或增高，而在原发性纤溶症（纤维蛋白原溶解）为阴性或不

升高，因此这是两者鉴别的重要指标。

3．提示溶栓治疗有效的直接检验依据是：① D- 二聚体明显上升后逐渐下降；② FDP 明显上升后（血浆含量＞ 300mg/L）逐渐下降。

4．引起中性粒细胞病理性增多的原因大致上可归纳为反应性增多和异常增生性增多两大类。反应性增多可见于：①急性感染或炎症；②广泛的组织损伤或坏死；③急性溶血；④急性失血；⑤急性中毒；⑥恶性非造血系统肿瘤；⑦其他如类风湿关节炎、严重缺氧及某些药物等。异常增生性增多见于：①粒细胞白血病；②骨髓增殖性疾病。

5．网织红细胞计数的临床意义：①反映骨髓的造血功能，网织红细胞增多表示骨髓红细胞系增生旺盛，减少表示骨髓造血功能减退；②作为贫血治疗的疗效判断和治疗性试验的观察指标；③作为病情观察的指标，如溶血性贫血治疗过程中网织红细胞逐渐下降，说明病情正在被控制。

6．临床上血沉增快可见于：①炎症性疾病；②组织损伤及坏死；③恶性肿瘤；④各种原因所致的高球蛋白血症；⑤贫血；⑥高胆固醇血症。

7．贫血的形态学分类标准见下表：

贫血的形态学分类	MCV（fl）	MCH（pg）	MCHC（%）
正常细胞性贫血	80 ~ 100	27~34	32~36
大细胞性贫血	＞ 100	＞ 34	32 ~ 36
小细胞低色素性贫血	＜ 80	＜ 27	＜ 32
单纯小细胞性贫血	＜ 80	＜ 27	32 ~ 36

8．溶血性贫血时，显示红细胞破坏增加的检验依据是：

（1）红细胞寿命缩短而过早过多破坏的有关检验：①红细胞寿命测定；②红细胞形态改变；③血浆乳酸脱氢酶测定。

（2）血浆中游离血红蛋白增高的有关检验：①血浆游离血红蛋白测定；②血清结合珠蛋白检测；③血浆高铁血红素白蛋白检测；④血红蛋白尿检测；⑤尿含铁血黄素试验（Rous 试验）。

（3）胆红素检验：①血清非结合胆红素增高；②尿中尿胆原排泄量增高，尿胆红素阴性。

9．溶血性贫血时，显示红细胞代偿性增生的检验依据是：

（1）外周血网织红细胞增多。

（2）外周血涂片中见到提示骨髓中红细胞系增生旺盛的红细胞形态改变，如见到嗜多色性红细胞、点彩红细胞、Howell-Jolly 小体、Cabot 环、有核红细胞等。

（3）增生性贫血骨髓象。

10．在出血性疾病中，有关血管壁检测的项目有：①毛细血管脆性试验；②出血时间测定；③血管性血友病因子抗原（vWF ： Ag）测定；④血浆 6- 酮 - 前列腺素 $F_{1\alpha}$ 测定；⑤血浆血栓调节蛋白抗原（TM ： Ag）测定；⑥血浆内皮素 -1（ET-1）测定。

第九章　排泄物、分泌物及体液检测

应试习题

一、名词解释

1．transudate
2．exudate
3．Rivalta 试验
4．chyluria
5．Bence-Jones protein
6．Charcot-Leyden 结晶
7．肌红蛋白尿
8．Pandy 试验

二、填空题

1．脑脊液细胞计数正常值：成人__________ $\times 10^6$/L，儿童__________ $\times 10^6$/L。

2．阴道的清洁度检验，当清洁度__________度为正常，__________度为异常。

3．新鲜尿液应在__________内送检，搁置过久会影响尿沉渣镜检。

4．正常时的尿颜色受__________、__________、__________和__________等的影响。

5．酮体包括__________、__________和__________。根据病因酮尿可分为__________和__________。

6．急性肾小管坏死少尿时，尿钠浓度大于__________，肾前性少尿时，尿钠浓度小于__________。

7．脑脊液中的 LDH 同工酶是__________和__________，CK 同工酶是__________。

三、选择题

A 型题

1．尿红细胞 12 小时 Addi 计数正常值是
　A．< 3 万
　B．< 50 万
　C．< 100 万
　D．< 200 万
　E．< 500 万

2．基础胃液量增多见于
　A．Zollinger-Ellison 综合征
　B．胃癌
　C．萎缩性胃炎
　D．胃蠕动亢进
　E．大量饮水

3．正常成人脑脊液压力的上限是
　A．100mmH_2O
　B．120mmH_2O
　C．180mmH_2O
　D．200mmH_2O
　E．240mmH_2O

4．脑脊液中蛋白减少见于
　A．颅内压增高
　B．脑膜炎

C．Guillain-Barré 综合征
D．尿毒症
E．甲状腺功能减低
5．脑脊液中氯离子减少最明显，见于
A．肾小管酸中毒
B．结核性脑膜炎
C．Guillain-Barré 综合征
D．化脓性脑膜炎
E．真菌性脑膜炎
6．ADA 在脑脊液中明显增高，见于
A．病毒性脑膜炎
B．结核性脑膜炎
C．梅毒性脑膜炎
D．化脓性脑膜炎
E．真菌性脑膜炎
7．正常成人脑脊液中可有少量
A．淋巴细胞
B．浆细胞
C．嗜酸性粒细胞
D．红细胞
E．嗜碱性粒细胞
8．假性乳糜腹水见于
A．化脓性腹膜炎
B．重症急性胰腺炎
C．胸导管阻塞
D．急性胃穿孔
E．肾病综合征
9．尿液中加入少量福尔马林防腐可能会影响的检测是
A．尿糖
B．尿蛋白
C．尿胆原
D．细胞计数
E．管型计数
10．无尿的定义是指 24 小时尿量少于
A．50ml
B．100ml
C．200ml
D．400ml
E．1000ml
11．尿 pH 降低见于
A．低钾性碱中毒
B．服用呋塞米（速尿）后
C．Ⅰ型肾小管酸中毒
D．大量进食蔬菜
E．呼吸性碱中毒
12．下列可见到尿比重增高的情况是
A．急性肾盂肾炎
B．急性肾小管坏死
C．大量饮水
D．尿崩症
E．糖尿病血糖控制不理想
13．急性肾衰竭时，尿比重 1.010，可除外的疾病是
A．肾前性急性肾衰竭
B．急性肾小管坏死
C．急性间质性肾炎
D．急进性肾小球肾炎
E．急性尿路梗阻
14．固定比重尿（1.010 左右）常见于
A．早期糖尿病肾病
B．肾灌注不良
C．急性肾炎
D．肾病综合征
E．慢性肾衰竭尿毒症
15．蛋白尿的定义是指成人 24 小时尿蛋白定量超过
A．50mg
B．100mg
C．150mg
D．500mg
E．1g
16．选择性蛋白尿与非选择性蛋白尿的根本区别在于
A．尿中是否存在多量小分子蛋白
B．尿中是否存在多量大分子蛋白
C．尿中是否存在白蛋白
D．尿糖是否阳性
E．是否有管型尿
17．尿试纸条法尿蛋白阴性，但尿蛋白

定量为 3g/d，见于
A．肾小球性蛋白尿
B．生理性蛋白尿
C．溢出性蛋白尿
D．肾小管性蛋白尿
E．体位性蛋白尿

18．血管内溶血的尿检结果可为
A．血尿
B．尿中红细胞管型
C．尿含铁血黄素阳性
D．尿中大量影子红细胞
E．大量白蛋白尿

19．血尿的定义是指尿沉渣镜检每高倍视野红细胞数
A．＞1
B．＞3
C．＞5
D．＞10
E．满视野

20．肾小球源性血尿的特点是
A．均一形态红细胞尿
B．多形性红细胞＞10%
C．多形性红细胞＞30%
D．多形性红细胞＞50%
E．多形性红细胞＞80%

21．尿白细胞增多的定义是指尿沉渣镜检每高倍视野白细胞数
A．＞1
B．＞3
C．＞5
D．＞10
E．满视野

22．健康人尿中可见到
A．透明管型
B．颗粒管型
C．红细胞管型
D．白细胞管型
E．蜡样管型

23．尿液离心涂片找细菌时，菌尿的定义是指每个油镜视野见到的细菌数是
A．＞1
B．＞3
C．＞5
D．＞10
E．满视野

24．痰标本的前处理是先将痰洗净，一般用
A．生理盐水
B．5% 乙醇
C．5% 乙醚
D．5% 丙酮
E．1% HCl

25．标本采集的一般原则**不包括**
A．早期采集
B．无菌采集
C．根据目的菌的特性选用采集方法
D．采集适量标本
E．每天清晨采集

26．形态细长、梭形或鼓槌状，有芽胞，有周鞭毛的厌氧菌是
A．脆弱类杆菌
B．产黑素类杆菌
C．巨核类杆菌
D．破伤风杆菌
E．乳酸杆菌

27．与抗酸染色有关的细菌成分是
A．蛋白质
B．脂质
C．核酸
D．多糖类
E．核蛋白

28．可使粪便化学法隐血试验出现假阴性的物质是
A．铁剂
B．铋剂
C．维生素 C
D．动物血
E．食物鱼肉

29．下列关于瑞氏染色的叙述正确的是
　A．瑞氏染色的最适 pH 为 6 ～ 7
　B．瑞氏染料中含酸性染料亚甲蓝和碱性染料伊红
　C．染液配制后可立即使用
　D．染色时间不受室温影响
　E．缓冲液 pH 高，血涂片颜色会偏蓝
30．粪便中找到的细胞有助于诊断细菌性痢疾的是
　A．中性粒细胞
　B．淋巴细胞
　C．肠上皮细胞
　D．巨噬细胞
　E．红细胞
31．粪便中最小的寄生虫卵是
　A．钩虫卵
　B．蛔虫卵
　C．鞭虫卵
　D．肺吸虫卵
　E．华枝睾吸虫卵
32．有关尿红细胞形态的叙述错误的是
　A．可用来鉴别血尿的来源
　B．均一性红细胞多见于非肾小球源性疾病
　C．可呈酵母菌状
　D．非肾小球源性血尿多为变形红细胞
　E．肾小球源性血尿多为变形红细胞
33．下列不属于正常人尿液检查结果的是
　A．RBC 0 ～ 1/HP
　B．WBC 1 ～ 3/HP
　C．透明管型偶见 /HP
　D．颗粒管型 0 ～ 1/HP
　E．尿糖（–）
34．常用作尿液有形成分检验的防腐剂是
　A．浓盐水
　B．冰醋酸
　C．甲苯
　D．甲醛
　E．二甲苯

B 型题

（1 ～ 3 题共用备选答案）
　A．混浊尿，加酸后澄清，无气泡产生
　B．混浊尿，加酸后澄清，产生气泡
　C．混浊尿，加碱后澄清
　D．混浊尿，加酸后不澄清，产生气泡
　E．混浊尿，加酸后无变化
1．尿中有大量磷酸盐的特点是
2．尿中有大量碳酸盐的特点是
3．脓尿的特点是

（4 ～ 6 题共用备选答案）
　A．轻链尿
　B．大量白蛋白尿
　C．血红蛋白尿
　D．尿中大量 β_2 微球蛋白
　E．尿中大量 Tamm-Horsfall 蛋白
4．溢出性蛋白尿是属于
5．肾病综合征的尿特点是
6．肾小管性蛋白尿的特点是

（7 ～ 9 题共用备选答案）
　A．血痰
　B．黑色痰
　C．粉红色泡沫痰
　D．铁锈色痰
　E．黄绿色痰
7．肺癌常见痰的特点是
8．急性肺水肿痰的特点是
9．大叶性肺炎痰的特点是

（10 ～ 13 题共用备选答案）
　A．便后滴血
　B．柏油样便
　C．白陶土样便

D．米泔水样便

E．细条状便

10．上消化道出血的粪便特点是

11．霍乱的粪便特点是

12．梗阻性黄疸的粪便特点是

13．直肠癌的粪便特点是

（14 ~ 16 题共用备选答案）

A．脑脊液中白细胞显著增多，中性粒细胞为主

B．脑脊液中白细胞轻度增多，淋巴细胞为主

C．脑脊液中白细胞增多，嗜酸性粒细胞为主

D．脑脊液中白细胞增多，中性粒细胞、淋巴细胞、单核细胞及浆细胞共存

E．脑脊液中白细胞增多，浆细胞为主

14．化脓性脑膜炎的脑脊液特点是

15．结核性脑膜炎的脑脊液特点是

16．脑寄生虫病的脑脊液特点是

（17 ~ 19 题共用备选答案）

A．脑脊液直接涂片，革兰氏染色

B．脑脊液直接涂片，嗜银染色

C．脑脊液直接涂片，直接镜检

D．脑脊液直接涂片，印度墨汁染色

E．脑脊液静置 24 小时，取所形成的薄膜涂片，抗酸染色

17．怀疑化脓性脑膜炎时的脑脊液检查是

18．怀疑结核性脑膜炎时的脑脊液检查是

19．怀疑隐球菌脑膜炎时的脑脊液检查是

X 型题

1．可以通过正常的肾小球滤过膜的蛋白是

A．β_2 微球蛋白

B．溶菌酶

C．白蛋白

D．IgG

2．尿亚硝酸盐阳性见于

A．粪肠球菌造成的尿路感染

B．大肠埃希菌造成的尿路感染

C．尿中嗜酸性粒细胞增多

D．大量进食维生素 C

3．脑脊液压力升高见于

A．脑膜炎

B．脑水肿

C．神经性头痛

D．脱水

4．属于渗出液的是

A．肝硬化腹水

B．癌性腹水

C．重症急性胰腺炎出现的腹水

D．门静脉血栓造成的腹水

5．血性胸水见于

A．急性左心衰竭

B．肺栓塞

C．胸腔转移癌

D．结核性胸膜炎

四、问答题

1．成人脑脊液蛋白定量的正常值是多少？其升高的临床意义是什么？

2．判断脑脊液葡萄糖降低的标准是什么？简述其形成机制及临床意义。

3．如何鉴别漏出液与渗出液？

4．简述如何鉴别血尿和血红蛋白尿。

5．简述蛋白尿的分类及其临床意义。

6．简述细胞管型的种类及其临床意义。
7．简述粪隐血试验阳性的临床意义。
8．如何鉴别血性脑脊液是源于穿刺损伤还是蛛网膜下腔或脑室出血？

参考答案

一、名词解释

1．transudate：漏出液，浆膜腔内的非炎症性积液。其特点是多为透明、比重低、不自凝、蛋白含量低、细胞少。形成机制有血浆胶体渗透压降低、毛细血管静水压升高、淋巴管阻塞。

2．exudate：渗出液，浆膜腔内的炎症性积液。其特点是多为混浊、比重高、自凝、蛋白含量高、细胞多。形成机制为毛细血管损伤，其通透性增高，血液中的大分子蛋白及细胞渗出。

3．Rivalta 试验：黏蛋白定性试验，浆膜上皮细胞在炎症刺激下，分泌黏蛋白。在浆膜腔积液中加入稀醋酸使黏蛋白析出产生白色沉淀为阳性。

4．chyluria：乳糜尿，因乳糜进入尿中所致，呈乳白色，乳糜试验阳性。见于丝虫病。

5．Bence-Jones protein：本 - 周蛋白，是免疫球蛋白的轻链，能自由通过肾小球滤过膜。在 pH4.9 时加热，40 ～ 60℃时发生凝固，升至 90 ～ 100℃时可溶解，降至 56℃左右时又凝固，故又称凝溶蛋白。

6．Charcot-Leyden 结晶：痰涂片中见到的无色透明、两端尖长的菱形结晶，见于支气管哮喘及肺吸虫病患者。

7．肌红蛋白尿：尿中出现肌红蛋白使尿颜色呈红褐色，称为肌红蛋白尿。当各种原因引起骨骼肌的肌纤维发生急性坏死并肌无力、疼痛、发生肿胀，尿为肌红蛋白尿时，称为肌红蛋白尿症。肌红蛋白尿症根据病因分为症状性和遗传性两类，多数为症状性肌红蛋白尿症，以明确的病因可以分为肌肉挤压伤、多发性肌炎、缺血性损害、烧伤等。一般在重体力劳动和剧烈运动后出现肌肉疼痛、无力、肿胀，同时排出棕红色尿，常伴有全身乏力、恶心、呕吐及发热。以对症及支持疗法为主。

8．Pandy 试验：脑脊液蛋白定性试验，脑脊液中蛋白与石炭酸结合生成不溶性蛋白盐而出现混浊或沉淀，正常人为阴性或弱阳性。

二、填空题

1．（0 ～ 8）（0 ～ 15）
2．Ⅰ～Ⅱ　Ⅲ～Ⅳ
3．半小时内

4．尿色素　尿胆素　尿胆原　尿卟啉

5．β- 羟丁酸　乙酰乙酸　丙酮　糖尿病酮尿　非糖尿病酮尿

6．40mmol/L　30mmol/L

7．LDH_4　LDH_5　CK-BB

三、选择题

A 型题

1．B　2．A　3．C　4．A　5．B　6．B　7．A　8．E
9．B　10．B　11．A　12．E　13．A　14．E　15．C　16．B
17．C　18．C　19．B　20．E　21．C　22．A　23．A　24．A
25．E　26．D　27．B　28．C　29．E　30．D　31．E　32．D
33．D　34．D

B 型题

1．A　2．B　3．E　4．A　5．B　6．D　7．A　8．C
9．D　10．B　11．D　12．C　13．E　14．A　15．D　16．C
17．A　18．E　19．D

X 型题

1．AB　2．BD　3．AB　4．BC　5．BCD

四、问答题

1．腰椎穿刺的成人脑脊液蛋白定量正常值为：0.2 ~ 0.45g/L，其升高见于：①血 - 脑屏障通透性增加：脑膜炎、出血、内分泌或代谢性疾病（糖尿病性神经病变、甲状腺功能减低、尿毒症、脱水）、药物中毒（如乙醇中毒）。②脑脊液循环障碍：脑部肿瘤或椎管内狭窄。③鞘内免疫球蛋白合成增加：神经梅毒、多发性硬化症、急性硬化性全脑炎。④鞘内免疫球蛋白合成增加伴血 - 脑屏障通透性增加，如 Guillain-Barré 综合征。⑤损伤性腰椎穿刺。

2．脑脊液葡萄糖降低的标准是：脑脊液中的葡萄糖＜ 2.25mmol/L 或与血糖比值＜ 0.3 为降低。其形成机制及临床意义：由于病原菌或破坏的细胞释放出葡萄糖分解酶使糖无氧酵解增加，或者，由于中枢神经系统代谢紊乱，使糖向脑脊液中转运障碍，导致脑脊液中的糖降低。见于化脓性、结核性、梅毒性脑膜炎，累及脑膜的肿瘤，结节病等。

3．漏出液与渗出液鉴别要点：

鉴别要点	漏出液	渗出液
原因	非炎症所致	炎症、肿瘤、理化刺激
外观	淡黄，浆液性	不定，可为血性、脓性
透明度	透明或微混	多混浊
比重	＜ 1.018	＞ 1.018
凝固	不自凝	自凝
黏蛋白定性	阴性	阳性
蛋白定量	＜ 25g/L	＞ 30g/L

续表

鉴别要点	漏出液	渗出液
葡萄糖定量	与血糖接近	低于血糖
细胞计数	$< 100 \times 10^6/L$	$> 500 \times 10^6/L$
细胞分类	淋巴细胞、间皮细胞为主	根据不同病因，分别以中性粒细胞或淋巴细胞为主
细菌学检查	阴性	可找到病原菌

4．血尿和血红蛋白尿的鉴别：两者尿均为红色，尿隐血试验阳性。鉴别方法：血尿离心后，上清液不再呈现红色，沉渣镜检可见大量红细胞；血红蛋白尿离心后，上清液仍为红色，沉渣镜检红细胞数不超标。

5．蛋白尿分为：

（1）肾小球性蛋白尿：由各种肾小球疾病引起的肾小球滤过膜的结构屏障和（或）电荷屏障异常造成。

（2）肾小管性蛋白尿：由各种肾小管疾病造成小分子蛋白重吸收减少而引起的蛋白尿。

（3）混合性蛋白尿：同时由肾小球和肾小管病变引起，具有上述两种蛋白尿的特点。

（4）溢出性蛋白尿：肾小球滤过及肾小管重吸收功能正常，由于血中大量异常蛋白产生，从肾小球滤过并超过肾小管的重吸收能力，从而产生的蛋白尿。见于：多发性骨髓瘤时的轻链尿及血红蛋白尿、肌红蛋白尿等。

（5）组织性蛋白尿：由肾小管产生的蛋白及肾组织破坏分解产生的蛋白尿，主要成分是 Tamm-Horsfall 蛋白。可见于：急性肾盂肾炎。

以上皆称为病理性蛋白尿。

（6）功能性蛋白尿：由于剧烈运动、发热、受寒、精神紧张等因素造成的暂时的轻度蛋白尿，泌尿系统无器质性病变。又称生理性蛋白尿。

（7）偶然性蛋白尿：尿中由于混有脓血、黏液等（如：阴道分泌物）造成的，肾本身没有病变。又称假性蛋白尿。

（8）体位性蛋白尿：蛋白尿于直立时出现，平卧时消失。见于青春期或肾炎的早期或轻型。

6．细胞管型的种类及其临床意义：上皮细胞管型见于急性肾小管坏死，红细胞管型见于多种肾炎，白细胞管型见于急性肾盂肾炎、急性间质性肾炎。

7．粪隐血试验阳性的临床意义：粪隐血试验阳性提示消化道出血，见于：溃疡病，常间断阳性；消化道恶性肿瘤，阳性率高达 95%，用于筛选；还可见于各种消化道炎症性疾病。

8．血性脑脊液是源于穿刺损伤还是蛛网膜下腔或脑室出血的鉴别方法：留取三管脑脊液标本时，穿刺损伤造成血性外观者，第一管为血性，以后两管逐步变淡，离心后红细胞沉至管底，上清无色透明；如为蛛网膜下腔出血或脑室出血，三管均为血性，离心后上清呈淡红色或黄色。

第十章　肾脏和肝脏常用实验室检测

应试习题

一、名词解释

1．阻塞性脂蛋白 X
2．结合胆红素
3．“胆酶分离”现象
4．肾小球滤过率
5．内生肌酐清除率（Ccr）

二、填空题

1．肾活检病理检查包括__________、__________和__________三种检查方法。
2．肝将氨合成为__________，是保证血氨正常的关键。

三、选择题

A 型题

1．血清中活性增加可提示肝纤维化的酶是
A．ALT
B．AST
C．ALP
D．LDH
E．MAO

2．$ALP_1 > ALP_2$ 提示
A．癌性梗阻性黄疸
B．肝炎
C．肝硬化
D．尿毒症高转运型骨病
E．青春期

3．血清中的下列物质增加可提示早期肝硬化的是
A．ALT
B．AST
C．ALP
D．LDH
E．PⅢP

4．大部分 HCO_3^- 被重吸收的部位是
A．近端肾小管曲部
B．近端肾小管直部
C．细段
D．远端肾小管直部
E．远端肾小管曲部

5．最能准确反映尿浓缩功能的检验项目是
A．尿糖
B．尿蛋白定量
C．尿比重
D．尿渗透压
E．尿 pH

6．肾血流量占全身血流量的百分数是
A．5%
B．10%
C．20%

D．30%
E．40%

7．反映肾小球滤过率最准确的是
A．菊粉清除率
B．MDRD 公式
C．内生肌酐清除率
D．尿素清除率
E．血肌酐

8．目前评价肾小球功能，国际上推荐在临床上使用的是
A．菊粉清除率
B．MDRD 公式
C．内生肌酐清除率
D．尿素清除率
E．血肌酐

9．肾功能不全的定义是指 Ccr 小于
A．10 ml/min
B．25 ml/min
C．50 ml/min
D．80 ml/min
E．120 ml/min

10．急性肾衰竭时，尿比重 1.030，可能是
A．肾前性急性肾衰竭
B．急性肾小管坏死
C．急性间质性肾炎
D．急进性肾小球肾炎
E．急性尿路梗阻

11．调节肾稀释浓缩功能最主要的激素是
A．ADH
B．PTH
C．糖皮质激素
D．醛固酮
E．肾素

12．若代谢性酸中毒伴低钾血症时，尿 pH 5.6，说明存在
A．正常的肾酸化功能
B．Ⅰ型肾小管酸中毒
C．Ⅱ型肾小管酸中毒
D．Ⅳ型肾小管酸中毒
E．肾小管酸中毒，但尚不能分型

13．白蛋白 / 球蛋白比例倒置见于
A．肾病综合征
B．营养不良
C．剧烈运动
D．肝硬化
E．出血性休克

14．血清蛋白电泳发现多克隆 γ 球蛋白增高，见于
A．肾病综合征
B．多发性骨髓瘤
C．长期应用环磷酰胺
D．系统性红斑狼疮
E．华氏巨球蛋白血症

15．血清前白蛋白的半衰期为
A．半天
B．2 天
C．5 天
D．10 天
E．与白蛋白相同

16．血清前白蛋白升高见于
A．甲状腺功能亢进症
B．肾病综合征
C．肝硬化
D．营养不良
E．淋巴瘤

17．某患者 AST 活力为 325U/L，可能的原因是
A．慢性活动性肝炎
B．桥 - 本病
C．牛皮癣
D．急性支气管肺炎
E．急性附睾炎

18．肝细胞性黄疸可出现的实验结果是
A．血中结合胆红素和非结合胆红素均增多
B．尿三胆试验均为阳性
C．粪便颜色加深
D．血清总胆红素升高，一分钟胆

红素减少

E．血中结合胆红素显著增加，而非结合胆红素微增

19．对多发性骨髓瘤诊断有重要意义的实验室检查结果是

A．蛋白尿和血尿

B．尿中检出本 - 周蛋白

C．血肌酐及尿素氮测定异常

D．血尿酸升高

E．血 IgG 升高

20．急性炎症性疾病时血浆蛋白质出现低下的是

A．C- 反应蛋白

B．铜蓝蛋白

C．α_1 抗胰蛋白酶

D．α_1 酸性糖蛋白

E．前白蛋白

21．常作为判断肝细胞损伤的灵敏指标的血清酶是

A．ALT

B．AST

C．GG

D．LD

E．CK

22．下列关于药物排泄的叙述，错误的是

A．指药物分子从组织反扩散到血液循环后，通过排泄器官排出体外的过程

B．肾是多数药物的排泄器官

C．增加尿液酸性，有利于酸性药物的排出

D．肾小球滤过率可影响药物排泄

E．肾血浆流量可影响药物排泄

23．急性病毒性肝炎时最敏感的酶学指标是

A．AST

B．ALT

C．CHE

D．TBA

E．m-AST

（24 ～ 27 题共用题干）

男，25 岁，鼻衄、牙龈出血、皮肤瘀斑 3 天。查体：T 37.8℃，胸骨有压痛，化验血 WBC 2.8×10^9/L，Hb 80g/L，Plt 18×10^9/L，血细胞分类中见异常细胞的胞浆内有大量粗大的嗜苯胺蓝颗粒，尿常规可见多个红细胞。

24．该患者进行骨髓检查，最可能的发现是

A．大量原始细胞，POX 阴性，PAS 阳性

B．原粒 + 早幼粒 > 30%，POX 阳性，非特异性酯酶阴性

C．异常早幼粒为主，POX 阳性，非特异性酯酶阳性，不被氟化钠抑制

D．大量原始细胞，POX 阴性，非特异性酯酶阳性，但被氟化钠抑制

E．红系、巨核系增生活跃

25．下列检查对诊断意义不大的是

A．PT

B．APTT

C．FDP

D．纤维蛋白原定量

E．NAP 积分

26．该患者最可能的诊断是

A．急性非淋 M_2 并发 DIC

B．急性非淋 M_3 并发 DIC

C．急性非淋 M_4

D．急性非淋 M_5

E．急性非淋 M_6

27．该患者最主要的治疗是

A．DA 方案化疗

B．应用全反式维 A 酸

C．应用长春新碱 + 泼尼松

D．应用甲氨蝶呤

E．应用中、大剂量阿糖胞苷

B 型题

（1 ~ 2 题共用备选答案）

A．肾小球功能
B．近端肾小管功能
C．Henle 袢功能
D．远端肾小管功能
E．肾间质状态

1．是否出现肾性糖尿主要取决于
2．尿 pH 主要取决于

（3 ~ 5 题共用备选答案）

A．代谢性酸中毒，阴离子间隙升高，血钾正常，尿 pH ＜ 5.5
B．代谢性酸中毒，阴离子间隙正常，血钾降低，尿 pH ＜ 5.5，碳酸氢盐重吸收试验 HCO_3^- 排泄分数＞ 15%
C．代谢性酸中毒，阴离子间隙正常，血钾降低，尿 pH ＞ 6.0
D．代谢性酸中毒，阴离子间隙正常，血钾升高，尿 pH ＜ 5.5
E．呼吸性酸中毒，阴离子间隙正常，血钾升高，尿 pH ＜ 5.5

3．肾小管酸中毒Ⅰ型的特点是
4．肾小管酸中毒Ⅱ型的特点是
5．肾小管酸中毒Ⅳ型的特点是

（6 ~ 8 题共用备选答案）

A．急性左心衰竭患者少尿，尿比重 1.025
B．尿频、尿急
C．突发无尿，双肾盂扩张
D．少尿，尿比重 1.009
E．夜尿多，双肾萎缩

6．肾前性急性肾衰竭的特点是
7．肾性急性肾衰竭的特点是
8．肾后性急性肾衰竭的特点是

（9 ~ 10 题共用备选答案）

A．肝
B．心脏
C．肺
D．骨骼肌
E．肾

9．ALT 含量最多的器官是
10．AST 含量最多的器官是

（11 ~ 12 题共用备选答案）

A．ALP_2
B．ALP_3
C．ALP_4
D．ALP_5
E．ALP_6

11．肝型的 ALP 是
12．骨型的 ALP 是

X 型题

1．影响血肌酐的因素有
A．人体肌肉量
B．血糖水平
C．肾功能
D．服用西咪替丁

2．血 BUN/Cr 比值明显升高见于
A．大量上消化道出血
B．肾灌注不良
C．急性肾小管坏死
D．急进性肾小球肾炎

3．血尿酸升高见于
A．肾衰竭
B．高嘌呤饮食
C．白血病
D．服用小苏打

4．肾活检免疫荧光检查见到 IgA 在肾小球系膜区团块样沉积的是
A．IgA 肾病
B．膜性肾病
C．肾小球微小病变
D．紫癜性肾炎

5．血清白蛋白降低见于
A．肾病综合征
B．营养不良

C．严重肝病
D．剧烈运动后
6．血清球蛋白升高见于
A．肝硬化
B．多发性骨髓瘤
C．长期应用环磷酰胺
D．系统性红斑狼疮
7．血清蛋白电泳发现 M 带的疾病是
A．肾病综合征
B．多发性骨髓瘤
C．华氏巨球蛋白血症
D．系统性红斑狼疮
8．血胆汁酸增高见于
A．肝炎
B．胆道梗阻
C．空腹
D．门脉分流
9．转氨酶升高，ALT/AST ＜ 1，见于
A．轻型的病毒性肝炎
B．胆道梗阻
C．酒精性肝损害
D．药物性肝损害

四、问答题

1．如何运用实验检查结果鉴别肾前性少尿和肾性少尿？
2．简述肾小球微小病变的病理特点。
3．叙述胆红素的生成、代谢过程。
4．如何运用检验结果鉴别梗阻性黄疸、肝细胞性黄疸及溶血性黄疸？

参考答案

一、名词解释

1．阻塞性脂蛋白 X：胆汁排出受阻时，胆汁内的磷脂逆流入血，血中出现的一种异常的低密度大颗粒脂蛋白。

2．结合胆红素：也称为直接胆红素，是非结合胆红素在肝葡萄糖醛酸转移酶的催化下，与胆红素尿苷二磷酸葡萄糖醛酸作用，生成单葡萄糖醛酸胆红素和双葡萄糖醛酸胆红素，此即结合胆红素。

3．“胆酶分离”现象：指随着肝损害加重，黄疸加深，而转氨酶反而趋向正常的现象，见于重症的肝坏死，提示预后不良。

4．肾小球滤过率：单位时间内经肾小球滤出的血浆量。

5．内生肌酐清除率（Ccr）：单位时间内经肾完全清除的血内生肌酐的血浆容量数。
Ccr（ml/min）= 尿肌酐浓度 × 每分钟尿量 / 血肌酐浓度

二、填空题

1．免疫荧光　光镜　电镜
2．尿素

三、选择题

A 型题

1. E　2. A　3. E　4. A　5. D　6. C　7. A　8. B
9. D　10. A　11. A　12. B　13. D　14. D　15. B　16. E
17. A　18. A　19. B　20. E　21. A　22. C　23. B　24. C
25. E　26. B　27. B

B 型题

1. B　2. D　3. C　4. B　5. D　6. A　7. D　8. C
9. A　10. B　11. A　12. B

X 型题

1. ACD　2. AB　3. ABC　4. AD　5. ABC　6. ABD
7. BC　8. ABD　9. CD

四、问答题

1．肾前性少尿和肾性少尿的鉴别要点：

鉴别要点	肾前性少尿	肾性少尿
尿比重	> 1.020	< 1.015
尿渗量（mOsm/L）	> 500	< 350
尿钠（mmol/L）	< 30	> 40
钠排泄分数（%）	< 1	> 2
尿肌酐 / 血肌酐	> 40	< 20
血 BUN/Cr	> 15 ∶ 1	约为 10 ∶ 1
尿常规	大致正常	可有大量蛋白尿、血尿

2．肾小球微小病变的病理特点：①免疫荧光：所有免疫球蛋白及补体成分均阴性；②光镜：病变轻微，大致正常；③电镜：肾小球上皮细胞足突广泛融合。

3．胆红素的生成、代谢过程：衰老的红细胞被破坏释放出血红蛋白，然后代谢为游离珠蛋白和血红素，后者经微粒体血红素氧化酶的作用，生成胆绿素，再进一步被催化还原为胆红素。正常人由红细胞破坏生成的胆红素占总胆红素的 80% ～ 85%，其余 15% ～ 20% 来自含有亚铁血红素的非血红蛋白物质及骨髓中无效造血的血红蛋白。

以上生成的胆红素称为游离胆红素，在血中与白蛋白结合成的复合体称为非结合胆红素，它随血流进入肝，在窦状隙中与白蛋白分离后，胆红素迅速被肝细胞摄取，在肝细胞内和 Y、Z 蛋白结合，被运至滑面内质网，再与 Y、Z 蛋白分离。分离后，在葡萄糖醛酸转移酶的催化下，与胆红素尿苷二磷酸葡萄糖醛酸作用，生成单葡萄糖醛酸胆红素和双葡萄糖醛酸胆红素，即结合胆红素。

结合胆红素被排入小胆管，随胆汁进入肠道，在肠道细菌作用下，生成尿胆原和尿胆素，大部分随粪便排出，约 20% 尿胆原被肠道重吸收，经门静脉入肝，重新转变为结合胆红素，再随胆汁进入肠腔，这就是胆红素的肠肝循环。在肠肝循环中，仅有少量的尿胆原进入体循环，从尿中排出。

4．梗阻性黄疸、肝细胞性黄疸及溶血性黄疸的鉴别要点：

	结合胆红素	非结合胆红素	结合胆红素 / 总胆红素比值	尿胆红素	尿胆原
梗阻性黄疸	↑↑↑	↑	＞ 0.5	强阳性	减少
溶血性黄疸	↑	↑↑↑	＜ 0.2	阴性	↑↑↑
肝细胞性黄疸	↑↑	↑↑	0.2 ～ 0.5	阳性	正常或↑

第十一章 临床常用生物化学检测

应试习题

一、名词解释

1．铁蛋白

2．肌钙蛋白

3．反 T_3

4．therapeutic drug monitoring（TDM）

5．impaired fasting glucose（IFG）

6．imparied glucose tolerance（IGT）

7．glycohemoglobin

8．脂蛋白

9．总铁结合力

二、填空题

1．血糖超过__________即可出现尿糖。

2．临床上对空腹血糖正常或稍高，偶有尿糖，但糖尿病症状又不明显的患者常用__________试验来明确诊断。

3．口服葡萄糖耐量试验时，分别测定进食葡萄糖（或馒头）前及后__________和__________、__________、__________血标本的胰岛素浓度。胰岛素分泌__________或释放__________，有利于糖尿病的早期诊断。

4．测定血清 C- 肽的水平可以了解__________、__________和__________的储备功能。

5．血清脂类物质包括__________、__________、__________和__________。根据密度不同，脂蛋白分为__________、__________、__________和__________。

6．血清中主要的阳离子是__________、__________，主要的阴离子是__________、__________。细胞内主要的阳离子是__________、__________，主要的阴离子是__________、__________。

7．食物中的铁多为__________，在肠腔内为__________，被吸收后的铁为__________。

8．心肌酶和心肌蛋白的测定对__________的诊断具有特别重要性。重要的心肌蛋白包括__________、__________和__________。

9．血清总 T_4 是__________与__________之和。

三、选择题

A 型题

1．高钠血症见于

A．呕吐和腹泻

B．甘露醇渗透性利尿

C．反复使用利尿剂

D．肾上腺皮质功能减退

E．肠、胆、胰瘘

2．低钠血症见于

A．肾小管浓缩功能不全

B．摄入水过少

C．糖尿病酮症酸中毒

D．高热、大汗失水

E．长期应用糖皮质激素

3．低钙血症见于

A．维生素 D 缺乏症

B．原发性甲状旁腺功能亢进症

C．变形性骨炎

D．多发性骨髓瘤

E．转移性骨癌

4．高钙血症见于

A．慢性脂肪性腹泻

B．小肠吸收不良综合征

C．慢性肾衰竭

D．甲状旁腺功能亢进症

E．维生素 D 缺乏症

5．低氯血症见于

A．呼吸性碱中毒

B．Addison 病

C．低蛋白血症

D．库欣综合征

E．长期应用糖皮质激素

6．高氯血症见于

A．反复利用噻嗪类利尿剂

B．频繁呕吐

C．呼吸性碱中毒

D．呼吸性酸中毒

E．Addison 病

7．低磷血症见于

A．甲状旁腺功能减退症

B．Addison 病

C．维生素 D 缺乏症

D．肾衰竭伴酸中毒

E．继发性骨癌

8．高磷血症见于

A．肾衰竭伴酸中毒

B．肾小管酸中毒

C．Fanconi 综合征

D．甲状旁腺功能亢进症

E．维生素 D 缺乏症

9．下列疾病中，铁蛋白不增高的是

A．血色病

B．铁粒幼细胞性贫血

C．缺铁性贫血

D．再生障碍性贫血

E．甲状腺功能亢进症

10．CK-MB 主要存在于

A．脑

B．前列腺

C．骨骼肌

D．心肌

E．肠

11．LD_1 主要存在于

A．骨骼肌

B．心肌

C．肺

D．肾

E．肝

12．下列疾病中，尿游离皮质醇不增高的是

A．库欣综合征

B．肾上腺皮质腺瘤

C．肾上腺皮质腺癌

D．异位 ACTH 综合征

E．Addison 病

13．下列疾病中，血浆睾酮不减低的是

A．多囊卵巢综合征

B．男性睾丸发育不全

C．甲状腺功能亢进症

D．肝硬化

E．肾衰竭

14．下列疾病中，血清 TSH 不升高的是

A．单纯性甲状腺肿

B．Graves 病

C．腺垂体功能亢进症

D．亚急性甲状腺炎

E．慢性淋巴细胞性甲状腺炎

15．下列情况不使血糖升高的是
A．嗜铬细胞瘤
B．甲状腺功能亢进症
C．皮质醇增多症
D．肝硬化
E．巨人症
16．口服葡萄糖耐量试验时，口服的葡萄糖量是
A．60 g
B．65 g
C．70 g
D．75 g
E．80 g
17．2 型糖尿病患者的胰岛素情况，下列叙述错误的是
A．空腹胰岛素水平可正常
B．空腹胰岛素水平可降低
C．空腹胰岛素水平可稍升高
D．进食糖后胰岛素呈释放迟缓
E．进食糖后胰岛素呈分泌降低
18．脂蛋白电泳时，α- 脂蛋白对应的是
A．高密度脂蛋白
B．低密度脂蛋白
C．极低密度脂蛋白
D．乳糜微粒
E．脂蛋白 a
19．胆固醇降低见于
A．糖尿病
B．甲状腺功能亢进症
C．肾病综合征
D．慢性肾炎肾病期
E．类脂性肾病
20．下列情况甘油三酯不升高的是
A．冠心病
B．糖尿病
C．甲状腺功能减退症
D．妊娠
E．肾病综合征
21．下列原发性高脂蛋白血症的类型中，总胆固醇正常的是
A．Ⅰ型
B．Ⅱa 型
C．Ⅱb 型
D．Ⅲ型
E．Ⅳ型
22．下列原发性高脂蛋白血症的类型中，甘油三酯正常的是
A．Ⅴ型
B．Ⅳ型
C．Ⅲ型
D．Ⅱa 型
E．Ⅱb 型
23．下列引起高钾血症的是
A．长期低钠饮食
B．频繁呕吐
C．长期腹泻
D．肾小管功能障碍
E．肾上腺皮质功能亢进
24．下列引起低钾血症的是
A．肾衰竭的少尿和无尿期
B．严重溶血
C．周期性麻痹
D．挤压综合征
E．休克
25．女，23 岁，妊娠第 6 个月起心悸、气短、怕热、多汗。查体：甲状腺Ⅱ度肿大，心率 96 次 / 分，律齐。化验血 TT_3 2.3 nmol/L（参考值 1.6 ~ 3.0 nmol/L），TT_4 32.5 nmol/L（参考值 65 ~ 155 nmol/L）。为明确诊断需进一步的检查是
A．^{131}I 摄取率及 T_3 抑制试验
B．FT_3、FT_4
C．测 BMR
D．做 TRH 兴奋试验
E．测定 TSH
26．女，25 岁，因甲状腺肿大就诊。查体：甲状腺Ⅱ度肿大，无结节。^{131}I 摄取率试验 3h 为 15%，24h 为 65%，T_3 抑制试验 > 50%。该患者

最可能的诊断是
A．甲状腺功能亢进症
B．单纯性甲状腺肿
C．慢性甲状腺炎
D．亚急性甲状腺炎
E．急性甲状腺炎

27．女，26岁，妊娠8个月起心悸、气短、怕热、多汗。查体：甲状腺Ⅱ度肿大，无触痛，无血管杂音，心率96次/分，律齐。血化验 TT_3 2.0 nmol/L（参考值1.6 ~ 3.0 nmol/L），TT_4 100 nmol/L（参考值65 ~ 155 nmol/L）。该患者最可能的诊断是
A．正常妊娠
B．妊娠合并单纯性甲状腺肿
C．妊娠合并甲亢
D．妊娠合并甲亢性心脏病
E．妊娠合并甲状腺炎

28．女，30岁，妊娠3个月，甲状腺Ⅰ度肿大，易激动。为确诊有否甲状腺功能亢进症（甲亢），不宜选择的检查是
A．甲状腺激素结合试验
B．甲状腺摄 ^{131}I 率
C．^{125}I-T_4 吸收试验
D．游离 T_4 指数
E．FT_3、FT_4 测定

29．女，60岁，纳差、明显消瘦1个月。查体：无甲状腺肿及突眼，心率120次/分，律齐，有手颤。下列疾病中不考虑的是
A．亚急性甲状腺炎
B．淡漠型甲亢
C．甲亢伴肌萎缩
D．结节性甲状腺肿
E．慢性淋巴性甲状腺炎

30．女，60岁，20年前因甲亢手术，半年前患急性心肌梗死，近来又心慌，阵发房颤，心室率120次/分，FT_3 和 FT_4 升高。首选的治疗是
A．近期行第二次手术
B．口服抗甲状腺药＋甲状腺素片
C．服复方碘液
D．近期 ^{131}I 治疗
E．口服抗甲状腺药，准备 ^{131}I 治疗

31．女，23岁，因甲亢服甲巯咪唑治疗已半年，为了解甲亢控制情况不宜进行的检查是
A．血清 TT_3、TT_4
B．血清 FT_3、FT_4
C．甲状腺摄的 ^{131}I
D．血清 TSH
E．测定 TSI

32．女，32岁，突眼颈粗、怕热8个月，未经诊治过。诊断甲状腺功能亢进症，可能不会发现的症状或体征是
A．舌头平伸时见细震颤
B．胸闷气促
C．月经增多
D．胫前黏液性水肿
E．慢性腹泻

33．男，46岁，甲状腺肿大1年，近2个月来右叶出现结节，较硬，并有心悸，手抖。化验：血 TT_3、TT_4 高于正常。下列进一步检查中禁忌的是
A．单纯 CT
B．注射含碘造影剂作加强 CT
C．细针穿刺
D．超声检查
E．吸碘试验

B 型题

（1 ~ 3题共用备选答案）
A．2型糖尿病
B．皮质醇增多症
C．脑卒中
D．口服避孕药
E．高糖饮食

1．内分泌疾病引起的血糖增高见于
2．应激性高血糖见于
3．生理性血糖升高见于

（4 ~ 6 题共用备选答案）
A．考虑糖尿病
B．糖耐量减低
C．葡萄糖耐量曲线低平
D．低血糖现象
E．正常
4．口服葡萄糖耐量试验（OGTT）中 2 小时血浆葡萄糖 < 7.8mmol/L（140mg/dl）为
5．OGTT 中 2 小时血浆葡萄糖 ≥ 7.8 ~ < 11.1mmol/L（≥ 140mg/dl ~ < 200mg/dl）为
6．OGTT 中 2 小时血浆葡萄糖 ≥ 11.1mmol/L（200mg/dl）为

（7 ~ 9 题共用备选答案）
A．乳糜微粒
B．极低密度脂蛋白
C．低密度脂蛋白
D．高密度脂蛋白
E．脂蛋白（a）
7．电泳分离的 CM 对应
8．电泳分离的 β 脂蛋白对应
9．电泳分离的 α 脂蛋白对应

（10 ~ 13 题共用备选答案）
A．原发性高脂蛋白血症 Ⅱa 型
B．原发性高脂蛋白血症 Ⅱb 型
C．原发性高脂蛋白血症 Ⅲ 型
D．原发性高脂蛋白血症 Ⅳ 型
E．原发性高脂蛋白血症 Ⅴ 型
10．乳糜微粒正常或减低见于
11．低密度脂蛋白正常或减低见于
12．极低密度脂蛋白正常或减低见于
13．电泳有宽 β 带常见于

（14 ~ 16 题共用备选答案）
A．缺铁性贫血
B．铁粒幼细胞性贫血
C．海洋性贫血
D．慢性病性贫血
E．血色病
14．总铁结合力升高见于
15．骨髓中环形铁粒幼细胞 > 15% 见于
16．转铁蛋白饱和度降低见于

（17 ~ 21 题共用备选答案）
A．垂体性库欣病
B．肾上腺皮质腺瘤
C．肾上腺皮质腺癌
D．异位 ACTH 综合征
E．Addison 病
17．尿 17- 羟皮质类固醇降低见于
18．尿 17- 酮皮质类固醇降低见于
19．血或尿游离皮质醇降低见于
20．ACTH 兴奋试验强反应见于
21．血浆 ACTH 明显增高见于

X 型题

1．血液酸性磷酸酶增高见于
A．前列腺癌
B．骨肉瘤
C．代谢性骨病
D．肝病
2．血清胆碱酯酶减低见于
A．有机磷中毒
B．进行性系统性硬化症
C．急性肝炎
D．肝硬化
3．TT_3 升高见于
A．T_3 型甲亢
B．妊娠
C．雄激素
D．口服避孕药
4．血浆和尿醛固酮增高见于
A．Addison 病
B．肾上腺皮质增生
C．肝硬化

D．心力衰竭

5．血浆雌二醇增高见于

A．卵巢切除

B．男性女性化

C．雌激素分泌瘤

D．下丘脑肿瘤

6．空腹血糖升高见于

A．2 型糖尿病

B．肝硬化

C．甲状腺功能亢进症

D．颅脑损伤

7．血清 C- 肽升高见于

A．糖尿病伴胰岛 β 细胞瘤

B．肝硬化

C．正常人口服葡萄糖后

D．胰岛 β 细胞瘤术后复发

8．Apo-B 增高见于

A．Ⅱ型高脂血症

B．家族性高胆固醇血症

C．肾病综合征

D．妊娠

9．Apo-A_1 降低见于

A．急性心肌梗死

B．2 型糖尿病

C．肾病综合征

D．脑血管病变

10．对诊断急性心肌梗死有意义的心肌酶检测是

A．CK-BB

B．CK-MB_1

C．CK-MB_2

D．CK-MM

四、问答题

1．高密度脂蛋白胆固醇测定的临床意义是什么？

2．载脂蛋白 A_1（Apo-A_1）测定的临床意义是什么？

3．急性心肌梗死发生后，血清中肌酸激酶（CK）的变化如何？

4．急性心肌梗死发生后，血清中肌钙蛋白 T 和肌钙蛋白 I 的变化如何？

5．儿茶酚胺包括哪些成分？尿儿茶酚胺测定有何临床意义？

6．尿香草扁桃酸（VMA）测定有何临床意义？

参考答案

一、名词解释

1．铁蛋白：铁蛋白是由去铁蛋白构成的蛋白质外壳与其内的铁（三价铁）形成的复合物组成，它代表体内的贮存铁量，是诊断缺铁的敏感指标。

2．肌钙蛋白：肌钙蛋白是一种心肌蛋白，包括结构不同的三个亚单位，即肌钙蛋白 T、肌钙蛋白 C 和肌钙蛋白 I。心肌受损时可从心肌中释放出来，临床常通过测定肌钙蛋白 T 和肌钙蛋白 I 的浓度反映心肌受损的严重程度，是诊断心肌梗死的敏感指标。

3．反 T_3：反 T_3 是 T_4 经脱碘后形成的 3, 3', 5'- 三碘甲状腺原氨酸，其血浓度的变化与 T_4、T_3 维持一定比例，尤其是与 T_4 的变化一致，但在 Graves 病初期或复发早期可仅有反 T_3 升高。

4．therapeutic drug monitoring（TDM）：治疗药物监测，这是通过监测血液中药物及其代谢物的浓度，指导临床用药、提高药物疗效、避免药物中毒，建立科学的个体给药方案的一种合理和实用的方法。

5．impaired fasting glucose（IFG）：空腹血糖异常，指空腹血浆葡萄糖≥110mg/dl ～＜126mg/dl（≥6.0mmol/L ～＜7.0mmol/L）。

6．impaired glucose tolerance（IGT）：糖耐量异常，指口服葡萄糖耐量试验中 2 小时血浆葡萄糖≥140mg/dl ～＜200mg/dl（≥7.8mmol/L ～＜11.1mmol/L）。

7．glycohemoglobin（GHb）：糖化血红蛋白，是血红蛋白合成后，以其 2 条 β 链 N 端的缬氨酸，与葡萄糖非酶化结合而成，其量与血糖浓度呈正相关，由于红细胞在血循环中的寿命约为 120 天，因此 GHb 测定可反映取血前 8 ～ 12 周血糖的总水平。

8．脂蛋白：脂蛋白是由脂质与特异蛋白（载脂蛋白）结合而成，为水溶性复合物，采用电泳法或超速离心法可将其分类。

9．总铁结合力：血液中的铁是通过与转铁蛋白结合而转运，血清中全部转铁蛋白与铁结合的最大量称为总铁结合力，也就是转铁蛋白最大的运铁能力。

二、填空题

1．肾糖阈值

2．口服葡萄糖耐量

3．30 分钟　1　2　3 小时　降低　迟缓

4．胰岛素的分泌　代谢　胰岛 β 细胞

5．胆固醇　甘油三酯　磷脂　游离脂肪酸 高密度脂蛋白　低密度脂蛋白　极低密度脂蛋白　乳糜微粒

6．钠离子（Na^+）　钙离子（Ca^{2+}）　氯离子（Cl^-）　无机磷（P^{2-}）　钾离子（K^+）　镁离子（Mg^{2+}）　蛋白　有机磷盐

7．三价铁（Fe^{3+}）　二价铁（Fe^{2+}）　三价铁（Fe^{3+}）

8．急性心肌梗死　肌钙蛋白 T　肌钙蛋白 I　肌红蛋白

9．结合型 T_4　游离型 T_4

三、选择题

A 型题

1．B	2．C	3．A	4．D	5．B	6．C	7．C	8．A
9．C	10．D	11．B	12．E	13．A	14．B	15．D	16．D
17．E	18．A	19．B	20．C	21．E	22．D	23．A	24．C
25．B	26．B	27．B	28．B	29．D	30．B	31．C	32．C
33．B							

B 型题

1．B	2．C	3．E	4．E	5．B	6．A	7．A	8．C

9. D　10. D　11. A　12. D　13. C　14. A　15. B　16. A
17. E　18. E　19. E　20. A　21. D

X 型题

1. ABCD　2. ACD　3. ABD　4. BCD　5. BC　6. ACD
7. ABCD　8. ABCD　9. ABCD　10. BCD

四、问答题

1．高密度脂蛋白胆固醇（HDL-C）测定的临床意义：HDL-C 与甘油三酯呈负相关，也与冠心病发病呈负相关，因此 HDL-C 对诊断冠心病有重要价值。此外，动脉粥样硬化、糖尿病、肝损害和肾病综合征时，HDL-C 降低。

2．载脂蛋白 A_1（Apo-A_1）测定的临床意义：血清 Apo-A_1 是诊断冠心病的一种较敏感的指标，其血清水平与冠心病发病率呈负相关。急性心肌梗死时 Apo-A_1 水平降低，2 型糖尿病时常偏低，致其心血管并发症的发生率增高。此外，脑血管病变、肾病综合征、肝衰竭及 Apo-A_1 缺乏症（Tangier 病）时 Apo-A_1 水平也降低。

3．急性心肌梗死发生后，血清肌酸激酶（CK）的变化：CK 升高发生早，在第 3 ～ 8 小时，达峰值时间短，在第 10 ～ 36 小时，恢复时间快，于 72 ～ 96 小时恢复。

4．急性心肌梗死发生后，血清中肌钙蛋白 T 和肌钙蛋白 I 的变化：血清肌钙蛋白 T 于第 3 ～ 6 小时上升，10 ～ 24 小时达峰值，10 ～ 15 天恢复正常；血清肌钙蛋白 I 于第 3 ～ 6 小时上升，14 ～ 20 小时达峰值，5 ～ 7 天恢复正常。

5．儿茶酚胺包括肾上腺素、去甲肾上腺素和多巴胺。尿儿茶酚胺增高见于嗜铬细胞瘤、交感神经母细胞瘤、心肌梗死、原发性高血压发作者、肾上腺髓质增生；尿儿茶酚胺降低见于甲状腺功能亢进症和 Addison 病等。

6．尿香草扁桃酸（VMA）测定的临床意义：香草扁桃酸是肾上腺素和去甲肾上腺素在体内代谢的最终产物，嗜铬细胞瘤患者发作期，尿排出增加，有助于其诊断。神经母细胞瘤和交感神经细胞瘤患者也可见升高。

第十二章　临床免疫学和病原体检测

应试习题

一、名词解释

1．M 蛋白
2．免疫球蛋白
3．补体
4．抗核抗体
5．AFP
6．rheumatoid factor（RF）
7．肿瘤标志物
8．血清学诊断
9．沙眼衣原体

二、填空题

1．HIV 是一种__________病毒，其基因为____________DNA，可分为____________及__________。

2．钩端螺旋体是一种__________、__________性病原体，常通过接触__________侵入人体，刺激机体产生__________抗体，是该病的__________可靠指标，但特异性________。

3．类风湿因子主要存在于患者的__________及__________内，除类风湿关节炎外，可见于其他__________及__________，因此，该试验__________不高。

4．ANA 可分为__________、__________、__________、__________。

5．所有采集的病原体标本均置于__________及__________容器中，不能接触________及__________。标本必须注明__________、__________、__________、__________、________、__________等。对于烈性传染病材料需__________护送。

6．呼吸道标本病原学诊断的收集方法有__________、__________、__________等。

7．厌氧菌脓液标本送检需注意先以__________注射器取脓液后立即__________，针头__________送检。

8．病原体实验诊断方法有__________、__________、__________、__________。

9．血清学诊断是用已知的病原体__________检测患者血清中相应__________的方法以诊断感染性疾病。常用的方法有__________、____________、____________、__________、__________等。

10．医院感染是指患者在入院时__________，亦不处于__________，而在医院内发生的感染，包括在__________，而在出院后__________的感染。

11．医院感染以__________为主，大量应用抗生素后院内感染易发生__________感染，留置导尿、人工心脏瓣膜等院内感染中__________发生率上升。

12．医院感染的常见类型有__________、__________、__________、________、________、__________。

13．对分离到的病原菌所提倡的“分级报告”是指__________、__________、________、__________、__________、__________。

14．“限时报告”是指涂片__________出报告，普通培养__________出报告。

15．未离心尿液湿片平均每高倍视野检出__________个或__________以上细菌可认为该菌是尿路感染的致病菌。

16．病原菌分离培养鉴定法的特点是操作__________、结果__________、特异性__________，可同时做__________。

17．定量接种尿液标本，当中段尿培养出浓度高于__________单种条件致病菌或女性脓尿症者浓度为__________～__________的单种条件致病菌可认为是感染菌。

18．静脉导管相关感染的培养分离是用无菌技术剪下__________cm 接种，血平板生长有__________个或__________以上菌落可认为是感染菌。

19．空气中细菌污染的监测采用__________法采样，计算__________空气中的细菌数。

20．物体表面细菌污染可采用__________法采样，计算出__________上的菌落数。医务人员手部细菌采用__________法检查，算出每__________的细菌数。

21．消毒灭菌的效果监测包括对__________的监测，__________的监测及__________的监测。

22．性传播疾病的病原体包括__________、__________、__________、__________、__________、__________、__________。

23．性传播疾病的传播途径有__________、__________、__________、__________传播。先天性感染来源于__________或__________传播。

24．性传播疾病的临床类型有__________、__________、__________、__________、__________。

25．常用的艾滋病病原体检测方法是__________、__________、__________、________。其中最敏感的方法是用__________。

26．具有高特异性检测梅毒螺旋体的方法是__________检测梅毒螺旋体。PCR 仅适用于__________、__________、__________标本。

27．检测梅毒螺旋体的非密螺旋体抗原试验适用于__________的筛选，密螺旋体抗原试验则用于__________阳性的__________及临床高度怀疑梅毒感染而__________无反应的标本检测。

28．直接显微镜检测淋病病原体对__________患者特异性高，而对__________患者，WHO 不推荐作为实验室诊断手段。

29．单克隆荧光抗体染色检测衣原体的优点是__________、__________、__________。

30．临床常见的耐药菌株有__________、__________、__________、__________。

31．常用药敏试验方法有__________、__________、__________。由于试验的影响因素多，应注意进行__________。

32．最常用的检测 β-内酰胺酶细菌耐药的方法是________，其________即可出结果。

33．临床上较常采用的检测超广谱 β-内酰胺酶方法是__________，其特点是________、__________、__________。

34．免疫球蛋白由__________产生，存在于机体的__________、__________、__________及某些__________的膜上。

35．单向免疫扩散法是将抗 IgG 血清均匀地混合于__________内，__________，__________。

36．IgG 在体内的含量占免疫球蛋白总量的__________。

37．IgA 分为__________及__________两型，前者占血清总 Ig 量的__________，后者由__________、__________、__________的淋巴样组织大量合成。

38．IgM 是有效的__________及__________的因子。

39．IgE 是一种亲细胞性抗体，与__________、__________及__________有关。

40．M 蛋白是单克隆__________细胞增殖产生的具有__________结构和__________迁移率的免疫球蛋白分子及其分子片段。

41．检测总补体溶血活性主要反映补体__________途径即 C__________至 C__________的活性程度。

42．C3SP 增高见于__________、__________、__________、__________、__________。

43．红细胞玫瑰花结形成试验用于检测__________的__________。显微镜下记数花结形成细胞占__________的比例，以每个细胞黏附至少__________个羊红细胞为花结形成细胞。

44．B 细胞膜表面免疫球蛋白测定主要用于检测__________血 B 细胞的__________。

45．NK 细胞介导__________应答，不依赖__________及__________即可__________靶细胞，此外，尚有__________功能，也参与__________反应及某些__________的发生发展。

46．HBsAb 是病人对 HBsAg 所产生的一种__________，对病人有一定的__________作用，对 HBsAg 有一定的__________作用，表明机体具有一定的__________。

47．临床上诊断 HCV 感染的主要依据是__________、__________、__________测定。

48．可用于检测血清中免疫产物的方法有__________、__________、__________、__________、__________、__________等。

49．肥达反应是利用__________及__________沙门菌菌液为抗原，检测病人血清中有无相应抗体的一种__________。

50．人巨细胞病毒（HCMV）DNA 阳性提示__________，先天性 HCMV 感染经__________及__________传播，后天性通过__________感染。

51．EB 病毒感染后__________周__________抗体达高峰，以后下降，__________个月后消失，最长可延续到__________～__________个月。追踪检查效价上升__________倍以上，更有诊断价值。

52．疟原虫抗体阳性提示__________疟原虫感染，阴性应行__________或__________找疟原虫。

53．检测梅毒的筛选试验是__________，即检测__________，确诊试验是__________试验。

三、选择题

A 型题

1．下列情况一般不出现假阳性梅毒定性反应的是

A．瘤型麻风病

B．SLE

C．肺炎双球菌型肺炎

D．疟疾
E．结核病
2．梅毒特异性抗体可持续
A．半年
B．1 年
C．2 年
D．4 年
E．数年甚至终生
3．对肯定诊断及早期诊断最有价值的是
A．ELISA 法
B．快速蛋白印记法
C．蛋白印记试验
D．RT-PCR 法
E．血清凝集法
4．外斐反应用于检测血清中哪种病原体的抗体
A．衣原体
B．支原体
C．病毒
D．立克次体
E．革兰氏阴性杆菌
5．有关钩端螺旋体抗体正确的是
A．发病 1 周后抗体滴度开始上升，5 ~ 8 周达高峰
B．发病 10 日后抗体滴度开始上升，2 ~ 3 周达高峰
C．发病 2 周后抗体滴度开始上升，2 ~ 4 周达高峰
D．发病 20 日后抗体滴度开始上升，1 ~ 3 周达高峰
E．发病 3 周后抗体滴度开始上升，3 ~ 5 周达高峰
6．冷凝集试验用于检测的肺炎类型是
A．肺炎链球菌性肺炎
B．流感嗜血杆菌性肺炎
C．肺炎支原体肺炎
D．病毒性肺炎
E．肺炎衣原体肺炎
7．下列情况一般不引起 AFP 增高的是
A．原发性肝癌
B．肝硬化
C．胰腺癌
D．畸胎瘤
E．垂体瘤
8．CA125 阳性率最高的疾病是
A．子宫肌瘤
B．宫颈癌
C．乳腺癌
D．卵巢癌
E．胰腺癌
9．有关 CA15-3 的叙述，错误的是
A．其抗原决定簇一部分是糖，一部分是多肽
B．对乳腺癌有重要的辅助诊断作用
C．乳腺癌时明显增高发生率达 60% 以上
D．其特异性有限，其他癌也可升高
E．主要用于观察乳腺癌的复发与转移
10．有关 PSA 的叙述，正确的是
A．PSA 是前列腺分泌的多肽
B．50% ~ 60% 前列腺癌 PSA 水平明显升高
C．手术后 PSA 再度升高提示有复发，不提示有转移
D．其诊断前列腺癌的特异性及敏感性均高于前列腺酸性磷酸酶
E．PSA 是鉴别良恶性前列腺疾患的可靠指标
11．一般不引起 SCC 水平增高的恶性病变是
A．肺癌
B．淋巴瘤
C．宫颈癌
D．食管癌
E．卵巢癌
12．CA19-9 对诊断的特异性及敏感性最高的癌是
A．胰腺癌
B．肺癌

C．胃癌
D．卵巢癌
E．前列腺癌

13．异常凝血酶原测定（APT）可作为以下肿瘤标志物的是
A．胃癌
B．胰腺癌
C．胆道癌
D．肝细胞癌
E．结肠癌

14．下列疾患的 ANA 阳性率不在 85% 以上的是
A．混合性结缔组织病
B．全身性硬皮病
C．多发性肌炎
D．原发性胆汁性肝硬化
E．药物性狼疮

15．对提示活动期肾型 SLE 最有价值的结果是
A．ANA 均质型效价 1：40，颗粒型 1：120
B．ANA 均质型效价 1：80，核仁型 1：160
C．ANA 颗粒型效价 1：120，核仁型 1：100
D．ANA 边缘型效价 1：280，均质型 1：240
E．ANA 核仁型效价 1：320，颗粒型 1：400

16．有关 ANA 谱阳性率的描述，错误的是
A．ANA 阳性率在 SLE 及药物性狼疮均＞95%，混合性结缔组织病 99%
B．ds-DNA 抗体在 SLE 阳性率 50% ~ 80%
C．抗组蛋白抗体在药物性狼疮阳性率远高于 SLE
D．抗 DNP 及抗 Sm 抗体仍以 SLE 阳性率较高
E．混合性结缔组织病抗 RNP 抗体近半数增高

17．下列疾病中，AChRA 属于其特异性诊断方法的是
A．桥本甲状腺炎
B．SLE
C．重症肌无力
D．多发性肌炎
E．系统性硬化

18．抗平滑肌抗体用于诊断的疾病是
A．急性心肌炎
B．急性胃炎
C．硬化性胆管炎
D．狼疮性肝炎
E．节段性肠炎

19．一般不会有 CRP 升高的疾病是
A．病毒感染
B．细菌感染
C．恶性肿瘤
D．风湿病活动期
E．心肌梗死

20．疑为菌血症时，采集血液标本应注意的是
A．多次采血对提高阳性率意义不大
B．采用无菌法于肘静脉穿刺，任何年龄均需取血 10 ~ 20ml，以提高阳性率
C．一般不用抗凝血
D．在发热初期及高峰期采血，如已用抗菌药物治疗则于下次用药前采集
E．对已用抗菌药物治疗者不进行检测，以免造成不必要的浪费

21．对尿液进行厌氧菌培养最好采用
A．随意清晨尿
B．清洁中段尿
C．导尿
D．膀胱穿刺标本
E．清洁任意尿

22．副溶血弧菌性腹泻的粪便标本应用的培养液是
A．碱性蛋白胨
B．酸性蛋白胨
C．中性蛋白胨
D．碱性琼脂胨
E．酸性琼脂胨
23．采集脑脊液时为避免某些病原体如脑膜炎奈瑟菌破坏，应注意
A．立即置于冰壶中送检
B．立即保温送检或床边接种
C．24 小时至少送检 3 次以上标本
D．标本量应在 20ml 以上
E．应置于酸性培养液中送检
24．轮状病毒胃肠炎确诊需依赖
A．显微镜直接涂片法
B．标本悬滴法
C．标本压滴法
D．免疫组化光镜观察
E．电镜检查
25．检测病原体特异性抗原有以下方法，除了
A．高压液相技术
B．免疫荧光技术
C．酶免疫技术
D．化学发光技术
E．胶乳凝集技术
26．下列属于人群发病率最高的感染是
A．病毒感染
B．衣原体感染
C．支原体感染
D．立克次体感染
E．真菌感染
27．细菌培养达到良好生长所需的时间一般是
A．3 ~ 5 小时
B．4 ~ 8 小时
C．6 ~ 12 小时
D．12 ~ 24 小时
E．24 ~ 48 小时
28．分离病毒的首要条件是
A．无菌环境
B．足够量活病毒标本
C．准备接种动物
D．足够的时间
E．鉴定正确
29．检测真菌最简便易行的方法是
A．PCR 检测
B．DNA 检测
C．形态学检查
D．抗原检测
E．抗体检测
30．检测人类寄生虫的最可靠确诊方法是
A．体液、分泌物、排泄物或活组织涂片检测其某一生活阶段
B．凝集试验
C．沉淀试验
D．免疫吸附试验
E．杂交技术
31．下列分离培养的病原菌一般不认为属于感染病原菌的是
A．直接经导尿管采集或经皮膀胱穿刺采集的尿液培养的病原菌
B．多次培养为单一同种菌，但细菌浓度未达到规定界限
C．手术切口感染处经半定量培养分离鉴定到常见的化脓性细菌
D．定量接种中段尿培养细菌浓度为 10^2 CFU/ml
E．半定量 ++ 以上革兰氏阴性杆菌
32．人体含量最多及最主要的免疫球蛋白是
A．IgA
B．IgD
C．IgE
D．IgG
E．IgM
33．唯一能够通过胎盘的免疫球蛋白是
A．IgA

B．IgD
C．IgE
D．IgG
E．IgM

34．IgM 占血清总 Ig 的百分数是
A．3% ~ 5%
B．5% ~ 10%
C．10% ~ 15%
D．15% ~ 20%
E．30% ~ 50%

35．冷凝集素及伤寒沙门菌的抗体属于
A．IgA
B．IgD
C．IgE
D．IgG
E．IgM

36．总补体溶血活性的检测终点一般是
A．30%
B．40%
C．50%
D．60%
E．70%

37．总补体溶血活性增高见于
A．急性炎症
B．慢性炎症
C．病毒性肝炎
D．慢性肝病
E．肾小球肾炎

38．不参与补体旁路途径活化的成分是
A．C4
B．C5
C．C6
D．C7
E．C8

39．T 细胞转化试验中，主要反映 T 细胞的功能是
A．转化功能
B．免疫功能
C．合成功能
D．代谢功能
E．黏附功能

40．引起 CD3 降低的疾病是
A．恶性肿瘤
B．应用免疫抑制剂
C．SLE
D．艾滋病
E．变态反应性疾病

41．CD4/CD8 比值增高预示可能发生
A．恶性肿瘤
B．自身免疫疾病
C．病毒感染
D．变态反应
E．排斥反应

42．毒物经肝代谢后毒性增强的是
A．磷化锌
B．氰化物
C．阿司匹林
D．对硫磷
E．亚硝酸盐

43．红细胞 - 抗体 - 补体花结形成试验升高可由于
A．淋巴增殖性疾病
B．艾滋病
C．SLE
D．肾病综合征
E．变态反应性疾病

44．B 细胞分化抗原测定阳性的是
A．CD2、CD3、CD5
B．CD6、CD8、CD13
C．CD10、CD12、CD5
D．CD12、CD15、CD17
E．CD19、CD20、CD22

45．下列疾病中，一般 NK 细胞活性不降低的是
A．宿主抗移植物反应者
B．血液系统肿瘤
C．实体瘤
D．免疫缺陷病
E．某些病毒感染

46．ADCC 是

A．抗原细胞分化测定
B．细胞花结形成试验
C．酶联免疫测定
D．弓形虫抗体测定
E．抗体依赖性细胞介导的细胞毒测定

47．IL-2 的主要作用是
A．介导细胞毒作用
B．参与免疫应答，抗病毒感染
C．引起肿瘤组织出血、杀伤
D．有炎症介质作用
E．加强细胞吞噬作用

48．下列不属于干扰素作用的是
A．控制细胞增殖
B．免疫调节
C．抗病毒
D．直接杀伤靶细胞
E．抗肿瘤

49．HDV 是一种缺损性病毒，其存在及复制依附于
A．HAV
B．HBV
C．HCV
D．HEV
E．HFV

50．HAVAg 阳性的甲型肝炎患者占
A．30% ~ 45%
B．40% ~ 66%
C．57% ~ 75%
D．62% ~ 79%
E．70% ~ 87%

51．下列关于甲型肝炎的论述，正确的是
A．抗 HAVIgM 阳性提示正在感染 HAV
B．抗 HAVIgA 阳性提示既往曾经感染
C．抗 HAVIgA 阳性是早期诊断的指标之一
D．HAVAg 发病前 4 周可在粪便中测得
E．HAV-DNA 具有特异性诊断价值

52．一般认为 HBsAg 本身不具传染性，但被用来作为传染性的标志之一是因为
A．人群太大，利于管理
B．测定便捷，容易普及
C．与 HBV 同时存在
D．含有 HBV 双链 DNA 的活性区域
E．持续阳性易发展为肝硬化

53．HBsAb 一般出现于发病后
A．1 ~ 3 个月
B．2 ~ 4 个月
C．3 ~ 6 个月
D．4 ~ 7 个月
E．5 ~ 8 个月

54．有关 HBeAb 阳性率，正确的是
A．慢性乙型肝炎 48%，肝硬化 68.3%，肝癌 80%
B．肝硬化 48%，慢性乙型肝炎 68.3%，肝癌 80%
C．肝癌 48%，肝硬化 68.3%，慢性乙型肝炎 80%
D．慢性乙型肝炎 48%，肝癌 68.3%，肝硬化 80%
E．肝癌 48%，慢性乙型肝炎 68.3%，肝硬化 80%

55．HBeAg 阳性提示
A．虽有病毒复制，但传染性不强，预后较好
B．无病毒复制及传染性，预后好
C．病毒复制，传染性强，预后差
D．病毒复制减少，大部分已被消灭，传染性降低，但预后不良
E．病毒复制减少，部分消灭，传染性降低，预后不一定

56．属于 HBV 感染恢复阶段的是
A．HBsAg-，HBeAg-，HBcAb+，抗 HBcIgM+，HBeAb+，HBsAb-

B．HBsAg-，HBeAg-，HBcAb+，抗 HBcIgM-，HBeAb-，HBsAb+
C．HBsAg+，HBeAg+，HBcAb+，抗 HBcIgM+，HBeAb-，HBsAb+
D．HBsAg-，HBeAg-，HBcAb-，抗 HBcIgM-，HBeAb-，HBsAb+
E．HBsAg-，HBeAg+，HBcAb+，抗 HBcIgM-，HBeAb-，HBsAb-

57．有关抗 -HCV IgM 的测定，正确的是
A．发病后 1 周阳性，持续 1 ～ 2 周，3 个月内痊愈者阴转
B．发病后 2 周阳性，持续 3 周，4 个月内痊愈者阴转
C．发病后 3 周阳性，持续 4 周，5 个月内痊愈者阴转
D．发病后 4 周阳性，持续 1 ～ 4 周，6 个月内痊愈者阴转
E．发病后 8 周阴性，持续 8 ～ 12 周，12 个月内痊愈者阴转

58．输血后肝炎中，抗 -HCV IgG 阳性率为
A．40% ～ 50%
B．50% ～ 60%
C．60% ～ 70%
D．70% ～ 80%
E．80% ～ 90%

59．HBsAg 与 HDVAg 同时阳性提示
A．两者作用可能相互抵消
B．往往 HBsAg 作用大于 HDVAg
C．往往 HDVAg 作用大于 HBsAg
D．有利于病情缓解
E．可迅速发展为慢性或急性重症肝炎

60．提示戊型肝炎恢复期新近感染有诊断意义的抗 -HEV IgG 效价应
A．≥急性期 1 倍
B．≥急性期 2 倍
C．≥急性期 3 倍
D．≥急性期 4 倍
E．≥急性期 5 倍

61．HCV 感染主要通过的途径是
A．输血
B．消化道传播
C．性传播
D．母婴垂直传播
E．接触传播

62．类风湿关节炎中，最先受累的关节组织是
A．骨组织
B．软骨组织
C．滑膜组织
D．韧带
E．关节囊

63．肾源性水肿发生的主要原因是
A．血浆晶体渗透压明显下降
B．血浆胶体渗透压明显下降
C．血浆白蛋白明显降低
D．肾小球滤过率下降
E．全身性毛细血管通透性降低

64．肝硬化患者出现下列情况时，一般不怀疑癌变的是
A．短期出现肝迅速增大
B．持续性肝区疼痛
C．无其他原因可解释的发热
D．虽经积极治疗而病情迅速恶化
E．腹水由漏出液转为渗出液

65．女，30 岁，低热伴关节肿痛 3 个月。化验有轻度贫血，抗核抗体（+），抗双链 DNA 抗体和抗 Sm 抗体均（+）。治疗首选的药物是
A．非甾体抗炎药
B．糖皮质激素
C．免疫抑制剂
D．抗生素
E．柳氮磺胺吡啶

66．冠状动脉粥样硬化的危险因素不包括
A．总胆固醇（TC）升高
B．甘油三酯（TG）升高

C．低密度脂蛋白（LDL）升高
D．极低密度脂蛋白（VLDL）升高
E．高密度脂蛋白（HDL）升高

67．肺炎克雷伯杆菌肺炎的典型临床表现是
A．起病急
B．畏寒，高热
C．胸痛，气急，发绀
D．可早期出现休克
E．咳胶冻样砖红色脓痰

68．女，32岁，有反复关节红肿病史1年，因活动后心悸、突发呼吸困难及咳粉红色泡沫痰半天入院。查体：心尖区舒张期隆隆样杂音，双肺布满水泡音。ECG示心动过速，二尖瓣型P波。最可能的诊断是
A．风湿性心脏病、二尖瓣狭窄，左房代偿期
B．风湿性心脏病，二尖瓣狭窄，左房失代偿期
C．风湿性心脏病，二尖瓣狭窄，左心衰竭期
D．风湿性心脏病，二尖瓣狭窄，右心衰竭期
E．风湿性心脏病，二尖瓣狭窄，全心衰竭期

69．关于血液透析的适应证，错误的是
A．急性肺水肿
B．血BUN 19.4mmol/L
C．血BUN每日上升30mmol/L以上
D．CO_2CP低于13mmol/L，pH ≤ 7.25
E．少尿2天以上

70．亚急性感染性心内膜炎最常见的致病菌是
A．乙型溶血性链球菌
B．肠球菌
C．金黄色葡萄球菌
D．草绿色链球菌
E．白色念珠菌

71．金黄色葡萄球菌肺炎的特点不包括
A．肺部急性化脓性感染
B．多数经血行感染
C．全身中毒症状重
D．痰、血培养菌确诊
E．不易出现休克

72．外源性支气管哮喘，浆细胞产生使人体致敏的抗体是
A．IgA
B．IgG
C．IgM
D．IgE
E．IgD

73．慢性肾功能不全尿毒症期必有的临床表现是
A．水肿
B．蛋白尿
C．贫血
D．高血压
E．血尿

74．男，50岁，半年前体检时发现2型糖尿病，但无口渴、多尿症状。身高165cm，体重66kg。坚持饮食控制及运动锻炼，近3个月空腹血糖5.0～6.0mmol/L，餐后血糖10.0～13.0mmol/L。治疗拟加用
A．双胍类降血糖药
B．磺脲类降糖药
C．α-葡萄糖苷酶抑制剂
D．短效胰岛素
E．中效胰岛素

75．抗结核化学治疗时，可引起高尿酸血症的药物是
A．INH
B．RFP
C．EMB
D．PAS
E．PZA

76．下列尿液检查对慢性肾衰竭的诊断最有价值的是
A．比重固定于1.010

B．红细胞数
C．白细胞数
D．尿蛋白量
E．颗粒管型

77．肺炎链球菌的主要致病物质是
A．外毒素
B．内毒素
C．高分子多糖荚膜
D．溶血素
E．血浆凝固酶

78．对系统性红斑狼疮的诊断最特异的检查项目是
A．狼疮细胞
B．抗核抗体
C．类风湿因子
D．抗 Sm 抗体
E．抗双链 DNA 抗体

79．肝性脑病患者灌肠或导泻时应禁用的是
A．25% 硫酸镁
B．生理盐水
C．生理盐水加食醋
D．肥皂水
E．乳果糖加水

80．男，34 岁，反复发作性四肢抽搐伴意识丧失 2 年余。入院前 8 小时四肢抽搐频繁发作，每 15 ~ 25 分钟发作一次，伴尿失禁及舌咬伤；发作间歇期意识不清。既往粪便中曾有白色节片。头颅 CT 可见多发性钙化灶。诊断应首先考虑
A．原发性癫痫
B．多发性脑肿瘤继发癫痫
C．脑囊虫继发癫痫
D．手足搐搦症
E．癔症

81．急性胰腺炎血清淀粉酶升高是在发病后
A．6 小时
B．8 小时
C．10 小时
D．12 小时
E．16 小时

82．肝癌患者突发右上腹剧烈疼痛伴血性腹水，最可能是
A．肝包膜下大出血
B．消化道溃疡穿孔
C．肝癌结节破入腹腔
D．急性化脓性胆囊炎
E．腹膜转移癌

（83 ~ 88 共用题干）

男，41 岁，患肝硬化 5 年，5 天来畏寒、发热。查体：体温 38℃左右，全腹痛，腹部明显膨隆，尿量 550ml/d。

83．住院后经检查有下列体征，其中对诊断最有帮助的是
A．蜘蛛痣及肝掌
B．腹壁静脉曲张
C．脾大
D．全腹压痛及反跳痛
E．腹部移动性浊音阳性

84．该患者最可能的诊断是
A．肝肾综合征
B．并发结核性腹膜炎
C．自发性腹膜炎
D．Budd-Chiari 综合征
E．肝癌

85．为尽快治疗，应首先进行的检查是
A．肝、肾功能
B．血常规及血培养
C．腹水培养加药敏试验
D．腹水常规及涂片染色
E．腹部 B 超

86．对该患者最重要的治疗措施是
A．严格控制水、钠摄入
B．应用有效抗生素
C．联合应用利尿或加大利尿剂用量
D．抽腹水

E．输血浆或白蛋白

87．住院期间，查到全血细胞减少的主要原因是

A．脾功能亢进，血细胞破坏增加

B．胃肠道淤血致营养吸收障碍

C．血容量增加，血液稀释

D．细菌感染，毒素作用

E．消化道出血及皮肤黏膜出血

88．若该患者于住院期间出现肝肾综合征，其特征性改变不包括

A．少尿或无尿

B．尿钠低

C．氮质血症

D．稀释性低血钠

E．尿检查有大量管型

（89 ~ 92 共用题干）

男，18 岁，幼年起反复发生喘息，多在夏秋季发作。3 小时前因进入刚装饰过的房间发生严重呼吸困难，遂来急诊，呼吸急促，大汗，不能平卧。

89．此时最需要给予的治疗是

A．吸痰

B．止咳药

C．口服氨茶碱

D．口服泼尼松

E．吸入 β_2 激动剂

90．在查体过程中，患者剧咳后突然自觉右侧胸部剧烈疼痛，呼吸受限，呼吸困难更加严重，发绀。此时患者可能的并发症是

A．急性心肌梗死

B．自发性气胸

C．呼吸衰竭

D．肺不张

E．心力衰竭

91．为了进一步明确诊断，应进行的检查是

A．胸部 X 线片

B．心电图

C．胸部 CT

D．超声心动图

E．放射性核素扫描

92．根据上述的推测与检查结果，如果证实为气胸，紧急的处理是

A．吸入 β_2 激动剂

B．吸氧

C．吸痰

D．胸膜腔穿刺抽气减压

E．静脉补液

（93 ~ 95 共用题干）

女，38 岁，反复上腹痛伴反酸 10 多年，空腹疼痛明显，服抗酸药等可缓解。近 1 周来上腹痛伴呕吐，呕吐量有时较大，呕吐物带有发酵味。查体：上腹部压痛，有振水音。

93．给予下列的治疗药物中，不适合的是

A．奥美拉唑

B．西咪替丁

C．硫糖铝

D．枸橼酸铋钾

E．山莨菪碱

94．为明确诊断，需采取的检查措施是

A．腹部 B 超

B．上消化道气钡双重造影

C．直接内腹内镜检查

D．胃肠减压后内镜检查

E．腹部 CT

95．该患者最可能的诊断是

A．复合性溃疡

B．胃溃疡伴幽门梗阻

C．神经性呕吐

D．胆汁反流性胃炎

E．十二指肠溃疡伴幽门梗阻

B 型题

（1 ~ 2 题共用备选答案）

A．IgA 增高

B．IgD 增高

C．IgE 增高
D．IgG 增高
E．IgM 增高

1．原发性巨球蛋白血症患者血清免疫球蛋白的异常是
2．多发性骨髓瘤患者最常见的血清免疫球蛋白的异常是

（3 ~ 5 题共用备选答案）

A．CD3 细胞
B．CD4 细胞
C．CD5 细胞
D．CD7 细胞
E．CD8 细胞

3．属于总 T 细胞的是
4．属于 Ts 细胞的是
5．属于 Th 细胞的是

（6 ~ 9 题共用备选答案）

A．HBsAg+，HBeAg+，HBcAb-，抗 HBcIgM-，HBeAb-，HBsAb-
B．HBsAg+，HBeAg+，HBcAb+，抗 HBcIgM+，HBeAb-，HBsAb-
C．HBsAg-，HBeAg-，HBcAb+，抗 HBcIgM-，HBeAb-，HBsAb-
D．HBsAg-，HBeAg-，HBcAb+，抗 HBcIgM+，HBeAb-，HBsAb-
E．HBsAg+，HBeAg-，HBcAb+，抗 HBcIgM+，HBeAb+，HBsAb-

6．急性或慢性乙型肝炎，HBV 复制减弱患者的实验室检查异常是
7．急性或慢性乙型肝炎，HBV 复制活跃患者的实验室检查异常是
8．急性 HBV 感染早期，HBV 复制活跃患者的实验室检查异常是
9．既往 HBV 感染，未产生 HBsAb 患者的实验室检查异常是

（10 ~ 11 题共用备选答案）

A．敏感性≥ 50%，特异性 60% 以上
B．敏感性≥ 60%，特异性≥ 65%
C．敏感性≥ 70%，特异性 70% 以上
D．敏感性≥ 80%，特异性 80% 以上
E．敏感性≥ 90%，特异性≥ 85%

10．结核分枝杆菌抗体测定的特点是
11．幽门螺杆菌抗体测定的特点是

（12 ~ 13 题共用备选答案）

A．感染后 1 ~ 2 日出现抗体，3 ~ 4 日达峰，阳性率可达 65%
B．感染后 3 日出现抗体，5 ~ 6 日达峰，阳性率可达 75%
C．感染后 4 日出现抗体，阳性率可达 70% ~ 90%
D．感染后 4 ~ 5 日出现抗体，7 ~ 10 日达高峰，阳性率可达 95%
E．感染后 7 日出现抗体，阳性率可达 60% ~ 80%

12．汉坦病毒抗体 IgM 测定的结果是
13．流行性乙型脑炎病毒抗体 IgM 测定的结果是

（14 ~ 16 题共用备选答案）

A．嗜异性凝集试验（+++），肾组织吸附后（+++），细胞悬液吸附后（+++）
B．嗜异性凝集试验（+++），肾组织吸附后（+++），细胞悬液吸附后（-）
C．嗜异性凝集试验（+++），肾组织吸附后（-），细胞悬液吸附后（-）
D．嗜异性凝集试验（-），肾细胞吸附后（-），细胞悬液吸附后（+++）
E．嗜异性凝集试验（-），肾组织吸附后（+++），细胞悬液吸附后（+++）

14．传染性单核细胞增多症的特点是
15．霍奇金淋巴瘤的特点是
16．血清病的特点是

（17 ~ 19 题共用备选答案）
A．OX19（++++）、OX2（+）、OXK（–）
B．OX19（++++）、OX2（+）、OXK（–）
C．OX19（+ ~ +++）、OX2（+ ~ +++）、OXK（–）
D．OX19(–)、OX2(–)、OXK(++++)
E．OX19（–）、OX2（+）、OXK（–）
17．Q 热的特点是
18．流行性斑疹伤寒的特点是
19．恙虫病的特点是

（20 ~ 22 题共用备选答案）
A．CA15-3
B．CA724
C．CA125
D．CA242
E．CEA
20．胰腺癌及结肠癌的肿瘤标志物是
21．胃肠道及卵巢肿瘤的肿瘤标志物是
22．妊娠（特别是 6 个月内）升高的是

（23 ~ 25 题共用备选答案）
A．抗 SS-A（Ro）抗体
B．抗 Sm 抗体
C．抗 DNP 抗体
D．抗着丝点抗体
E．抗 PM-1 抗体
23．对诊断干燥综合征（SJS）最有意义的抗体是
24．对诊断多发性肌炎（PM）最有意义的抗体是
25．对诊断进行性系统性硬化症（PSS）最有意义的抗体是

（26 ~ 28 题共用备选答案）
A．尿道口取分泌物
B．直肠子宫陷凹穿刺
C．前列腺液
D．病灶穿刺
E．尿液
26．盆腔脓肿诊断时应检查的是
27．性传播疾病诊断时应检查的是
28．生殖道疱疹诊断时应检查的是

（29 ~ 33 题共用备选答案）
A．空腹血糖
B．尿糖
C．糖基化血红蛋白
D．葡萄糖耐量试验
E．胰岛素释放试验
29．调整胰岛素剂量最简便的检查是
30．判断糖尿病控制程度的指标是
31．诊断糖耐量异常的指标是
32．鉴别 1 型和 2 型糖尿病最好的指标是
33．诊断糖尿病倾向最好的检查是

X 型题

1．SIgA 的大量合成与以下局部病变相关的是
A．感染
B．炎症
C．血液供应
D．自身免疫
2．下列属于 IgD 的是
A．天然同族凝集素
B．抗核抗体
C．抗链球菌溶血素“O”
D．抗基底膜抗体
3．参与补体旁路途径活化的成分是
A．C2
B．C3
C．C4
D．C5
4．C3 降低可见于
A．新月体性肾炎

B．急性肾小球肾炎
C．链球菌感染后肾炎
D．狼疮性肾炎

5．关于 HBcAb 的检测，正确的是
A．较 HBsAg 更敏感
B．对乙型肝炎的平均检出率为 68%
C．对肝癌的检出率为 81%
D．不能用作乙型肝炎疫苗及血液制品的安全性鉴定

6．有关囊虫抗体 IgG 的叙述，正确的是
A．阳性见于囊虫病
B．脑囊虫病占 60% ~ 80%
C．血液及脑脊液中可检测到
D．该方法用于散发病例检测，不作为流行病学调查

7．除性传播疾病外，沙眼衣原体抗体阳性也可见于
A．中耳炎
B．成人包涵体结膜炎
C．溃疡性角膜炎
D．非淋菌性尿道炎

8．除肺炎支原体感染外，其他可引起冷凝集素试验阳性的疾病有
A．传染性单核细胞增多症
B．衣原体肺炎
C．肝硬化
D．溶血性贫血

9．肿瘤标志物检测主要包括的三大类是
A．DNA 类
B．RNA 类
C．酶类
D．糖脂类

10．可标志原发性肝癌的是
A．AFP
B．AFU
C．APT
D．NSE

11．抗线粒体抗体测定阳性的疾病有
A．胆总管阻塞
B．急性胆囊炎
C．胆汁性肝硬化
D．慢性活动性肝炎

12．在难以区分感染菌为污染菌或病原菌时，通常采取的方法是
A．电镜观察
B．定量培养菌落计数
C．细胞化学染色
D．微量鉴定系统

13．直接检测立克次体的方法有
A．免疫荧光技术
B．PCR 技术
C．探针杂交技术
D．活组织复制技术

14．容易引起内源性感染的病原菌是
A．革兰氏阳性菌
B．革兰氏阴性菌
C．厌氧菌
D．深部真菌

四、问答题

1．IgG 增高或降低有何临床意义？
2．IgA 增高或降低有何临床意义？
3．IgE 增高或降低有何临床意义？
4．AP-H50 增高及降低分别见于哪些疾病？
5．红细胞玫瑰花结形成增高或降低有何临床意义？
6．TNF 及 IFN 的临床意义有哪些？
7．HBeAg 阳性有何临床意义？

8. 简述 HCV-RNA 阳性、阴转及动态变化的临床意义。

9. 抗链球菌溶血素“O”升高见于哪些疾患？

10. 简述肺炎支原体肺炎抗体测定的动态变化及有诊断意义的指标。

11. 除类风湿关节炎外，RF 阳性的其他疾病还有哪些？

12. 循环免疫复合物增高见于哪些疾患？用于诊断哪些疾病？

13. 简述冷球蛋白的分型及其临床意义。

14. 简述感染性疾病的流行病学特点。

15. 对病原体试验结果分析及其临床应用需注意哪些问题？

16. 医院感染标本采样及送检原则有哪些？

17. 艾滋病、梅毒、淋病、非淋菌性尿道炎、生殖器疱疹与尖锐湿疣各自的致病菌分别是哪些？

18. 简述细菌耐药性的耐药机制。

参考答案

一、名词解释

1. M 蛋白：是一种单克隆 B 细胞增殖产生的具有相同结构和电泳迁移率的免疫球蛋白分子及其分子片段。

2. 免疫球蛋白：具有抗体活性和（或）抗体样结构的球蛋白，由浆细胞产生，存在于机体的血液、体液、外分泌液和某些细胞膜上。其具有特异性识别抗原的功能。

3. 补体：是一组具有酶原活性的糖蛋白，补体系统的组成成分包括：①补体固有成分：传统途径的 9 种成分及旁路途径的 3 种成分（B、D、P 因子）；②补体调节蛋白：包括血浆中的 H、I 因子和 Cl 抑制因子、C4 结合蛋白等。

4. 抗核抗体：是泛指抗各种细胞核成分的自身抗体，是血清中存在的一类和自身组织细胞的细胞核发生反应的自身抗体的总称。

5. AFP：甲种胎儿球蛋白，是在胎儿早期由肝合成的一种糖蛋白。出生后，其合成很快受到抑制，当肝细胞或生殖腺胚胎组织发生恶性变时，有关基因重新被激活，重新开始合成以致血中浓度升高，有助于诊断相关部位的恶性肿瘤。

6. rheumatoid factor（RF）：类风湿因子，是变性 IgG 刺激机体产生的一种自身抗体，主要存在于类风湿关节炎患者的血清及关节液内。

7. 肿瘤标志物：是指在肿瘤发生和增殖过程中，由肿瘤细胞本身合成、释放或是由机体对肿瘤细胞反应而产生的一类物质。这类物质可反映细胞恶变各阶段表型及基因特征性。与正常组织相比，标志物明显升高，并存在于血液、细胞、组织或体液中。

8. 血清学诊断：是指用已知病原体抗原检测患者血清中相应抗体的方法，以诊断感染性疾病。

9．沙眼衣原体：是衣原体的一种，是引起性传播疾病的常见病原体的一种。

二、填空题

1．逆转录　单链　HIV-1 型　HIV-2 型

2．人畜共患　自然疫源　污染水源　钩端螺旋体　早期诊断　不强

3．血液　关节液　自身免疫性疾患　感染性疾病　特异性

4．均质型　边缘型　颗粒型　核仁型

5．无菌　清洁　消毒剂　抗菌药物　姓名　年龄　性别　采集日期　诊断　检查项目　专人

6．通过气管收集　鼻咽拭子　鼻咽洗液

7．无菌干燥　排净注射器内空气　插入无菌橡皮塞

8．直接显微镜检测　病原体特异性抗原检测　病原体核酸检测　病原体分离培养与鉴定　血清学检测

9．抗原　抗体　凝集试验　沉淀试验　补体结合试验　间接免疫荧光试验　放射免疫测定　酶联免疫吸附试验

10．不存在　潜伏期　医院内获得　发病

11．革兰氏阴性杆菌　耐甲氧西林葡萄球菌　凝固酶阴性葡萄球菌感染

12．下呼吸道感染　尿路感染　手术切口感染　胃肠道感染　血液感染　皮肤及软组织感染

13．分阶段报告涂片镜检　初步培养　直接药敏　初步鉴定　直接鉴定　药敏结果

14．2 小时　3 天

15．1　1 个

16．简单　直观　高　药敏试验

17．10^4CFU/ml　10^3CFU/ml　10^4CFU/ml

18．体内段静脉导管 5　5　5

19．沉降　1 立方米

20．压印　单位表面积　Rodac 平皿压印　平方厘米

21．高压蒸汽灭菌　紫外线杀菌效果　化学消毒剂

22．细菌　病毒　支原体　螺旋体　衣原体　真菌　原虫

23．性行为　非性行为的间接或直接接触　血源性　医源性　胎盘　产道

24．艾滋病　梅毒　淋病　非淋菌性尿道炎　生殖器疱疹与尖锐湿疣

25．直接显微镜法　PCR 法　病毒分离鉴定　血清学诊断　PCR 法

26．标记荧光素梅毒螺旋体单克隆抗体　梅毒孕妇如羊水　新生儿血清　脑脊液

27．低危人群　非密螺旋体　确定试验　非密螺旋体抗原试验

28．男性　女性

29．快速　敏感性较高　特异性较强

30．耐甲氧西林葡萄球菌　耐青霉素肺炎链球菌　耐万古霉素肠球菌　高度耐氨基糖苷类肠球菌

31．K-B 纸片琼脂扩散法　稀释法　E 试验　质量控制

32．产色头孢菌素法　30 分钟

33．双纸片协同试验　操作简便　结果可靠　成本不高
34．浆细胞　血液　体液　外分泌液　细胞
35．琼脂糖凝胶板　打孔　加样
36．70% ~ 80%
37．血清型　分泌型　10% ~ 15%　呼吸道　消化道　泌尿生殖道
38．凝聚　溶解细胞
39．变态反应　寄生虫感染　皮肤过敏
40．B　相同　电泳
41．传统　1　9
42．自身免疫疾患　肾疾病　寄生虫感染　细菌感染　肝疾病
43．T 细胞　数量　淋巴细胞　3
44．外周　百分率
45．天然免疫　抗体　补体　直接杀伤　免疫调节　移植排斥　自身免疫病
46．抗体　保护　中和　免疫力
47．HCV-RNA　抗 -HCV IgM　抗 -HCV IgG
48．凝集试验　补体结合试验　沉淀试验　免疫荧光法　ELISA 法　放射免疫法
49．伤寒　副伤寒　凝集试验
50．现症感染　胎盘　产道　接触
51．2 ~ 3　嗜异性　3　6　12　4
52．近期　抗原检测　涂片法
53．定性试验　非特异性抗体　特异性抗体

三、选择题

A 型题

1. C	2. E	3. D	4. D	5. A	6. C	7. E	8. D
9. C	10. D	11. B	12. A	13. D	14. C	15. D	16. E
17. C	18. D	19. A	20. D	21. D	22. A	23. B	24. E
25. A	26. A	27. E	28. B	29. C	30. A	31. D	32. D
33. D	34. B	35. E	36. C	37. A	38. A	39. B	40. C
41. E	42. D	43. A	44. E	45. A	46. E	47. B	48. D
49. B	50. E	51. A	52. C	53. C	54. A	55. C	56. B
57. D	58. E	59. E	60. D	61. A	62. C	63. D	64. E
65. B	66. E	67. E	68. B	69. B	70. D	71. E	72. D
73. C	74. C	75. E	76. A	77. C	78. D	79. D	80. C
81. B	82. C	83. D	84. C	85. D	86. B	87. A	88. E
89. E	90. B	91. A	92. D	93. E	94. D	95. E	

B 型题

1. E	2. D	3. A	4. E	5. B	6. E	7. B	8. A
9. C	10. E	11. E	12. D	13. C	14. B	15. C	16. C
17. E	18. A	19. D	20. D	21. B	22. E	23. A	24. E

25．D　26．B　27．A　28．D　29．B　30．C　31．D　32．E
33．E

X 型题

1．AB　2．BCD　3．BD　4．BCD　5．AC　6．ABC
7．BD　8．ACD　9．CD　10．ABC　11．CD　12．BD
13．ABC　14．CD

四、问答题

1．IgG 增高或降低的临床意义：(1) IgG 增高：多克隆性增高，见于慢性感染、慢性肝病、肺结核、淋巴瘤、链球菌感染、自身免疫疾患等。单克隆性增高，见于免疫增殖性疾病如多发性骨髓瘤 IgG 型。(2) IgG 降低：见于先天性或获得性体液免疫缺陷病、联合免疫缺陷病、重链或轻链病、肾病综合征、病毒感染、应用免疫抑制剂等。

2．IgA 增高或降低的临床意义：(1) IgA 增高：见于多发性骨髓瘤 IgA 型、SLE、类风湿关节炎、肝硬化、湿疹、肾疾病。(2) IgA 降低：见于反复呼吸道感染、非 IgA 型多发性骨髓瘤、重链或轻链病、原发性或继发性免疫缺陷病、自身免疫疾病等。

3．IgE 增高或降低的临床意义：(1) IgE 增高：见于多发性骨髓瘤 IgE 型、重链病、结节病、类风湿关节炎、各类过敏性疾病、寄生虫感染等。(2) IgE 降低：见于先天性或获得性丙种球蛋白缺乏症、恶性肿瘤、免疫抑制剂长期应用等。

4．AP-H50 增高见于自身免疫病、风湿热、结节性多动脉炎、皮肌炎、肾病综合征、慢性肾炎、恶性肿瘤、伤寒等；AP-H50 降低见于肝硬化、慢性活动性肝炎、急性肾炎等。

5．红细胞玫瑰花结形成增高或降低的临床意义：(1) 增高：见于甲状腺功能亢进症、甲状腺炎、重症肌无力、慢性活动性肝炎、SLE 活动期、器官移植排斥反应等。(2) 降低：见于免疫缺陷疾病、恶性肿瘤、免疫性疾病、某些病毒感染、大面积烧伤、淋巴增殖性疾病等。

6．(1) TNF 的临床意义：①炎症介质：阻止内毒素休克、DIC 发生；②抗感染：抑制病毒复制，杀伤及破坏病毒感染细胞；③杀伤及破坏肿瘤细胞；④在某些感染性疾病时增高具有病情观察价值。

(2) IFN 的临床意义：①增高：SLE、非活动性类风湿关节炎、恶性肿瘤早期、急性病毒感染、再生障碍性贫血等；②降低：乙型肝炎及其病毒携带者、支气管哮喘、活动性类风湿关节炎等。

7．HbeAg 阳性的临床意义：(1) 提示病变处于活动期，有较强的传染性；(2) 孕妇阳性可垂直传播胎儿；(3) 持续阳性提示肝细胞损伤严重，病变可继续进展。

8．HCV-RNA 阳性提示 HCV 复制活跃，传染性强。HCV-RNA 阴转提示 HCV 复制受抑制，预后良好。HCV-RNA 动态监测结合抗 HCV 可作为丙型肝炎判断预后及评价 IFN 药物疗效等的观察指标。

9．抗链球菌溶血素“O”升高见于活动性风湿热、风湿性关节炎、急性肾小球肾炎、急性上呼吸道感染、皮肤及软组织感染等。

10．肺炎支原体肺炎抗体测定的动态变化：发病第 2 周血清冷凝集素效价≥ 1 ∶ 32，4 周达高峰，6 周后下降或消失。1 次检查凝集效价达 1 ∶ 64 或动态观察增长 4 倍以上有诊断意义。

11．RF 阳性的其他疾病：(1) 自身免疫性疾患，如多发性肌炎、硬皮病、干燥综合征、SLE、自身免疫性溶血、慢性活动性肝炎等；(2) 感染性疾病，如传染性单核细胞增多症、结节病、感染性心内膜炎等。

12．循环免疫复合物增高见于自身免疫病、感染、肿瘤、移植、变态反应。用于诊断的疾病：免疫复合物病如血清病、类风湿关节炎、SLE、慢性活动性肝炎、血管炎、恶性肿瘤、肾小球肾炎、白血病。

13．冷球蛋白的分型及其临床意义：Ⅰ型：由单克隆组成，相关疾病有多发性骨髓瘤、淋巴瘤、原发性巨球蛋白血症、慢性淋巴细胞性白血病；Ⅱ型：由单克隆加多克隆组成，相关疾病有类风湿关节炎、SJS、传染性单核细胞增多症、巨细胞病毒感染、急性病毒性肝炎、慢性活动性肝炎、链球菌肾炎等；Ⅲ型：由多克隆组成，相关疾病有类风湿关节炎、SJS、传染性单核细胞增多症、巨细胞病毒感染、急性病毒性肝炎、慢性活动性肝炎、链球菌肾炎、原发性胆汁性肝硬化、感染性心内膜炎。

14．感染性疾病的流行病学特点：(1) 不断发现新的传染病而已绝迹的老病可能死灰复燃；(2) 多重耐药菌出现带来治疗的困难；(3) 器官移植、化疗、放疗等治疗方法的应用，使机体免疫防御功能减弱，增加各种感染的机会等。

15．对病原体试验结果分析及其临床应用需注意的问题：(1) 对病原体分离培养的阴性结果应注意检查标本采集是否不当，培养条件是否不适，病原体是否为难培养细菌、L 细菌、厌氧菌或苛氧菌等，以及是否应用抗生素等；(2) 对存在正常菌群的标本应设严格对照试验及排除试验，以避免抗原交叉反应所引起的假阳性结果；(3) PCR 方法也需设立阳性及阴性对照试验，避免误差；(4) 核酸检测对确诊病期意义不大，应结合血清学试验尤其是双份血清抗体动态检测以排除隐性感染或回忆反应。IgM 检测既有利于早期诊断，又可区分原发抑或复发性感染，但应注意 RF 可干扰检测结果。

16．医院感染标本采样及送检原则：(1) 发现感染应及时采样；(2) 严格无菌操作，避免正常菌群污染；(3) 立即送检，必要时床边接种；(4) 可疑污染标本应做定量或半定量培养，以鉴别为感染菌或定植菌；(5) 应进一步做药敏试验，提供“分级报告”及“限时报告”。

17．艾滋病、梅毒、淋病、非淋菌性尿道炎、生殖器疱疹与尖锐湿疣的致病菌分别是：艾滋病是 HIV，梅毒是梅毒螺旋体，淋病是淋病奈瑟菌，非淋菌性尿道炎是沙眼衣原体及支原体，生殖器疱疹是单纯疱疹病毒，尖锐湿疣是人类乳头瘤病毒。

18．细菌耐药性的耐药机制：各种细菌耐药机制不同，一般可产生通过染色体耐药基因突变、耐药质粒转移、转座子插入等使细菌产生某些酶类或多肽物质经以下生化机制导致细菌耐药：(1) 药物渗入细菌减少；(2) 产生灭活抗生素酶；(3) 细菌抗生素结合蛋白改变以致不能与抗生素结合；(4) 细菌靶结构改变；(5) 代谢拮抗剂产生或代谢旁路产生。

第十三章　其他检测

应试习题

一、名词解释

1．PCR
2．single nucleotide polymorphism
3．癌基因
4．FCM
5．point of care testing

二、填空题

1．基因异常是指 DNA__________所造成的__________引起的异常。
2．DNA 测序的常用方法包括__________、__________和__________。
3．染色体异常是指染色体的__________和__________的异常。

三、选择题

A 型题

1．目前应用分子生物学方法不能检出病毒感染性疾病的是
A．甲型肝炎病毒
B．乙型肝炎病毒
C．丙型肝炎病毒
D．EB 病毒
E．疱疹病毒

2．下列属于抑癌基因的是
A．野生型 *P53*
B．点突变的 *P53*
C．插入突变的 *P53*
D．缺失突变的 *P53*
E．重排突变的 *P53*

3．对正常人体染色体命名的描述，错误的是
A．人体细胞有 46 条染色体
B．常染色体 22 对（44 条）
C．每人性染色体 2 对（XX、XY）
D．男性为 46, XY
E．女性为 46, XX

4．染色体核型书写有统一格式，其书写顺序正确的是
A．染色体异常、染色体数目、性染色体
B．性染色体、染色体数目、染色体异常
C．性染色体、染色体异常、染色体数目
D．染色体数目、染色体异常、性染色体
E．染色体数目、性染色体、染色体异常

5．下列不属于床旁检测（POCT）涉及的项目是
A．血糖
B．血常规
C．尿常规

D．妊娠试验
E．糖化血红蛋白

（6 ~ 8 题共用题干）

男，35 岁，乏力、牙龈肿胀伴出血 1 周。查体：面色略苍白，四肢和胸部可见出血点，浅表淋巴结未触及，牙龈明显肿胀，有少量渗血，胸骨明显压痛，心、肺、腹检查未见明显异常。化验血 Hb 83g/L，WBC 15.9×10^9/L，Plt 15×10^9/L。

6．该患者最可能的诊断是
A．急性淋巴细胞白血病
B．急性粒细胞白血病
C．急性单核细胞白血病
D．急性巨核细胞白血病
E．急性红白血病

7．为确定白血病类型，最重要的辅助检查是
A．外周血白细胞分类
B．外周血网织红细胞计数
C．骨髓细胞镜下分类
D．骨髓细胞流式细胞术
E．骨髓干细胞培养

8．该患者若行染色体检查，最可能出现的核型异常是
A．t（8; 14）
B．t（8; 21）
C．t（9; 22）
D．t（11; 19）
E．t（15; 17）

B 型题

（1 ~ 4 题共用备选答案）
A．$CD3^-/CD19^+/CD20^+$
B．$CD3^+/CD4^+/CD8^-$
C．$CD3^+/CD4^-/CD8^+$
D．$CD3^+/CD4^-/CD8^-$
E．$CD3^-/CD16^+/CD56^+$

1．属于辅助 / 诱导 T 细胞表面标记的是
2．属于抑制 / 细胞毒 T 细胞表面标记的是
3．属于 B 细胞表面标记的是
4．属于 NK 细胞表面标记的是

（5 ~ 9 题共用备选答案）
A．+13
B．+18
C．+21
D．XXY
E．XYY

5．Down 综合征的染色体异常是
6．Edwards 综合征的染色体异常是
7．Patau 综合征的染色体异常是
8．Elinefeter 综合征的染色体异常是
9．YY 综合征的染色体异常是

X 型题

1．性染色体异常引起的综合征包括
A．YY 综合征
B．Patau 综合征
C．Turner 综合征
D．Elinefeter 综合征

2．常染色体异常引起的综合征包括
A．Down 综合征
B．Patau 综合征
C．Turner 综合征
D．Edwards 综合征

3．肿瘤非特异性癌基因包括
A．*H-ras*
B．*K-ras*
C．*c-myc*
D．*c-sis*

4．肿瘤特异性癌基因包括
A．*K-ras*
B．*c-abl*
C．*c-myc*
D．*c-sis*

5．存在 *P53* 基因突变的肿瘤包括
A．肝癌
B．胃癌

C．乳腺癌
D．淋巴瘤
6．POCT 涉及的检测项目包括
A．血气 / 电解质
B．各种病原体
C．心肌标记物
D．肝肾功能

四、问答题

1．DNA 测序的临床意义和目的各是什么？
2．单核苷酸多态性的特点是什么？
3．基因芯片在医学领域中的应用如何？
4．目前临床应用 POCT 较为普遍的方面主要包括哪些？

参考答案

一、名词解释

1．PCR：聚合酶链反应（polymerase chain reaction），是在同一试管内利用 DNA 聚合酶催化一对引物间的特异 DNA 片段的合成的基因体外扩增技术。

2．single nucleotide polymorphism：单核苷酸多态性，简称 SNP，主要是指在基因组水平上由单个核苷酸的变异所引起的 DNA 序列多态性。它是人类可遗传的变异中最常见的一种。

3．癌基因：是指能参与或直接导致细胞发生恶性转化的基因。

4．FCM：流式细胞术（flow cytometry），这是一种集细胞生物化学技术、单克隆抗体技术、激光技术、流体力学、电子技术、计算机技术、分子生物学、临床医学等理论于一体的现代分析技术；能够对细胞或微球的物理、生理、生化、免疫、遗传、分子生物学性状及功能状态等进行定性或定量检测，并在必要时进行分类收集的多参数检测细胞分析技术。

5．point of care testing：床旁检测，又称为即时检验，简称 POCT。定义为在患者就诊和治疗的地方，由未接受临床实验室专业训练的临床人员或者患者自己进行的临床实验室检测。

二、填空题

1．排列异常　异常蛋白
2．双脱氧链终止法　化学降解法　自动测序技术
3．数　构造

三、选择题

A 型题

1．A　2．A　3．C　4．E　5．B　6．C　7．D　8．D

B 型题

1．B　2．C　3．A　4．E　5．C　6．B　7．A　8．D
9．E

X 型题

1．ACD　2．ABD　3．ABC　4．BCD　5．ABCD　6．ABC

四、问答题

1．DNA 测序的临床意义：因能直观地反映出 DNA 序列的变化，所以在遗传病和肿瘤的诊断、器官移植和法医学中具有非常重要的意义。DNA 测序技术的目的：是用于测定未知序列、确定重组 DNA 的方向与结构、对突变进行定位和鉴定以及进行比较研究。

2．单核苷酸多态性（SNP）的特点：①密度高：它在基因组中的分布较微卫星标记广泛得多，根据估计，人类基因中 SNP 的平均密度为 1/1000bp，在整个人类基因组中约有 3×10^6 个，遗传距离为 2 ~ 3cM，其密度比微卫星标记更高，可以在任何一个待研究基因的内部或附近提供一系列标记；②代表性：某些位于基因内部的 SNP 有可能直接影响蛋白质的结构或表达水平，因此它们本身可能就是疾病遗传机制的候选改变位点，可能代表疾病遗传机制中的某些作用因素；③遗传稳定性：SNP 在人群中是二等位基因性的，在任何人群中其等位基因频率都可估计出来，与串联重复的微卫星位点相比，SNP 是高度稳定的，尤其是处于编码区的 SNP(cSNP)，而前者的高突变率容易引起对人群的遗传分析出现困难。与微卫星等重复序列多态标记相比，SNP 具有更高的遗传稳定性；④易实现分析的自动化，缩短了研究时间，SNP 在人群中一般只有两个等位基因，即是二态的，故又称双等位基因标记，容易自动化批量检测，分析也相对简单，不需要像检测 RFLP 及微卫星多态标记那样进行片段长度的测量。

3．基因芯片在医学领域中的应用：①在优生方面：目前知道有 600 多种遗传疾病与基因有关。妇女在妊娠早期用 DNA 芯片做基因诊断，可以避免许多遗传疾病的发生；②在疾病诊断方面，由于大部分疾病与基因有关，而且往往与多基因有关，因而利用 DNA 芯片可以寻找基因与疾病的相关性，从而研制出相应的药物和提出新的治疗方法；③应用于器官移植、组织移植、细胞移植方面的基因配型，如 HLA 分型；④病原体诊断，如细菌和病毒鉴定、耐药基因的鉴定；⑤在环境对人体的影响方面，已知花粉过敏等人体对环境的反应都与基因有关；⑥在法医学方面，DNA 芯片比早先的 DNA 指纹鉴定更进一步。

4．目前临床应用 POCT 较为普遍的方面主要包括：①糖尿病，包括空腹血糖、HbA1c、尿微量白蛋白测定等；②心血管疾病：如心肌梗死、心力衰竭的诊断和风险评估及口服抗凝剂的检测等；③感染性疾病：用于检测多种病原体，目前用于感染性疾病检测的 POCT 试剂已达 20 余种。

第十四章　心电图（包括动态心电图、运动负荷试验）和超声心动图检查

应试习题

一、名词解释

1．心电轴
2．QRS 波群
3．心脏顺钟向转位
4．sick sinus syndrome
5．扭转型室性心动过速
6．pre-excitation syndrome
7．escape rhythm
8．洋地黄效应
9．ambulatory electrocardiography
10．多源性室性期前收缩
11．Wenckebach phenomenon
12．干扰性房室脱节
13．SAM 征
14．冠状 T 波
15．缺血性 ST 段下移
16．房室结双径路
17．QRS 波群电交替
18．ECG exercise test
19．Echocardiography

二、填空题

1．肢体导联包括标准导联 I、________、________及加压单极肢体导联 aVR、________、________。

2．正常心电轴的范围为________，电轴位于 –30° ～ –90° 范围为心电轴________偏，位于 +90° ～ +180° 范围为心电轴________偏。

3．窦性 P 波方向在________、________、________、________、________和________导联向上，________导联向下，振幅在肢体导联一般小于________mV，胸导联一般小于________mV。

4．正常 Q 波时间小于________，振幅小于________。

5．冠状动脉急性闭塞时，心电图最早出现的缺血性变化为________；缺血程度进一步加重，心电图出现损伤性变化为________；心肌发生坏死时，心电图坏死性改变为________。

6．心肌细胞具有________性、________性、________性和________性。

7．完全性右束支传导阻滞时心电图的特征性改变是 V_1 或 V_2 导联 QRS 呈________型或________型。

8．用超声心动图估计心脏功能时：(1) 收缩功能：正常左室射血分数（LVEF）值

__________，运动时至少增加__________。(2) 舒张功能：心动周期中舒张早期心室充盈速度最大值为 E 峰，舒张晚期心室充盈最大值为 A 峰，正常人 E/A 值__________。

9．目前应用于心脏检查的有____________超声心动图法、____________超声心动图法、__________超声心动图法及__________。

10．根据检查方法分类，超声心动图分为____________、____________、____________、__________、__________、__________、__________。

三、选择题

A 型题

1．下列属于标准肢体导联的是

A．Ⅱ导

B．aVR 导

C．aVL 导

D．aVF 导

E．V_1 导

2．常规体表心电图的纸速一般为

A．15mm/s

B．20mm/s

C．25mm/s

D．30mm/s

E．50mm/s

3．在心电图上测得 RR 间期为 0.80 秒，其心率应为

A．60 次 / 分

B．65 次 / 分

C．70 次 / 分

D．75 次 / 分

E．85 次 / 分

4．关于 QRS 波群的说法，下列不正确的是

A．V_1 导联 R 波小于 0.5mV

B．QRS 波时限为 0.06 ~ 0.10s

C．V_1、V_2 导联 QRS 波群呈 rS 型

D．V_3、V_4 导联 R 波与 S 波电压几乎相等

E．V_5、V_6 导联 R 波幅度不超过 2.0mV

5．关于 Q 波，下列说法正确的是

A．时限应小于 0.03s

B．应小于同导联 R 波幅度的 1/3

C．V_1 导联可出现 QS 型

D．V_1 导联可有 Q 波

E．Ⅲ导联出现 q 波往往提示发生下壁心肌梗死

6．关于 T 波，下述说法错误的是

A．T 波在 aVR 导联向下

B．T 波振幅不低于同导联 R 波的 1/10

C．T 波一般与 QRS 波主波方向一致

D．正常情况下，胸导联 T 波振幅可高达 1.2 ~ 1.5mV

E．T 波反映了心室缓慢复极的过程

7．关于 ST 段，下列说法错误的是

A．当有抬高时，在任何导联不应超过 0.1mV

B．当有下移时，在任何导联不应超过 0.05mV

C．测量自 QRS 终点至 T 波起点间的距离

D．反映心室缓慢复极的过程

E．正常情况下，应为等电位线

8．关于 QT 间期，下列说法错误的是

A．反映心室除极和复极总时间

B．QT 间期正常范围是 0.32 ~ 0.44s

C．其 Q-Tc 的最高值为 0.5s

D．心率越快，QT 间期越短

E．奎尼丁可使 QT 间期缩短

9．关于 U 波，下列说法错误的是

A．高血钾时 U 波明显

B．U 波代表后继电位的影响

C．一般振幅较低，与 T 波方向一致

D．U 波出现在 T 波后 0.02 ~ 0.04s

E．V_3 导联较明显

10．关于 QRS 波群时限及室壁激动时间，下列不正确的是
A．正常成人 QRS 时限为 0.06 ~ 0.10s
B．在胸导联中，最宽 QRS 波要比肢导联中 QRS 波宽约 0.01s
C．正常人 V_1 导联上室壁激动时间不应超过 0.03s
D．正常人在 V_5 导联上室壁激动时间不应超过 0.05s
E．正常成人 QRS 时限最宽不超过 0.12s

11．心电轴的正常变动范围是
A．0 ~ 90°
B．0 ~ − 45°
C．0 ~ −90°
D．90 ~ 110°
E．110 ~ 180°

12．正常情况下，ST 段下移的幅度不应超过
A．0.01mV
B．0.03mV
C．0.05mV
D．0.07mV
E．0.1mV

13．QT 间期的正常范围是
A．0.32 ~ 0.44s
B．0.30 ~ 0.40s
C．0.16 ~ 0.32s
D．0.20 ~ 0.40s
E．0.12 ~ 0.40s

14．Q-Tc 的最高值为
A．0.44s
B．0.40s
C．0.32s
D．0.30s
E．0.28s

15．正常 ST 段的偏移范围，下列不正确的是
A．ST 段抬高在肢体导联不超过 0.05mV
B．ST 段下降在心前区导联不超过 0.05mV
C．ST 段抬高在心前区导联 V_1 不超过 0.3mV
D．ST 段抬高在心前区导联 V_3 不超过 0.5mV
E．ST 段抬高在心前区导联 V_5 不超过 0.1mV

16．诊断窦性 P 波的条件是
A．P 波在Ⅱ导联直立，在 aVR 导联倒置
B．P 波在Ⅱ导联直立，在 aVL 导联倒置
C．P 波在Ⅱ导联及 aVR 导联均倒置
D．P 波在Ⅲ导联及 aVR 导联均倒置
E．P 波在Ⅱ导联倒置，在 aVR 导联直立

17．下列不属于窦性 P 波特征的是
A．P 波时限 0.1 秒
B．P 波电压在肢导 0.25mV
C．Ⅱ、Ⅲ、aVF 导联倒置、aVR 导联直立
D．Ⅱ、Ⅲ、aVF 导联直立、aVR 导联倒置
E．PR 间期 0.12 秒

18．下列描述不符合正常窦性心律的是
A．Ⅱ导联 P 波倒置，aVR 导联直立
B．PR 间期大于 0.12 秒
C．PP 间期之差小于 0.12 秒
D．P 波规律出现
E．P 波频率 60 ~ 100 次 / 分

19．心电轴显著左偏是指
A．−90° ~ −120°
B．−30° ~ −90°
C．−30° ~ −45°
D．−15° ~ −40°

E．–15° ～ –30°

20．心电轴极度右偏是指

A．–90° ～ –180°

B．–30° ～ –180°

C．110° ～ 180°

D．90° ～ 110°

E．45° ～ 90°

21．心电轴显著右偏是指

A．–90° ～ –180°

B．110° ～ 180°

C．90° ～ 110°

D．60° ～ 90°

E．30° ～ 60°

22．下列提示心脏顺钟向转位的是

A．V_1 呈 rS 型、V_3 呈 rS 型、V_5 呈 RS 型

B．V_1 呈 rS 型、V_3 呈 RS 型、V_5 呈 Rs 型

C．V_1 呈 rS 型、V_3 呈 Rs 型、V_5 呈 Rs 型

D．V_1 呈 RS 型、V_3 呈 Rs 型、V_5 呈 R 型

E．Ⅰ导联主波向上、Ⅲ导联主波向下

23．右房扩大的改变不包括

A．Ptf_{V1} 超过 –0.04mm · s

B．P 波电压增高，肢导超过 0.25mV

C．P 波电压心前区导联超过 0.2mV

D．P 波时限正常

E．多见于慢性肺源性心脏病

24．下列心电图改变不支持左房肥大诊断的是

A．肢导 P 波振幅大于＞0.25mV

B．P 波增宽

C．P 波时间大于 0.11s

D．P 波常呈双峰型，峰间距 ≥ 0.04s

E．Ptf_{V1} 超过 –0.04mm · s

25．左心室肥大时，心电图上最重要的诊断指标是

A．额面心电轴 –30°

B．左心室高电压

C．P 波群增宽

D．ST-T 继发性改变

E．QRS 波群增宽

26．心电图示 Rv_1+Sv_5 为 1.5mV，额面电轴为 110°，最可能的诊断是

A．右室肥大

B．左房肥大

C．右房肥大

D．左室肥大

E．右束支传导阻滞

27．左室肥大的心电图表现不包括

A．aVR 导联 R/S ≥ 1

B．额面电轴 –30°

C．R_I ＞ 1.5mV

D．Rv_5+Sv_1 ＞ 4.0mV

E．R_I+S_{II} ＞ 2.5mV

28．诊断左室肥大的最主要条件是

A．QRS 波群超过 0.12 秒

B．心电轴显著左偏

C．ST 段抬高

D．T 波明显倒置

E．左胸导联电压增高

29．下列心电图改变不支持左心室肥大诊断的是

A．PR 间期延长

B．左室高电压

C．心电轴左偏

D．QRS 波群时限大于 0.10 秒

E．伴继发性 ST-T 改变

30．下列心电图改变提示房室交界性期前收缩的是

A．提前出现一逆行 P′ 波

B．提前出现宽大畸形 QRS 波群

C．提前出现 P′-QRS-T 波群

D．代偿间歇完全

E．T 波与 QRS 波群主波方向相反

31．下列心电图改变不支持房性期前收

缩的是
A．QRS 波群宽大畸形
B．提前出现 P′ 波
C．P′ 波形态与窦性 P 波略有不同
D．代偿间歇不完全
E．P′R 间期≥ 0.12 秒

32．房性期前收缩与室性期前收缩最具鉴别意义的是
A．期前收缩的 QRS 波群有无宽大畸形
B．是否发生于器质性心脏病
C．有无与提前出现的 QRS 波群相关的 P′ 波存在
D．期前收缩后代偿间歇是否完全
E．期前收缩的 T 波方向是否与 QRS 波群方向相反

33．交界区期前收缩心电图的特点是
A．提前出现的逆行 P′波，P′R 间期< 0.12 秒
B．提前出现的宽大畸形的 QRS 波群，其前无 P′波，代偿间歇完全
C．P 波与 QRS 波群无关
D．提前出现的异位 P′波，P′R 间期> 0.12 秒
E．P 波频率快于 QRS 波群频率

34．下列心电图改变最不符合室性心动过速的是
A．QRS 波群均齐
B．心室率 200 次 / 分
C．QRS 波群宽大畸形
D．伴有 ST- T 改变
E．QRS 波群时限 0.12 秒

35．室性心动过速最具特征性的心电图表现是
A．心室夺获和心室融合波
B．QRS 波增宽
C．发生在器质性心脏病
D．R-R 间期可不固定
E．心室率大于 150 次 / 分

36．心房颤动的心电图表现，下列不正确的是
A．心室律规则
B．P 波消失，代之以 f 波
C．f 波频率为 350 ～ 600 次 / 分
D．QRS 波形态与窦性心律相同
E．V_1 导 f 波最明显

37．下列心电图改变属于被动性异位心律的是
A．交界区逸搏
B．室性期前收缩
C．阵发性心动过速
D．心房颤动
E．房性期前收缩

38．下列心电图改变最可能属于洋地黄中毒心电图表现的是
A．房性心动过速伴房室传导阻滞
B．心室扑动
C．房性期前收缩
D．心室颤动
E．心房颤动

39．下列心电图改变最可能提示三度房室传导阻滞的是
A．P 波与 QRS 波群无固定关系
B．P 波频率高于 QRS 波群频率
C．P 波后部分 QRS 波群脱落
D．QRS 波群规律出现
E．PR 间期固定延长

40．心电图上完全性右束支传导阻滞最具有特征性的表现是
A．V_1 导联 QRS 波群呈 rsR′ 型
B．V_1 导联 ST- T 改变与 QRS 波群主波方向相反
C．QRS 波群时限≥ 0.12 秒
D．Ⅰ、V_5、V_6 导联 S 波增宽并有切迹
E．Ⅰ、V_5、V_6 导联 QRS 波群呈 qRS 型

41．男性，44 岁，心电图示心室率 40 次 / 分，且 P 波与 QRS 波群无

固定关系，最可能的诊断是
A．完全性房室传导阻滞
B．二度Ⅱ型房室传导阻滞
C．二度Ⅰ型房室传导阻滞
D．窦性心动过缓伴窦性心律不齐
E．室性心动过速

42．二度房室传导阻滞中，Ⅰ型与Ⅱ型的区别在于后者
A．P 波与 QRS 波群有关
B．PR 间期逐渐延长
C．QRS 波群脱落较多
D．RR 间期逐渐缩短
E．PR 间期固定

43．一度与二度Ⅱ型房室传导阻滞的区别在于后者
A．有 QRS 波群脱落
B．PR 间期延长
C．PP 间期小于 RR 间期
D．QRS 波群形态正常
E．偶尔有 QRS 波群脱落

44．下列不属于文氏Ⅰ型二度房室传导阻滞的心电图表现的是
A．PR 间期固定
B．P 波与 QRS 波群有关
C．PR 间期逐渐延长
D．RR 间期逐渐缩短
E．可见 QRS 波群脱落

45．左前分支阻滞的心电图表现不包括
A．心电轴显著左偏小于 $-30°$
B．Ⅰ、aVL 导联 QRS 波群呈 qR 型
C．QRS 波群时限正常，无明显 ST-T 改变
D．Ⅱ、Ⅲ、aVF 导联上 QRS 波群呈 rS 型
E．V_5、V_6 导联 QRS 波群呈 qR 型

46．变异型心绞痛发作时，心电图的改变为
A．有关导联 ST 段降低
B．有关导联 ST 段抬高
C．有关导联原来倒置的 T 波变直立
D．有关导联 T 波倒置
E．有关导联 T 波低平

47．心绞痛时心电图最常见的改变为
A．T 波高尖
B．异常 Q 波
C．ST 段水平压低 0.1mV 以上
D．完全性右束支传导阻滞
E．QT 间期延长

48．变异型心绞痛时，心电图的典型改变是
A．ST 段改变≥ 0.05mV
B．T 波低平、双相或倒置
C．ST 段抬高伴 T 波高耸
D．ST 段下移
E．ST 段无变化

49．下列情况在常规导联心电图上不出现典型心肌梗死图形的是
A．心内膜下心肌梗死
B．前壁心肌梗死
C．下壁心肌梗死
D．正后壁心肌梗死
E．侧壁心肌梗死

50．诊断陈旧性心肌梗死的心电图改变是
A．异常 Q 波
B．T 波倒置
C．ST 段水平下降
D．T 波高尖
E．ST 段抬高与 T 波融合成单向曲线

51．心电图示Ⅱ、Ⅲ、aVF 导联 ST 段抬高与 T 波融合成单向曲线，首先考虑
A．急性前间壁心肌梗死
B．急性下壁心肌梗死
C．陈旧性下壁心肌梗死
D．急性心内膜下心肌梗死
E．陈旧性侧壁心肌梗死

52．下列T波改变最常见于急性非Q波心肌梗死的是
A．T波倒置并双支对称
B．T波双相
C．T波高耸
D．T波低平
E．T波双支不对称

53．变异型心绞痛发作过后的特征性心电图改变是
A．抬高ST段恢复
B．ST段下移
C．QRS波群增宽
D．QT间期缩短
E．出现一过性Q波

54．下列心电图改变反映心肌损伤的是
A．ST段抬高
B．病理性Q波
C．T波倒置
D．心动过速
E．室性期前收缩

55．对心肌坏死诊断最有意义的心电图表现是
A．病理性Q波
B．R波增高
C．ST段弓背向上型抬高
D．T波高大
E．冠状T波

56．在陈旧性心肌梗死病人中，下列心电图改变必要的是
A．病理性Q波
B．QRS波群低电压
C．QT间期延长
D．缺血型ST段压低
E．缺血型T波倒置

57．下列心电图改变**不属于**心房梗死的是
A．Ⅰ、V_5、V_6导联P-Ta段抬高超过0.05mV，Ⅱ、Ⅲ、V_1、V_2导联P-Ta段下降达0.05mV
B．常伴有房性心律失常
C．胸导联P-Ta段下移大于0.15mV
D．标准导联P-Ta段下移大于0.12mV
E．P波振幅增高

58．下列心电图改变一般**不见于**变异型心绞痛的是
A．ST段水平型下移应大于0.1mV
B．RR间期小于600ms
C．T波高耸
D．T波倒置
E．ST段抬高

59．下列改变**不属于**心肌梗死早期心电图表现的是
A．ST段抬高
B．T波高尖
C．ST段与T波形成单相曲线
D．PR间期延长
E．QRS波群振幅增加

60．心电图上P波增宽并有切迹常见于
A．二尖瓣狭窄
B．冠心病
C．原发性高血压
D．肺心病
E．心肌炎

61．心肌炎心电图一般**不表现**为
A．传导阻滞
B．ST-T改变
C．QT间期延长
D．心律失常
E．P波异常

62．急性心包炎的心电图改变为
A．常规12个导联（除aVR外），皆出现ST段呈弓背向下抬高
B．出现病理性Q波
C．各导联ST段呈弓背向上抬高
D．与冠状动脉所支配的相应导联上皆出现ST段呈弓背向下抬高
E．与冠状动脉所支配的相应导联上皆出现ST段呈弓背向上抬高

63．下列**不属于**低血钾心电图改变的是

A. QT 间期缩短
B. u 波增高，并可与 T 波融合
C. ST 段下移，可达 0.5mm 以上
D. 伴发心律失常
E. T 波低平、平坦或倒置

64. 高血钾时最早出现的心电图改变是
A. P 波与 QRS 波群振幅减低
B. ST 段下移
C. T 波高尖
D. 可出现窦性心动过缓
E. 可出现电轴左偏

65. 下列不属于血钙过高的心电图变化的是
A. ST 段延长
B. T 波倒置时，多伴有缩短下垂的 ST 段
C. QT 间期缩短
D. 易发生窦性心动过缓
E. 易发生室性期前收缩

66. 动态心电图检查对评价心律失常的临床价值最小的是
A. 心率变异性
B. 心律失常类型
C. 心律失常性质
D. 心律失常病因
E. 一过性心律失常

67. 超声心动图可显示左房左室、右房右室的切面是
A. 心尖四腔切面
B. 左室长轴切面
C. 乳头肌短轴切面
D. 主动脉瓣短轴切面
E. 二尖瓣口短轴切面

68. M 型超声心动图不用于测量
A. 血流速度
B. 心脏大血管的径线
C. 瓣膜活动度
D. 心肌运动幅度
E. 心肌随时间变化的规律

69. 关于二尖瓣前叶 M 型超声心动图所见，下列不正确的是
A. 正常人呈双峰
B. 第一峰称 E 峰，第二峰称 A 峰
C. 正常人都是 E 峰大于 A 峰
D. 二尖瓣狭窄时呈城垛样
E. 心房颤动时，A 峰消失

70. 关于瓣膜反流，下列说法不正确的是
A. 房室内径可正常
B. 主动脉瓣关闭不全时，二尖瓣开放可受限
C. 瓣膜反流早期，左室射血分数通常是降低的
D. 主动脉瓣上有赘生物时，通常都伴有瓣膜反流
E. 可用三尖瓣反流估测右室收缩压

71. 超声心动图四腔心切面观察不到
A. 主动脉
B. 左房
C. 左室
D. 右房
E. 右室

72. 二尖瓣脱垂时超声心动图特征性改变是
A. 二尖瓣前叶 CD 段呈“吊桥样”改变
B. 二尖瓣叶增厚
C. 左房右室扩大
D. 二尖瓣前叶运动幅度增加
E. 二尖瓣口面积变大

73. 二尖瓣狭窄时超声心动图所示典型的心腔变化为
A. 左房右室扩大
B. 左房左室扩大
C. 全心扩大
D. 右房右室扩大
E. 右房左室扩大

74. 单纯二尖瓣狭窄时的表现不包括
A. 左室扩大

B．左房右室扩大
C．二尖瓣腱索乳头肌增粗
D．二尖瓣血流速度加快
E．三尖瓣血流速度加快

75．二尖瓣狭窄时，超声心动图所见不包括
A．跨二尖瓣口压力增加
B．左室增大
C．二尖瓣增厚
D．腱索增粗
E．左房内血栓

76．严重主动脉瓣狭窄时，超声心动图所见不包括
A．瓣膜增厚
B．瓣口开放幅度大于 1.5cm
C．跨瓣压差大于 50mmHg
D．左室肥厚
E．升主动脉有狭窄后扩张

77．法洛四联症超声心动图所见不包括
A．室间隔缺损
B．主动脉骑跨
C．肺动脉狭窄
D．右心室肥大
E．左心室肥大

78．扩张型心肌病超声心动图的特点不包括
A．左室扩张
B．心室射血分数低下
C．室壁运动减弱
D．左室流出道扩大
E．室间隔肥厚

79．对肥厚型心肌病最有诊断价值的辅助检查是
A．心电图
B．Holter
C．胸部 X 线片
D．超声心动图
E．运动试验

80．急性心肌梗死时超声心动图的典型表现是
A．节段性室壁运动不良
B．心室扩大
C．二尖瓣反流
D．心包积液
E．左室射血分数下降

81．心包积液时，超声心动图所见的特征性改变是
A．心脏扩大
B．心脏外周可见无回声区
C．心脏呈摇摆状
D．超声无特异性改变
E．二尖瓣血流改变

82．下列不属于左房黏液瘤超声心动图所见的是
A．瘤体质地松软
B．活动度较大
C．多有蒂
D．多见于左房内，且舒张期可进入左室
E．一般边界不清楚

83．动脉导管未闭超声心动图所见不包括
A．见异常通道
B．左心室扩大
C．肺动脉增宽
D．主动脉向肺动脉分流
E．右心室扩大

84．房间隔缺损超声心动图检查的说法，下列不正确的是
A．左房扩大
B．右房室扩大
C．室间隔运动异常
D．仅凭二维超声图像所示房间隔中断来诊断误诊率高
E．多普勒显示以收缩期左向右分流为主

85．感染性心内膜炎的超声心动图所见，下列说法不正确的是
A．都有瓣膜反流
B．其特征性改变是赘生物形成

C．赘生物多位于瓣膜上
D．赘生物在二尖瓣上较常见
E．赘生物可随血流活动

86．男，25 岁，心电图提示 P 波规律出现，在Ⅲ导联直立，在 aVR 导联倒置；PP 间隔之差大于 0.12 秒，PP 间期为 1.2 秒。此心电图应诊断为
A．正常窦性心律
B．窦性心律不齐
C．窦性心动过缓并窦性心律不齐
D．交界区心律
E．室性逸搏心律

87．女，18 岁，心电图提示 P 波规律出现，Ⅱ导联 P 波直立，aVR 导联 P 波倒置，P 波落在 T 波降支上，PP 间隔为 0.5 秒。此心电图应诊断为
A．非阵发性房性心动过速
B．窦性心动过速
C．异位心律
D．窦性心律不齐
E．正常窦性心律

88．女,48 岁，心电图提示正常心律后，提前出现的宽大畸形的 QRS 波群，时限 0.14 秒，其前无相关 P 波，T 波与 QRS 波群主波方向相反，代偿间歇完全。此心电图应诊断为
A．室性期前收缩
B．房性期前收缩
C．房室交界性期前收缩
D．室性阵发性心动过速
E．左束支传导阻滞

89．男，22 岁，心电图上 RR 间期绝对规则，频率 200 次 / 分，QRS 波群时限为 0.08 秒。最可能的诊断是
A．阵发性室上性心动过速
B．窦性心动过速
C．阵发性室性心动过速
D．心房颤动
E．心房扑动

90．女，25 岁，心电图提示 P 波在Ⅰ、Ⅱ、aVF 导联直立，在 aVR 导联倒置，PP 均齐，PP 间隔 0.50 秒。此心电图应诊断为
A．窦性心动过缓
B．阵发性室上性心动过速
C．心房颤动
D．阵发性室性心动过速
E．窦性心动过速

91．女，19 岁，心电图示 PR 间期 0.1 秒，QRS 波群起始粗钝，QRS 波群时限为 0.12 秒，V_1 导联 QRS 波群起始部及其主波均向下，而 V_5 导联 QRS 波群起始部及其主波均向上。此心电图应诊断为
A．A 型预激综合征
B．B 型预激综合征
C．前间壁心肌梗死
D．L-G-L 综合征
E．室性心律失常

92．男，49 岁，心电图示 PR 间期固定，且大于 0.21 秒，无 QRS 波群脱落。最可能的诊断是
A．一度房室传导阻滞
B．二度Ⅰ型房室传导阻滞
C．窦性心动过缓
D．二度Ⅱ型房室传导阻滞
E．窦性心律不齐

93．女，45 岁，突感心悸，急诊心电图示：QRS 波群 0.10s，频率 170 次 / 分，每个 QRS 波群后均可见倒置的 P 波，RP 间期 0.14s，P 波在Ⅱ、Ⅲ及 aVF 导联倒置，aVL、Ⅰ导联直立。最可能的诊断是
A．窦性心动过速
B．阵发性室上性心动过速
C．阵发性室性心动过速
D．心房扑动
E．心室扑动

94．男，34 岁，1 周来心悸。查体：脉率 87 次 / 分，双肺清，未闻及啰

音，心率98次/分，心律绝对不齐，心音强弱不等。该患者的心电图特点是

A．正常P波消失，代以f波

B．f波频率为300～400次/分

C．RR规律

D．QRS波群增宽

E．心室夺获

95．女,42岁，心悸、乏力1个月来诊。5年前查体时发现心脏有杂音。查体：于心脏的主动脉瓣第二听诊区闻及舒张早期递减型柔和叹气样杂音，向胸骨左缘及心尖传导，前倾坐位、深呼气后暂停呼吸最清楚。该患者的超声心动图所见包括

A．左室肥厚

B．左室扩大

C．主动脉扩张

D．主动脉瓣增厚

E．二尖瓣开放幅度增大

（96～99题共用题干）

男，66岁，劳累时胸骨后疼痛1年余，每周2～3次，含服硝酸甘油后迅速缓解。4小时前剧烈胸痛伴大汗，含服硝酸甘油20分钟不缓解。

96．下列心电图改变对诊断心肌梗死最有帮助的是

A．ST段压低

B．Q波

C．高耸T波

D．频发室性期前收缩

E．一度房室传导阻滞

97．此时下列心肌酶升高最明显的可能是

A．AST

B．LDH

C．LDH 1

D．CK

E．HBDH

98．心电图示V_3～V_5导联ST段弓背向上抬高0.3mV，可诊断为

A．急性前壁心肌梗死

B．急性下壁心肌梗死

C．急性前间壁心肌梗死

D．急性右室梗死

E．变异型心绞痛

99．此患者住院治疗3天后病情稳定。上厕所时突感胸闷，听诊胸骨左缘闻及4/6级粗糙的收缩期杂音伴震颤，最可能的原因是

A．二尖瓣脱垂

B．急性乳头肌功能不全

C．心脏破裂

D．室间隔穿孔

E．室壁瘤

（100～102题共用题干）

男，64岁，1年多来常于劳累或情绪激动时发作性左胸前区疼痛，多次心电图检查未见异常。

100．对该患者采集病史时应特别注意询问

A．胸痛特点

B．高血压病史

C．吸烟史

D．饮酒史

E．冠心病家族史

101．最有价值的无创检查是

A．Holter（动态心电图）

B．超声心动图

C．心脏X线片

D．运动放射性核素心肌灌注显像

E．胸部CT

102．心电图负荷试验的适应证是

A．变异型心绞痛

B．劳力性心绞痛

C．梗死后心绞痛

D．心肌梗死急性期

E．恶化劳力性心绞痛

(103 ~ 105 题共用题干)

男，65 岁，2 个月来反复发作胸骨后疼痛，发作与劳累关系不大，常在半夜或凌晨 5 时发作。

103．该患者最可能的诊断是
A．稳定型心绞痛
B．变异型心绞痛
C．初发劳力型心绞痛
D．急性心肌梗死早期
E．恶化劳力性心绞痛

104．该患者发作时的心电图表现特征是
A．ST 段抬高
B．ST 段下移≤ 1mm
C．ST 段下移> 1mm
D．ST 段无变化
E．T 波倒置

105．该患者首选的治疗是
A．硝酸酯类
B．β 受体拮抗剂
C．钙通道阻滞剂
D．抗血小板治疗
E．抗凝治疗

B 型题

(1 ~ 5 题共用备选答案)
A．代表心房除极过程
B．代表自心房开始除极至心室开始除极的时间
C．代表心室除极的全部过程
D．代表心室缓慢复极的过程
E．代表心室快速复极的过程

1．P 波的意义是
2．PR 间期的意义是
3．QRS 波群的意义是
4．ST 段的意义是
5．T 波的意义是

(6 ~ 10 题共用备选答案)
A．$-90^\circ \sim -180^\circ$
B．$110^\circ \sim 180^\circ$
C．$-30^\circ \sim -90^\circ$
D．$0^\circ \sim -30^\circ$
E．$0^\circ \sim 90^\circ$

6．提示心电轴正常的是
7．提示心电轴显著右偏的是
8．提示心电轴极度右偏的是
9．提示心电轴轻度左偏的是
10．提示心电轴显著左偏的是

(11 ~ 15 题共用备选答案)
A．< 0.04s
B．0.06 ~ 0.10s
C．< 0.11s
D．0.12 ~ 0.20s
E．0.32 ~ 0.44s

11．正常 P 波的宽度是
12．正常 PR 间期的时限是
13．正常 QRS 波群的时限是
14．正常 QT 间期的时限是
15．正常 Q 波的宽度是

(16 ~ 20 题共用备选答案)
A．心房颤动
B．心房扑动
C．窦性心动过速
D．阵发性房性心动过速
E．阵发性室性心动过速

16．可见 f 波的心律失常是
17．可见 F 波的心律失常是
18．心房率大于 350 次 / 分的心律失常是
19．可见异位 P 波的心律失常是
20．可见室性融合波的心律失常是

(21 ~ 25 题共用备选答案)
A．左房肥大
B．右房肥大
C．左室肥大
D．右室肥大
E．房室交界性期前收缩

21．可见逆行 P′ 波的心脏异常是

22．P波时间大于0.11s并伴切迹的心脏异常是
23．P波高耸，电压≥0.25mV的心脏异常是
24．心电轴显著左偏的心脏异常是
25．可见不完全右束支传导阻滞的心脏异常是

（26～30题共用备选答案）
A．房性期前收缩
B．交界区期前收缩
C．室性期前收缩
D．心房颤动
E．阵发性室性心动过速
26．提前出现的异位P′波见于
27．提前出现的逆行P′波见于
28．提前出现的宽大畸形的QRS波见于
29．出现室性融合波见于
30．长短周期后出现差异性传导见于

（31～35题共用备选答案）
A．一度房室传导阻滞
B．二度Ⅰ型房室传导阻滞
C．三度房室传导阻滞
D．预激综合征
E．二度Ⅱ型房室传导阻滞
31．PR间期固定性延长，无QRS波群脱落见于
32．PR间期固定性延长，有QRS波群脱落见于
33．P与QRS波群无关见于
34．PR间期逐渐延长见于
35．PR间期缩短见于

（36～37题共用备选答案）
A．房室分离
B．房室传导阻滞
C．窦房传导阻滞
D．室性逸搏心律
E．束支传导阻滞
36．心电图示：P波及QRS波群时限、形态正常，PP及RR各自成规律，P波与QRS波群无关，P波频率54次/分，QRS波群频率62次/分，应诊断为
37．心电图示：P波形态、时限正常，下传的PR间期正常。部分P波后无QRS波，出现一长间隙，长间隙时间与窦性PP间距成整倍数关系，应诊断为

（38～39题共用备选答案）
A．一度房室传导阻滞
B．二度Ⅰ型房室传导阻滞
C．二度Ⅱ型房室传导阻滞
D．三度房室传导阻滞
E．束支传导阻滞
38．听诊可闻大炮音见于
39．听诊第一心音由强变弱见于

（40～43题共用备选答案）
A．室性期前收缩
B．室内传导阻滞
C．预激综合征
D．右室肥大
E．心肌梗死
40．QRS波起始部宽钝见于
41．病理性Q波见于
42．QRS波宽大畸形见于
43．不完全右束支传导阻滞见于

（44～47题共用备选答案）
A．交界区性期前收缩
B．室性期前收缩
C．右心室肥大
D．左心室肥厚
E．完全性右束支传导阻滞
44．V_1呈rsR′型
45．V_1导联R/S≥1
46．V_1导联室壁激动时间≥0.03s
47．V_5导联室壁激动时间≥0.05s

（48～53题共用备选答案）

A．心电轴左偏

B．心电轴右偏

C．心电轴不偏

D．顺钟向转位

E．逆钟向转位

48．Ⅰ和Ⅲ导联主波向上见于

49．Ⅰ导联主波向上，Ⅲ导联主波向下见于

50．Ⅰ导联主波向下，Ⅲ导联主波向上见于

51．Ⅰ导联和Ⅲ导联主波均向下见于

52．胸前导联自 V_2 开始 R/S 大于 1 见于

53．胸前导联至 V_4 仍 R/S 小于 1 见于

（54～55题共用备选答案）

A．$Rv_5 < 2.5mV$

B．$Rv_5+Sv_1 > 4.0mV$

C．$Rv_1+Sv_5 > 1.05mV$

D．$Rv_1+Sv_5 > 4.0mV$

E．$R_I+S_{III} < 2.5mV$

54．右室肥大的心电图表现为

55．左室肥大的心电图表现为

（56～62题共用备选答案）

A．P 波增宽，有切迹

B．P 波高耸

C．可见逆行 P′ 波

D．可见异位 P′ 波

E．P′ 波与 QRS 波群无关

56．左房肥大的心电图特点是

57．心房梗死的心电图特点是

58．右房肥大的心电图特点是

59．交界区期前收缩的心电图特点是

60．室性心动过速的心电图特点是

61．三度房室传导阻滞的心电图特点是

62．阵发性房性心动过速的心电图特点是

（63～69题共用备选答案）

A．PR 间期固定延长

B．PR 间期逐渐延长

C．PR 间期正常

D．PR 间期缩短

E．P 波与 QRS 波群无关

63．上述心电图特点中，符合三度房室传导阻滞的是

64．上述心电图特点中，符合室性心动过速的是

65．上述心电图特点中，符合窦性心动过速的是

66．上述心电图特点中，符合预激综合征的是

67．上述心电图特点中，符合一度房室传导阻滞的是

68．上述心电图特点中，符合二度Ⅰ型房室传导阻滞的是

69．上述心电图特点中，符合窦性心动过缓的是

（70～74题共用备选答案）

A．窦性心动过速

B．室上性心动过速

C．交界区性心动过速

D．室性心动过速

E．快速房颤

70．男，26岁，心电图示心率160次/分，QRS 波群正常，其后有 P 波，且 P 波在 aVR 导联直立，在Ⅱ、Ⅲ导联倒置。心律失常的诊断是

71．女性，46岁，心电图示心率140次/分，QRS 波群正常，其前有窦性 P 波，PR 间期大于 0.12 秒，心律规则。心律失常的诊断是

72．女，42岁，心电图示心率160次/分，QRS 波群大于 0.12 秒，稍不规则，偶有心室夺获。心律失常的诊断是

73．男，24岁，心电图示心率150次/分，QRS 波群正常，未见 P 波，心律不规则。心律失常的诊断是

74．女，41岁，心电图示心率180次/分，

QRS 波群正常，未见 P 波，心律规则。心律失常的诊断是

（75 ~ 79 题共用备选答案）

A．房室内径可正常
B．左房可扩大
C．左房左室扩大
D．左房右室扩大
E．全心扩大

75．二尖瓣狭窄的超声心动图所见是
76．左房黏液瘤的超声心动图所见是
77．扩张型心肌病的超声心动图所见是
78．肥厚型心肌病的超声心动图所见是
79．动脉导管未闭的超声心动图所见是

X 型题

1．加压肢体导联包括
A．V_6 导联
B．aVR 导联
C．aVF 导联
D．Ⅰ导联

2．关于正常 P 波，下述说法不正确的包括
A．P 波宽度大于 0.12 秒
B．P 波可有切迹
C．P 波在肢导联振幅小于 0.20mV
D．P 波在 aVR 导联向下

3．关于正常 PR 间期，下述说法正确的包括
A．从 P 波的起点至 QRS 波群的起点
B．代表心房开始除极至心室开始除极的时间。
C．心率在正常范围时，为 0.12 ~ 0.20s
D．在幼儿，PR 间期相应延长

4．关于正常 Q 波，下列说法正确的包括
A．室间隔 Q 波可出现在 V_5、V_6 导联
B．右心腔 Q 波出现在 aVR 导联
C．横位心时，Q 波出现在Ⅱ、Ⅲ、aVF 导联
D．垂位心时，Q 波出现在Ⅰ、aVL 导联

5．QRS 波群电压增高可见于
A．束支传导阻滞
B．室性期前收缩
C．预激综合征
D．幼儿

6．QRS 波群电压降低可见于
A．肺气肿
B．室性心动过速
C．心肌炎
D．心包积液

7．与 QT 间期长短无明显相关的是
A．心率
B．年龄
C．性别
D．种族

8．诊断右房肥大正确的是
A．常见于肺心病
B．P 波高尖
C．QRS 波群时限无变化
D．Ⅱ、Ⅲ、aVF 导联 P 波幅度 ≥ 0.25mV

9．下列心电图表现不属于右室肥大的是
A．Rv_1+Sv_5 电压增高
B．PR 期延长
C．Rv_5 电压增高
D．Sv_1 电压增高

10．可在心电图上显示左心室肥大的疾病包括
A．主动脉瓣关闭不全
B．二尖瓣关闭不全
C．主动脉瓣狭窄
D．动脉导管未闭

11．下列属于诊断窦性心律可靠条件的是
A．Ⅱ导联 P 波直立，aVR 导联 P 波倒置
B．QRS 波群规律出现

C. 频率 60 ~ 100 次 / 分
D. PR 间期 0.12 ~ 0.20 秒

12. 窦性心律不齐的心电图诊断要点包括
A. P 波呈窦性，有时形态略异
B. PP 间期不等，相差超过 0.12 秒
C. PR 间期大于 0.12 秒
D. QRS 波群正常

13. 病态窦房结综合征的心电图可表现有
A. 持续的窦性心动过缓
B. 窦性停搏
C. 窦房阻滞
D. 在显著的窦性心动过缓基础上，出现室上性快速心律失常

14. 下列属于主动性异位心律的是
A. 室性期前收缩
B. 房性期前收缩
C. 心房颤动
D. 交界区性期前收缩

15. 房性阵发性心动过速的心电图表现是
A. 心率在 160 ~ 220 次 / 分
B. PR 间期大于 0.12 秒
C. P′畸形，心率快时可与 T 波融合
D. QRS 波群正常

16. 关于交界区性期前收缩，正确的是
A. 提前出现的逆行 P′波
B. Ⅱ、Ⅲ、aVF 导联 P′波倒置
C. aVR 导联的 P′波直立
D. 往往有完全性代偿间歇

17. 阵发性交界区性心动过速的心电图表现是
A. 心率在 160 ~ 220 次 / 分
B. RR 整齐规则
C. QRS 波群前后无 P 波或有逆行 P 波
D. P′R 间期小于 0.10s，或 RP′间期小于 0.20s

18. 室性期前收缩的表现包括
A. QRS 波群宽大畸形
B. 无窦性 P 波
C. 无提前出现的逆行 P 波
D. 有完全性代偿间歇

19. 关于室性期前收缩正确的是
A. QRS 波群时限＜ 0.12 秒
B. 提前出现的宽大畸形的 QRS 波群
C. 无与提前出现的 QRS 波群相关 P 波
D. 代偿间歇完全

20. 关于室性心动过速，下列正确的是
A. 频率 140 ~ 200 次 / 分
B. QRS 波群增宽，时限大于 0.12 秒
C. 可有心室夺获
D. 可有心室融合波

21. 关于室性心动过速，下列说法正确的是
A. P 波与 QRS 波群无固定关系
B. 心律可稍有不齐
C. 按压颈动脉窦无效
D. 多见于器质性心脏病

22. 非阵发性心动过速的心电图特点是
A. 多有渐起渐止的特点
B. 频率比逸搏心律快，比阵发性心动过速慢
C. 交界性心律频率多为 70 ~ 130 次 / 分，室性心律频率多为 60 ~ 100 次 / 分
D. 易发生干扰性房室脱节

23. 逸搏可见于下列心电图异常
A. 窦性停搏
B. 二度窦房阻滞
C. 显著的窦性心动过缓
D. 房颤伴有心动周期长度变化明显时

24. PR 间期长短不一，常见于
A. 二度Ⅰ型房室传导阻滞
B. 游走节律
C. 频发房室结性期前收缩
D. 间歇性预激综合征

25．完全性干扰性房室脱节的最大心电图特点是
A．可见心室夺获
B．P 波与 QRS 波群无关
C．可见心室融合波
D．PP 间距小于 RR 间距

26．完全性左束支传导阻滞时心电图的表现包括
A．QRS 波群时限≥ 0.12s
B．V_1、V_2 导联呈 rS 波或呈宽而深的 QS 波，Ⅰ、aVL、V_5、V_6 导联 R 波增宽、顶峰粗钝或有切迹
C．Ⅰ、V_5、V_6 导联 q 波一般不消失
D．V_5、V_6 导联 R 峰时间＜ 0.06s

27．下列属于完全性左束支传导阻滞心电图表现的是
A．Ⅰ、V_5、V_6 导联 R 波增宽并有切迹
B．Ⅰ、V_5、V_6 导联无 Q 波
C．QRS 波群时限≥ 0.12 秒
D．V_5 导联 ST-T 改变与 QRS 波群主波方向相反

28．典型 WPW 综合征的心电图表现是
A．PR 间期缩短＜ 0.12s
B．QRS 波群增宽≥ 0.12s
C．QRS 波群起始部有预激波
D．PJ 间期延长

29．小儿心电图较成人的区别可有
A．右心室较成人占优势
B．心率较成人快
C．各测量间期及时限较成人短
D．心电轴右偏

30．可造成心电图上伪差的因素包括
A．导联线接错
B．导联线松脱
C．基线不稳
D．交流电干扰

31．心绞痛发作时，可能出现的心电图变化包括
A．ST 段压低
B．T 波低平或倒置
C．U 波倒置
D．一过性心律失常

32．变异型心绞痛的心电图改变可包括
A．ST 段抬高
B．QRS 波群增宽、电压增高
C．T 波增高
D．U 波倒置

33．再发性心肌梗死心电图可表现为
A．有新 Q 波形成，或原有的 Q 波加深、加宽
B．ST 段较前进一步压低或抬高
C．异常 Q 或 QS 波消失，并出现 ST 段改变
D．陈旧性心肌梗死突然出现心律失常

34．缩窄性心包炎心电图可表现为
A．低电压
B．可有二尖瓣型 P 波
C．窦性心动过速
D．多数导联 T 波直立

35．洋地黄中毒的心电图表现包括
A．出现窦性停搏或窦房阻滞，同时伴有结性逸搏
B．出现频发的室性期前收缩
C．阵发性房性心动过速伴有二度房室传导阻滞
D．房颤伴有二度或三度房室传导阻滞

36．房间隔缺损心电图变化，下列正确的是
A．多伴有不完全性右束支传导阻滞
B．右胸导联可呈 qR 或 QS 型
C．电轴可在 +90 ～ +170°
D．V_1 导 P 波电压增高

37．肺源性心脏病的心电图特征为
A．心电轴显著右偏、顺钟向转位
B．右束支传导阻滞

C．肺型 P 波
D．V_1 及 V_2 导联呈 QS 波
38．急性心包炎的心电图变化可包括
A．弓背向上型 ST 段抬高
B．弓背向下型 ST 段抬高
C．T 波平坦或倒置
D．QRS 波群可呈低电压
39．二尖瓣狭窄的超声心动图所见包括
A．二尖瓣增厚粘连
B．左房右室扩大
C．二尖瓣前叶曲线呈城垛样改变
D．二尖瓣口面积缩小
40．心包积液下列超声心动图所见正确的包括
A．超声可半定量
B．超声诊断对临床意义较大
C．超声可用于与心脏扩大鉴别
D．大量心包积液时，心脏可在心包腔内摇摆
41．关于心脏超声声学造影的说法正确的包括
A．副作用较大
B．可检测左向右分流
C．可检测右向左分流
D．操作方法简单易行
42．下列超声多普勒的说法错误的是
A．多普勒频谱无法确定心内分流和反流
B．脉冲式多普勒只有定量诊断价值
C．连续式多普勒最具有定位诊断价值
D．多普勒频谱对疾病诊断价值不大
43．关于二尖瓣脱垂的下列说法不正确的包括
A．二尖瓣前后叶瓣体超过二尖瓣环
B．二尖瓣前后叶瓣体不超过二尖瓣环
C．二尖瓣脱垂临床很难诊断
D．常伴右房室扩大
44．下列属于严重二尖瓣狭窄超声心动图所见的是
A．二尖瓣增厚
B．二尖瓣口开放明显受限
C．左房右室扩大
D．腱索乳头肌增粗
45．关于黏液瘤，下列说法正确的包括
A．左房内最常见
B．可发生于右房
C．边界清楚
D．可活动
46．心房颤动的心电图特点包括
A．正常 P 波消失，代以 f 波
B．f 波频率为 300 ~ 400 次 / 分
C．心室律绝对不规则
D．QRS 波群一般不增宽
47．主动脉瓣关闭不全患者的超声心动图所见包括
A．左室肥厚
B．左室扩大
C．主动脉扩张
D．二尖瓣开放幅度减小

四、问答题

1．左房肥大的主要心电图表现是什么？
2．双心房肥大的主要心电图表现是什么？
3．左室肥大的主要心电图表现是什么？
4．右室肥大的主要心电图表现是什么？
5．双室肥大的主要心电图表现是什么？
6．病态窦房结综合征的心电图表现是什么？

7．心房颤动的心电图表现是什么？
8．完全性左束支传导阻滞时的心电图表现是什么？
9．WPW 综合征的心电图表现是什么？
10．高血钾及低血钾的心电图表现是什么？
11．非阵发性心动过速的心电图特点是什么？
12．简述急性心肌梗死时心电图的图形演变。
13．依据阻滞程度，房室传导阻滞分几度？各有何特点？
14．什么叫 Ptf_{V1}？有什么临床意义？
15．什么叫隐匿性房室传导？有何临床意义？
16．什么叫典型文氏现象？有哪些特点？
17．快而规则的心律失常有哪几种？
18．什么叫心房电活动消失？常见于哪些情况？
19．什么叫高度或几乎完全性房室传导阻滞？
20．何谓超声心动图？超声心动图检查具有哪些特点？
21．二尖瓣狭窄的主要超声心动图表现是什么？
22．肥厚型心肌病的主要超声心动图表现是什么？
23．心包积液的主要超声心动图表现是什么？
24．先天性心脏病房间隔缺损的主要超声心动图表现是什么？

参考答案

一、名词解释

1．心电轴：心电轴一般指的是平均 QRS 电轴（mean QRS axis），它是心室除极过程中全部瞬间向量的综合（平均 QRS 向量），借以说明心室在除极过程这一总时间内的平均电势方向和强度。

2．QRS 波群：QRS 波群代表心室肌除极的电位变化。

3．心脏顺钟向转位：自心尖部向心底部方向观察，设想心脏可循其本身长轴做顺钟向或逆钟向转位。正常时 V_3 或 V_4 导联 R/S 大致相等，为左、右心室过渡区波形。心脏顺钟向转位指正常在 V_3 或 V_4 导联出现的波形转向左心室方向，即 V_5、V_6 导联上。这种情况可见于右心室肥大。

4．sick sinus syndrome：病态窦房结综合征，起搏传导系统退行性病变以及冠心病、心肌炎、心肌病等疾患，可累及窦房结及其周围组织而产生一系列缓慢性心律失常，并引起头晕、黑蒙、晕厥等临床表现，称为病态窦房结综合征。

5．扭转型室性心动过速：为一种严重的室性心律失常。发作时可见一系列增宽变形的 QRS 波群，以每 3 ～ 10 个心搏围绕基线不断扭转其主波的正负方向，每次发作持续数秒至数十秒而自行中止，但极易复发或转为心室颤动。

6．pre-excitation syndrome：预激综合征，指在正常的房室结传导途径外，沿房室环周围还存在附加的房室传导束，包括 WPW 综合征、LGL 综合征及 Mahaim 型预激综合征等。

7．escape rhythm：逸搏心律，当高位节律点发生病变或受到抑制而出现停搏或节律明显减慢时，或者因传导障碍而不能下传时，或其他原因造成长的间歇时，作为一种保护性措施，低位起搏点就会发出一个或一连串的冲动，激动心房或心室。连续 3 个以上称为逸搏心律。

8．洋地黄效应：洋地黄直接作用于心肌，引起心电图特征性表现：① ST 段下垂型压低；② T 波低平、双向或倒置，双向 T 波往往是初始部分倒置，终末部分直立变窄，ST-T 呈“鱼钩型”；③ QT 间期缩短。上述心电图表现常为已经接受洋地黄治疗的标志，即所谓的“洋地黄效应”。

9．ambulatory electrocardiography：动态心电图，是连续记录 24 小时或更长时间的心电图，又称 Holter 监测。

10．多源性室性期前收缩：指在同一导联中出现 2 种或 2 种以上形态及联律间期互不相同的室性期前收缩。

11．Wenckebach phenomenon：文氏现象，二度Ⅰ型房室传导阻滞时，P 波规律出现，PR 间期逐渐延长，直到 1 个 P 波后脱漏 1 个 QRS 波群；QRS 波群脱落之后 PR 间期最短，之后又逐渐延长，最后又有 QRS 波群脱落。如此周而复始的出现，称为文氏现象。

12．干扰性房室脱节：正常的心肌细胞在一次兴奋后具有较长的不应期，因而对于两个相近的激动，前一激动产生的不应期必然影响后面激动的形成和传导，这种现象称为干扰。当心房和心室分别有两个不同起搏点并行产生激动，引起一系列干扰，使房室产生互不相关的活动现象，称为干扰性房室脱节。

13．SAM 征：肥厚型梗阻性心肌病时，M 型超声心动图上二尖瓣装置靠拢室间隔，前叶收缩期前向运动，称为 systolic anterior motion，即 SAM 征。

14．冠状 T 波：指倒置的 T 波，两支对称，初始角与终末角相等，往往提示心肌缺血，因常见于慢性冠状动脉供血不足，故称冠状 T 波。

15．缺血性 ST 段下移：指 ST 段与过 R 波顶点所引垂线间夹角 ≥ 90°。分三种形式：水平型、下斜型、弓背型。

16．房室结双径路：是一种房室结传导的电生理异常，系房室结功能性纵向分离而出现的两条电生理特性不同的传导通道，即快慢径路。它是许多心律失常发生的基础。

17．QRS 波群电交替：在严重的器质性心脏病中，偶尔可见到不同振幅和形态 QRS 波群交替出现，此种现象称为 QRS 波群电交替，它是心室内 2∶1 部分传导阻滞的一种特殊类型。

18．ECG exercise test：心电图运动负荷试验，是发现早期冠心病的一种检测方法，虽然与冠状动脉造影结果对比有一定比例的假阳性与假阴性，但由于其方法简便实用、无创伤、安全，一直被公认为是一项重要的临床心血管疾病检查手段。

19．Echocardiography：超声心动图，是利用超声波在不同介质中传导产生透射和反射的物理特征，记录心脏和大血管的形态结构及运动情况的非创伤性影像学检查方法。

二、填空题

1．Ⅱ　Ⅲ　aVL　aVF

2．–30°～+90°　左　右

3．Ⅰ　Ⅱ　aVF　V_4　V_5　V_6　aVR　0.25　0.2

4．0.04s　同导联中 R 波的 1/4

5．面向缺血区的导联 T 波高而直立　面向损伤心肌的导联出现 ST 段抬高　面向坏死区的导联出现异常 Q 波

6．自律　兴奋　传导　收缩

7．rsR′　M

8．≥ 50%　5%　不应小于 1.2

9．M 型　二维　多普勒　多普勒彩色血流显像

10．经胸超声心动图　经食管超声心动图　术中超声心动图　负荷超声心动图　对比超声心动图　心腔内超声心动图　胎儿超声心动图

三、选择题

A 型题

1．A	2．C	3．D	4．E	5．C	6．E	7．A	8．C
9．A	10．E	11．A	12．C	13．A	14．A	15．A	16．A
17．C	18．A	19．B	20．A	21．B	22．A	23．A	24．A
25．B	26．A	27．A	28．E	29．A	30．A	31．A	32．C
33．A	34．A	35．A	36．A	37．A	38．A	39．A	40．A
41．A	42．E	43．A	44．A	45．E	46．B	47．C	48．C
49．D	50．A	51．B	52．A	53．A	54．A	55．A	56．A
57．E	58．A	59．D	60．A	61．E	62．A	63．A	64．C
65．A	66．D	67．A	68．A	69．C	70．C	71．A	72．A
73．A	74．A	75．B	76．B	77．E	78．E	79．D	80．A
81．B	82．E	83．E	84．E	85．A	86．C	87．B	88．A
89．A	90．E	91．B	92．A	93．B	94．A	95．E	96．C
97．D	98．A	99．D	100．A	101．D	102．B	103．B	104．A
105．C							

B 型题

1．A	2．B	3．C	4．D	5．E	6．E	7．B	8．A
9．D	10．C	11．C	12．D	13．B	14．E	15．A	16．A
17．B	18．A	19．D	20．E	21．E	22．A	23．B	24．C
25．D	26．A	27．B	28．C	29．E	30．D	31．A	32．E
33．C	34．B	35．D	36．A	37．B	38．D	39．B	40．C

41．E	42．A	43．D	44．E	45．C	46．C	47．D	48．C
49．A	50．B	51．B	52．E	53．D	54．C	55．B	56．A
57．A	58．B	59．C	60．E	61．E	62．D	63．E	64．E
65．C	66．D	67．A	68．B	69．C	70．C	71．A	72．D
73．E	74．B	75．D	76．A	77．E	78．B	79．C	

X 型题

1．BC	2．ABC	3．ABC	4．AB	5．ABCD	6．ACD
7．BCD	8．ABCD	9．BCD	10．ABCD	11．ABCD	12．ABCD
13．ABCD	14．ABCD	15．ABCD	16．ABCD	17．ABCD	18．ABCD
19．BCD	20．ABCD	21．ABCD	22．ABCD	23．ABCD	24．ABCD
25．BD	26．ABD	27．ABCD	28．ABC	29．ABCD	30．ABCD
31．ABCD	32．ABCD	33．ABCD	34．ABC	35．ABCD	36．ABCD
37．ABCD	38．BCD	39．ABCD	40．ABCD	41．BCD	42．ABCD
43．BCD	44．ABCD	45．ABCD	46．ACD	47．ABCD	

四、问答题

1．左房肥大的主要心电图表现：由于左房最后除极，当左房肥大时心电图主要表现为心房除极时间延长，所以心电图的表现是：

（1）Ⅰ、Ⅱ、aVR、aVL 导联 P 波增宽，其时限≥ 0.12s，P 波常呈双峰型，两峰间距≥ 0.04s，以Ⅰ、Ⅱ、aVL 导联明显，又称“二尖瓣型 P 波”。

（2）V_1 导联上 P 波常呈先正而后出现深宽的负向波。将 V_1 负向 P 波的时间乘以负向 P 波振幅，称为 P 波终末电势（P-wave terminal force，Ptf）。左房肥大时，Ptf_{V1} ≥ 0.04mm · s。

2．双心房肥大的主要心电图表现：

（1）P 波增宽≥ 0.12s，其振幅≥ 0.25mV。

（2）V_1 导联 P 波高大双相，上下振幅均超过正常范围。

3．左室肥大的主要心电图表现：

（1）QRS 波群电压增高：胸导联：RV_5 或 RV_6 ＞ 2.5mV；RV_5+SV_1 ＞ 4.0mV（男性）或＞ 3.5mV（女性）。肢体导联：$R_{Ⅰ}$ ＞ 1.5mV；RaVL ＞ 1.2mV；RaVF ＞ 2.0mV；$R_{Ⅰ}$ +$S_{Ⅲ}$ ＞ 2.5mV。

（2）可出现额面 QRS 心电轴左偏。

（3）QRS 波群时间延长到 0.10 ～ 0.11s，但一般仍＜ 0.12s。

（4）在 R 波为主的导联上，其 ST 段可呈下斜型压低达 0.05mV 以上，T 波低平、双向或倒置。在 S 波为主的导联上，可见直立的 T 波。

4．右室肥大的主要心电图表现：

（1）V_1 导联 R/S ≥ 1，呈 R 型或呈 Rs 型，重度右室肥大可使 V_1 导联呈 qR 型；V_5 导联 R/S ≤ 1 或 S 波比正常加深；aVR 导联以 R 波为主，R/q 或 R/S ≥ 1。

（2）R_{V1} + S_{V5} ＞ 1.05mV；R_{aVR} ＞ 0.5mV。

（3）心电轴右偏≥ +90°。

（4）可同时伴有右胸导联 ST 段压低及 T 波倒置。

5．双室肥大的主要心电图表现：

（1）大致正常心电图。

（2）单侧心室肥大心电图。

（3）双侧心室肥大心电图：既表现出来右心室肥大的心电图特征，又存在左室肥大的某些征象。

6．病态窦房结综合征的心电图表现：

（1）持续的窦性心动过缓，心率＜ 50 次 / 分，且不易用阿托品等药物纠正。

（2）窦性停搏或窦房阻滞。

（3）在显著的窦性心动过缓基础上，常出现室上性快速心律失常，又称为快 - 慢综合征。

（4）若病变累及房室交界区，可出现房室传导障碍，或发生窦性停搏时，长时间不出现交界性逸搏，此即称为双结病变。

7．心房颤动的心电图表现：

（1）正常 P 波消失，代之以大小不等、形状各异的颤动波（f 波），通常以 V_1 导联最明显。

（2）房颤波的频率为 350 ～ 600 次 / 分。

（3）心室率绝对不规则，QRS 波群一般不增宽；若是前一个 RR 间距偏长而与下一个 QRS 波群相距较近时，易出现一个增宽变形的 QRS 波群，此可能是房颤伴室内差异传导。

8．完全性左束支传导阻滞时的心电图表现：

（1）QRS 波群时限≥ 0.12s。

（2）V_1、V_2 导联呈 rS 波或呈宽而深的 QS 波；Ⅰ、aVL、V_5、V_6 导联 R 波增宽、顶峰粗钝或有切迹；心电轴可有不同程度的左偏。

（3）Ⅰ、V_5、V_6 导联 q 波一般消失。

（4）V_5、V_6 导联 R 峰时间＞ 0.06s。

（5）ST-T 方向与 QRS 主波方向相反。

9．WPW 综合征的心电图表现：

（1）PR 间期缩短＜ 0.12s。

（2）QRS 增宽≥ 0.12s。

（3）QRS 起始部有预激波。

（4）PJ 间期正常。

（5）出现继发性的 ST-T 改变。

10．高血钾及低血钾的心电图表现：

（1）高血钾心电图：①血钾＞ 5.5mmol/L 时，QT 间期缩短和 T 波高尖，基底部变窄；②血钾＞ 6.5mmol/L 时，QRS 波群增宽，PR 间期及 QT 间期延长，R 波电压降低及 S 波加深，ST 段压低；③血钾＞ 7.0mmol/L 时，QRS 波群进一步增宽，PR 间期及 QT 间期进一步延长；P 波增宽，振幅降低，甚至消失。④高血钾最后阶段，宽大的 QRS 波群甚至与 T 波融合成正弦波。

（2）低血钾典型改变为 ST 段压低，T 波低平或倒置以及 u 波增高，QT 间期一般正常或轻度延长；明显的低血钾可使 QRS 波群时限延长，P 波振幅增高；可引起房性心动过速、室性异位搏动和室性心动过速、室内传导阻滞、房室传导阻滞等各种心律失常。

11．非阵发性心动过速的心电图特点：

（1）多有渐起渐止的特点。

（2）频率比逸搏心律快，比阵发性心动过速慢，交界性心律频率多为 70 ～ 130 次 / 分，室性心律频率多为 60 ～ 100 次 / 分。

（3）易发生干扰性房室脱节，并出现各种融合波或夺获心搏。

12．急性心肌梗死时心电图的图形演变：

（1）超急性期表现为：心肌梗死发生数分钟后心电图上产生高大的 T 波，以后迅速出现 ST 段呈斜性抬高，与高耸直立的 T 波相连。

（2）急性期：开始于梗死后数小时或数日，可持续到数周，ST 段呈弓背向上抬高，可形成单向曲线，继而逐渐下降；面向坏死区导联的 R 波振幅降低或消失，出现异常 Q 波或 QS 波；T 波由直立开始倒置，并逐渐加深。

（3）亚急性期：出现于梗死后数周至数月，抬高的 ST 段恢复至基线，缺血性 T 波由倒置较深逐渐变浅，坏死性 Q 波持续存在。

（4）陈旧期：常出现在急性心肌梗死后 3 ～ 6 个月之后或更久，ST 段和 T 波恢复正常或 T 波持续倒置、低平，趋于恒定不变，残留下坏死性表现——Q 波。

13．房室传导阻滞的分度及各自特点：

在心电图上，根据其传导阻滞程度分为一度、二度和三度房室传导阻滞。

（1）一度房室传导阻滞表现为：PR 间期延长，无 QRS 波群脱落。

（2）二度房室传导阻滞分为两型。Ⅰ型（文氏型）表现为 P 波规律出现，PR 间期逐渐延长，直至 P 波后 QRS 波群脱落，脱落后第一个 PR 间期最短，以后逐渐延长，直至 P 波后 QRS 波群脱落，周而复始地出现，称为文氏现象。Ⅱ型（莫氏型）表现为 PR 间期恒定（正常或延长），部分 P 波后 QRS 波群脱落。

（3）三度房室传导阻滞：P 波完全不能下传，P 波与 QRS 波群无固定关系，P 波频率高于 QRS 波群的频率，QRS 波群的形态取决于心室起搏点位置的高低。

14．V_1 导联上的 P 波呈正负双向时，测量 P 波负性部分的宽度（s）与振幅（mm），二者的乘积为 V_1 导联的 P 波终末电势，通常用 Ptf_{V1} 表示。$Ptf_{V1} \geq -0.03$mm · s 为正常，否则为异常，其临床意义提示左房压力过高。临床上，凡是可导致左房压力增高的疾病，如二尖瓣狭窄、左心衰竭时，Ptf_{V1} 负值可增大。

15．隐匿性房室传导是指冲动已经激动了房室连接组织，但由于递减传导，未能完全通过房室连接组织，从而未能引起心室激动，此在心电图上不能表现出来。由于房室连接组织的大部分已被激动，产生了新的不应期，因而对下一次到来的冲动将会产生影响，可使下一次 PR 间期延长，或使 P 波被阻滞。在心电图上，就是根据这些表现来诊断隐匿性传导。

临床上，隐匿性传导常见于传导功能异常的心脏，也偶见于正常的心脏，它可引起异常缓慢的心室率，甚至引起心脏停搏。认识隐匿性传导有利于鉴别复杂的心律失常，如 PR

间期意外地延长、P 波意外受阻、结性逸搏未能在预期的时间内出现等。

16．典型文氏现象由周而复始的文氏周期构成，每个周期均有以下特征：

（1）PR 间期逐次延长，之后出现一次 P 波下传受阻、心室漏搏。

（2）每个文氏周期中均以第二个 PR 间期递增量最大。

（3）PR 间期的递增量逐次减小。

（4）以紧邻受阻 P 波之前的 PR 间期最长。

（5）以包含被阻滞 P 波的 RR 间期为最长，但它短于两个 PP 间期之和。

（6）RR 间期逐渐缩短，漏搏之后的第一个 RR 间期比最后一个 RR 间期长。

17．心室率大于 100 次 / 分且规整时，应想到下列心律失常：

（1）窦性心动过速；

（2）阵发性房性心动过速；

（3）心房扑动伴 2 : 1 房室传导；

（4）阵发性结性心动过速；

（5）阵发性室性心动过速；

（6）心室扑动。

18．心房电活动消失，指在心电图上表现为既无 P 波，又无 P′ 波、F 波和 f 波。此种情况常见于心房颤动晚期、完全性窦性停搏、三度窦房阻滞及高血钾时的窦室传导。

19．房室传导比例少于 2 : 1 的不完全性房室传导阻滞。传导比例常为 3 : 1、4 : 1、5 : 1 等，可发展为完全性房室传导阻滞。多数窦性 P 波不能下传，往往有结性逸搏或逸搏性心律。

20．超声心动图是利用超声波特有的物理学特性检查记录心脏和大血管的形态结构及功能的非创伤性影像学检查方法，自 1954 年瑞典学者 Edler 首先应用超声波原理记录心脏结构活动曲线以来，经过近 50 年的不断发展，超声心动图检查已发展成为集 M 型、二维、三维、多普勒等多种技术为一体的心血管系统检查手段。超声心动图能够实时显示心脏结构、血流动力学状态、评估心脏功能及临床治疗效果，是心血管系统疾病最重要的临床检查及评价方法之一；同时超声心动图又可以作为心血管疾病的研究工具，在科研工作中发挥着重要作用。

超声心动图检查具有以下特点：①实时显示评价心血管系统结构、功能和血流动力学状态，重复性好，可靠性高；②没有电离辐射，在常用功率范围内对人体无伤害；③相对于其他影像学检查，超声心动图检查更方便、经济。

21．二尖瓣狭窄的主要超声心动图表现：

（1）二尖瓣增厚、回声增强、以交界处为主，瓣叶开放受限，舒张期瓣体向左室方向呈弓形凸起，呈“穹隆 / 气球样”改变；

（2）短轴切面可见二尖瓣瓣叶舒张期开口减小呈“鱼口样”改变，在此切面可直接描记测量瓣口面积；

（3）M 型显示二尖瓣前叶正常的双峰曲线消失，呈“城垛”样改变；后叶与前叶粘连，受前叶牵拉，舒张期向前运动；

（4）左心房、右心室可增大；

（5）多普勒超声心动图：血流通过狭窄二尖瓣口的血流速度明显增快，二尖瓣口血流频谱为高速充填频谱形态，应用二尖瓣血流频谱可测量血流速度和跨瓣压差，间接评价狭窄程度。

22．肥厚型心肌病的主要超声心动图表现：

（1）心肌肥厚：肥厚心肌可发生于左心室任何部位，最常见类型是室间隔非对称性肥厚，厚度常大于 15mm，室间隔与左心室后壁比值常大于 1.3。病变部位心肌回声增强、僵硬、运动减低；

（2）左心腔正常或缩小；

（3）左室流出道狭窄：肥厚的室间隔突向左室流出道，导致左室流出道狭窄；

（4）二尖瓣收缩期前向运动：二尖瓣叶收缩期前移贴近增厚的室间隔，进一步加重了左室流出道的狭窄，二维及 M 型超声心动图均可探及；

（5）多普勒超声心动图：梗阻性心肌病左室流出道收缩期血流速度增快。二尖瓣常见关闭不全，二尖瓣口的舒张期血流频谱常出现 E 峰小于 A 峰的“E / A 倒置”现象，提示左室舒张功能异常。

23．心包积液的主要超声心动图表现：

（1）心包腔内出现无回声液性暗区：多切面探查显示心包不同部位的积液。根据对左室后壁和右室前壁心包积液的测量可评估心包积液的量

（2）心包积液量大时，心脏漂浮在暗区中，出现心脏摆动征；舒张期右心房、右心室塌陷表明出现心脏压塞。

24．先天性心脏病房间隔缺损的主要超声心动图表现：

（1）房间隔连续性中断，回声脱失；

（2）右室、右房扩大，室间隔与左室后壁可呈同向运动，肺动脉可有增宽；

（3）多普勒超声心动图：心房水平可见血流自左心房分流至右心房，三尖瓣和肺动脉瓣血流量相对增加，常伴有三尖瓣轻度反流；

（4）经食管超声心动图可清晰显示房间隔全貌，对分流束的探及非常敏感，为诊断房间隔缺损的“金标准”，对于经胸超声心动图不能确诊患者，可行经食管超声心动图进一步明确诊断。

第十五章　肺功能检查

应试习题

一、名词解释

1．tidal volume
2．vital capacity
3．基础肺容积
4．MVV
5．一秒率
6．支气管舒张试验
7．支气管激发试验
8．弥散量
9．small airway function
10．SaO_2
11．Bohr 效应
12．BE
13．AG
14．低氧血症
15．缺氧
16．代谢性酸中毒
17．呼吸性酸中毒

二、填空题

1．肺功能检查内容包括__________、__________、__________、__________和________等项目。

2．肺总量是由__________、__________、__________、__________组成的。

3．进行肺容积测定时最常采用的气体为__________和__________。

4．体描法的主要测定原理为__________定律。其内容为当温度和质量恒定时，气体的__________和__________呈反比。

5．肺容积正常参考值的范围是预计值的__________到__________。

6．流速容积曲线可分为__________、__________两部分，前者和受试者的__________有关，后者和受试者的__________、__________有关。

7．阻塞性通气功能障碍的主要特征为__________，常见于__________、__________。

8．限制性通气功能障碍的主要特征为____________和____________下降，$FEV_{1.0}/FVC$__________或__________，常见于__________。

9．肺功能检查用于哮喘诊断的试验包括__________、__________、________、________。

10．激发试验主要用于测定__________，阳性结果可见于__________、__________、__________、__________。

11．激发试验最常用的试剂为__________。进行激发试验前应停用__________、__________类药物，__________和__________无须停用。

12．用于弥散功能测定的气体分子是__________。测定方法包括________、________。

13．手术风险增加的肺功能预测指标包括 FVC 小于______预计值，$FEV_{1.0}$ 小于______L 或小于______预计值。

14．小气道功能检查的内容包括______、______和______。

15．pH 的正常参考值为______，PaO_2 的正常参考值为______，$PaCO_2$ 的正常参考值为______，HCO_3^- 的正常参考值为______。

16．pH 正常的情况可见于______、______、______。

17．影响氧离曲线的因素较多，______、______、______可以使氧离曲线右移，使氧在组织中的释放______。______、______可以使氧离曲线左移，使氧在组织中的释放______。

18．CO_2 弥散速度是 O_2 的______倍，几乎不受______的影响。$PaCO_2$ 和______呈反比。低氧血症时，如果 $PaCO_2$ 正常或偏低，说明患者低氧血症的主要原因为______，如果 $PaCO_2$ 增加，则说明低氧血症的主要原因为______。

19．代谢性酸中毒分为______和______酸中毒，前者主要是体内的有机酸增加，此时______的下降程度应和______的增加程度一致。如果______下降程度超过______增加程度，则患者同时合并______代谢性酸中毒，如果______下降程度小于______增加程度，则患者同时合并代谢性碱中毒。

20．急性呼吸性酸中毒时，$PaCO_2$ 每上升 10mmHg，则 pH 下降______，HCO_3^-______，慢性呼吸性酸中毒时，$PaCO_2$ 每上升 10mmHg，则 pH 下降______，HCO_3^-______。

三、选择题

A 型题

1．肺总量包括的项目是

A．肺活量 + 残气量

B．肺活量 + 功能残气量

C．肺活量 + 补呼气量

D．肺活量 + 深吸气量

E．深吸气量 + 残气量

2．基础肺容积中不包括的项目是

A．潮气量

B．补吸气量

C．残气量

D．深吸气量

E．补呼气量

3．下列有关肺容量的计算，不正确的是

A．肺活量 = 补吸气量 + 潮气量 + 补呼气量

B．功能残气量 = 残气量 + 补呼气量

C．肺活量 = 深吸气量 + 功能残气量

D．肺总量 = 肺活量 + 残气量

E．肺总量 = 深吸气量 + 功能残气量

4．下列有关肺容积的说法，不正确的是

A．肺容积的正常范围为预计值的 80% ~ 120%

B．右肺占总肺活量的 55%

C．肺弹性回缩力增加使得肺容积缩小

D．肺的顺应性增加使得肺容积缩小

E．肥胖者肺容积可减少

5．下面各项指标与患者呼吸困难的相关性最强的是

A．肺总量

B．肺活量

C．最大通气量

D．一秒率

E．弥散功能

6．V-V 曲线中，属于非用力依赖部分

的是

A．后 80%

B．后 75%

C．后 70%

D．后 65%

E．后 60%

7．评价阻塞性通气功能障碍最主要的指标是

A．$FEV_{1.0}/FVC$

B．$FEV_{1.0}$

C．MMEF

D．PEF

E．FVC

8．下列结果中符合限制性通气功能障碍的是

A．V-V 曲线降支呈向下凹陷曲线

B．FRC 增加

C．FVC 增加

D．$FEV_{1.0}/FVC$ 增加

E．RV 增加

9．下列检查结果中和阻塞性通气功能不符合的是

A．FVC 下降

B．$FEV_{1.0}/FVC$ 下降

C．RV/TLC 下降

D．$FEV_{1.0}$ 下降

E．MVV 下降

10．下列检查结果对于哮喘的诊断无意义的是

A．支气管舒张试验

B．激发试验

C．PEF 变异率

D．运动试验

E．V-V 曲线呈“平台”样改变

11．有关舒张试验的叙述，不正确的是

A．需要重复 1 次，改善率测定值相差小于 2%

B．支气管舒张试验阳性具有确诊价值

C．$FEV_{1.0}$ 改善率大于 15% 为阳性

D．阳性的判断要求 $FEV_{1.0}$ 改善的绝对值大于 200ml

E．通常使用 β 受体激动剂进行试验

12．有关激发试验的检查，错误的是

A．一般使用乙酰甲胆碱

B．激发试验阳性可以确诊哮喘

C．阳性说明患者存在气道高反应性

D．其适应证为基础肺功能正常患者

E．$FEV_{1.0}$ 较基础值小于 20% 时终止试验

13．下列对于大气道狭窄性质判定的 V-V 环表现，错误的是

A．胸腔内固定性狭窄呈吸气和呼气曲线流速受限

B．胸腔外固定性狭窄呈吸气和呼气曲线流速受限

C．胸腔外可变性狭窄呈吸气曲线流速受限

D．胸腔内可变性狭窄呈呼气曲线流速受限

E．胸腔内可变性狭窄呈吸气曲线流速受限

14．用于弥散功能测定的气体是

A．O_2

B．CO

C．CO_2

D．N_2

E．NO

15．下列反映肺换气功能的参数是

A．一氧化碳弥散指数

B．肺活量

C．用力肺活量

D．肺总量

E．$FEV_{1.0}$

16．影响弥散功能的因素中不包括

A．弥散膜两侧的气体分子分压差

B．弥散面积

C．弥散膜厚度

D．气道阻塞

E．血红蛋白水平

17. 易出现限制性通气功能障碍的疾病是
A. 肺间质纤维化
B. 支气管哮喘
C. 慢性支气管炎并发性肺气肿
D. 支气管扩张
E. 中小型肺癌

18. 肺功能示 $FEV_{1.0}$ 和最大通气量均降低，最常见于
A. 肺间质纤维化
B. 自发性气胸
C. 慢性阻塞性肺疾病
D. 支气管哮喘缓解期
E. 先天性肺囊肿

19. 下列疾病中 DL_{CO} 测定结果可能高于正常的情况是
A. 肺气肿
B. 间质性肺病
C. 肺水肿
D. 肺栓塞
E. 贫血

20. 有关氧离曲线的叙述，错误的是
A. 当 PaO_2 大于 60mmHg 时，曲线平坦
B. 当 PaO_2 小于 60mmHg 时，曲线陡直
C. pH 下降，曲线向右移
D. 正常情况下 P_{50} 为 26.6mmHg
E. 氧离曲线的特征提示，流经肺组织血液中的血红蛋白容易和氧解离

21. 有关血氧饱和度的叙述，正确的是
A. 血氧饱和度是指氧合血红蛋白占总血红蛋白的百分比
B. 经皮测定血氧饱和度不受皮肤灌注等因素的影响
C. 脉氧仪可以通过对血红蛋白吸光度的测定区分正常血红蛋白和异常血红蛋白
D. 在大量异常血红蛋白存在的条件下，脉氧仪所测得的血氧饱和度不能正确反映血氧含量
E. 血氧饱和度的正常参考值应大于 97%

22. 有关 CO_2 的叙述，错误的是
A. $PaCO_2$ 的正常参考值为 35 ~ 45mmHg
B. CO_2 的弥散速度约为 O_2 的 20 倍
C. $PaCO_2$ 和肺泡通气量呈反比
D. CO_2 升高的主要原因为换气功能障碍
E. $PaCO_2$ 是判断呼吸性酸碱失衡的重要指标

23. 有关 HCO_3^- 的叙述，下列正确的是
A. HCO_3^- 受呼吸和代谢双重因素的影响
B. 血气分析中的 HCO_3^- 浓度是通过直接测定得到的
C. 比较 SB 和 AB 对于酸碱失衡类型的判断具有重要意义
D. HCO_3^- 升高说明患者一定存在代谢性碱中毒
E. HCO_3^- 对于酸碱失衡性质判断的意义小于 BE

24. 细胞外液中最重要的缓冲系统是
A. HCO_3^-/H_2CO_3
B. 磷酸盐缓冲对
C. 硫酸盐缓冲对
D. 血浆蛋白缓冲系统
E. 血红蛋白缓冲系统

25. 下列情况所致酸中毒为正常 AG 代酸的是
A. 尿毒症
B. 糖尿病酮症酸中毒
C. 乙醇过量
D. 腹泻
E. 休克

26. 下列检查结果中，不符合代谢性碱中毒的是
A. 低钾、低氯多见

B．常伴有 $PaCO_2$ 的降低
C．pH 增加
D．BE 增加
E．常伴有低钠血症

27．支气管哮喘发作时，最常见的血气分析改变是
A．pH 上升，PaO_2 下降，$PaCO_2$ 降低
B．pH 上升，PaO_2 下降，$PaCO_2$ 上升
C．pH 下降，PaO_2 下降，$PaCO_2$ 降低
D．pH 下降，PaO_2 下降，$PaCO_2$ 上升
E．pH 正常，PaO_2 下降，$PaCO_2$ 上升

28．下列不属于呼吸性碱中毒病因的是
A．焦虑
B．发热
C．低氧血症
D．镇静剂过量
E．服用水杨酸类药物

29．男，68 岁，患慢性阻塞性肺疾病 8 年。血气分析示：pH 7.256，PaO_2 55mmHg，$PaCO_2$ 56mmHg，HCO_3^- 24mmol/L，该患者的酸碱失衡类型是
A．呼吸性酸中毒失代偿
B．代谢性酸中毒
C．呼吸性酸中毒代偿
D．呼吸性酸中毒合并代谢性碱中毒
E．呼吸性酸中毒合并代谢性酸中毒

30．女，65 岁，患慢性支气管炎 15 年，喘憋发作 2 天。血气分析示：pH 7.20，$PaCO_2$ 51mmHg，HCO_3^- 25mmol/L，该患者的酸碱失衡类型是
A．呼吸性酸中毒
B．呼吸性碱中毒
C．代谢性酸中毒
D．代谢性碱中毒
E．呼吸性酸中毒合并代谢性碱中毒

31．男性，38 岁，重症肺炎、感染中毒性休克患者，血气分析示：pH 7.20，$PaCO_2$38mmHg，HCO_3^- 12mmol/L，AG 28mmol/L。该患者的酸碱失衡类型是
A．正常 AG 酸中毒
B．高 AG 酸中毒
C．呼吸性酸中毒
D．呼吸性碱中毒
E．代谢性碱中毒

32．女，57 岁，因肠坏死行部分小肠切除、肠吻合术，术后腹腔感染，已高热 3 天，诉憋气明显。查体：呼吸 32 次 / 分，鼻翼翕动，发绀，双肺底可闻及少许细小湿啰音，心率 120 次 / 分，动脉血气结果：pH 7.48，PaO_2 48mmHg，$PaCO_2$ 25mmHg。最可能的诊断是
A．急性呼吸窘迫综合征
B．支气管哮喘急性发作
C．急性左心衰竭
D．自发性气胸
E．大叶性肺炎

33．女性，26 岁，发作性喘憋 7 年，无发作时一般情况良好，日常活动无受限，发作时可闻喘鸣音；胸部 X 线片未见异常。下一步应首选的检查是
A．超声心动图
B．运动平板实验
C．肺功能
D．支气管镜
E．冠状动脉 CTA

34．男，74 岁，间断咳嗽、咳痰、喘憋 15 年，每年冬季症状可持续 2 个月以上。近 1 周受凉后出现发热、咳痰和喘憋加重，经抗生素治疗后症状明显缓解，既往有大量吸烟史。查体：轻度发绀，双肺叩诊呈过清音，呼吸音低。最可能的诊断是
A．呼吸性碱中毒

B. 代谢性酸中毒
C. 呼吸性酸中毒
D. 代谢性碱中毒
E. 代谢性酸中毒合并呼吸性碱中毒

35. 男，59岁，患慢性肺源性心脏病10年，急性加重3天，严重Ⅱ型呼吸衰竭，应用气管插管及呼吸机辅助呼吸。3小时后，PaO_2由50mmHg升至80mmHg，$PaCO_2$由80mmHg下降至25mmHg，pH 7.55，BE-1。考虑为
A. 继发性呼吸性酸中毒，代偿期
B. 原发性呼吸性碱中毒合并继发性代谢性碱中毒
C. 原发性呼吸性酸中毒合并原发性代谢性碱中毒
D. 继发性呼吸性酸中毒合并原发性代谢性碱中毒
E. 原发性呼吸性碱中毒合并继发性代谢性酸中毒

（36～38题共用题干）

男，60岁，20余年来间断咳嗽、咳痰伴喘息，3个月来加重，1天来嗜睡。查体：T 38℃，P 106次/分，R 28次/分，BP 130/80mmHg，球结膜水肿，口唇发绀，心率106次/分，律齐，双肺散在干、湿啰音，腹平软，肝肋下3cm，脾肋下未触及，下肢中度可凹性水肿。

36. 该患者嗜睡最可能的原因是
A. 感染中毒性脑病
B. 慢性呼吸衰竭
C. 肝性脑病
D. 尿毒症
E. 安眠药物中毒

37. 为明确诊断，应首选的检查是
A. 血气分析
B. 肝功能
C. 肾功能
D. 血常规
E. 血药物浓度检测

38. 该患者治疗时应**禁忌**用
A. 地西泮（安定）
B. 抗生素
C. 利尿剂
D. 保肝药
E. 祛痰药

（39～41题共用题干）

女，50岁，3年来患COPD、慢性肺源性心脏病，3天来受凉后发热，咳嗽、咳痰加重，咳黄痰，呼吸困难不能平卧。查体：T 38.5℃，R 28次/分，BP 130/80mmHg，口唇发绀，颈静脉怒张，双肺散在干、湿啰音，心率110次/分，律齐，腹平软，肝肋下3cm，脾肋下未触及，下肢有可凹性水肿。化验血WBC 11.5×10^9/L，中性分叶核粒细胞占82%。

39. 该患者病情加重的主要原因是
A. 呼吸道感染
B. 心动过速
C. 严重缺氧
D. 肺功能进行性下降
E. 入量过多

40. 该患者最可能发生的酸碱平衡失调是
A. 呼吸性碱中毒
B. 呼吸性酸中毒
C. 呼吸性酸中毒合并代谢性酸中毒
D. 呼吸性酸中毒合并代谢性碱中毒
E. 呼吸性酸中毒合并代谢性酸中毒

41. 该患者最重要的治疗是应用
A. 利尿药
B. 强心药
C. 呼吸兴奋药
D. 有效抗生素
E. 高浓度给氧

B 型题

（1 ~ 2 题共用备选答案）

A．血 PaO_2 下降
B．血 $PaCO_2$ 上升
C．血 pH 下降
D．血乳酸水平升高
E．血钾降低

1．肺泡通气量不足较为特异的指标是
2．弥漫性肺间质纤维化较为显著的特点是

（3 ~ 4 题共用备选答案）

A．PaO_2 为 50mmHg，$PaCO_2$ 为 40mmHg
B．PaO_2 为 55mmHg，$PaCO_2$ 为 55mmHg
C．PaO_2 为 65mmHg，$PaCO_2$ 为 40mmHg
D．PaO_2 为 70mmHg，$PaCO_2$ 为 40mmHg
E．PaO_2 为 75mmHg，$PaCO_2$ 为 40mmHg

3．符合Ⅰ型呼吸衰竭的动脉血气标准的是
4．符合Ⅱ型呼吸衰竭的动脉血气标准的是

（5 ~ 6 题共用备选答案）

A．呼吸性酸中毒
B．代谢性碱中毒
C．呼吸性碱中毒
D．代谢性酸中毒
E．呼吸性酸中毒合并代谢性酸中毒

5．重症慢性阻塞性肺疾病动脉血气分析结果是
6．急性呼吸窘迫综合征早期动脉血气分析结果是

（7 ~ 8 题共用备选答案）

A．$FEV_{1.0}$/FVC 减低
B．TLC 减低
C．RV/TLC 升高
D．$FEV_{1.0}$ 占预计值百分比减低
E．$FEV_{1.0}$/FVC 升高

7．慢性阻塞性肺疾病的典型肺容量和通气功能的特征性变化是
8．特发性肺纤维化的典型肺容量和通气功能的特征性变化是

X 型题

1．下列肺功能检查符合肺气肿的有
A．肺总量增加
B．残 / 总比增加
C．弥散功能下降
D．$FEV_{1.0}$ 增加

2．符合阻塞性通气功能障碍的是
A．$FEV_{1.0}$/FVC 下降
B．MVV 下降
C．TLC 下降
D．残气量下降

3．符合限制性通气功能障碍的是
A．TLC 增加
B．$FEV_{1.0}$/FVC 增加
C．VC 下降
D．FRC 增加

4．对哮喘诊断有重要意义的检查是
A．支气管舒张试验
B．激发试验
C．峰流速日变异率
D．MVV

5．可见于 DL_{CO} 增加的情况是
A．肺间质纤维化
B．肺泡出血
C．轻度肺淤血
D．贫血

6．低氧血症合并低碳酸血症的情况见于
A．通气血流比例失衡
B．弥散功能障碍
C．肺泡通气量下降
D．肺动静脉分流

7．A-aDO_2 增加的情况见于

A．气道阻塞
B．呼吸肌麻痹
C．间质性肺病
D．肺气肿

8．下列情况可以造成血氧饱和度（SaO_2）下降的是
A．贫血
B．支气管哮喘
C．CO 中毒
D．肺炎

9．下述情况计算 PaO_2 比测定 SaO_2 对组织供氧判断价值更大的是
A．贫血
B．CO 中毒
C．高铁血红蛋白血症
D．慢性支气管炎

10．V-V 曲线呈现呼气流速受限见于的情况是
A．胸腔内固定性狭窄
B．胸腔外可变性狭窄
C．胸腔外固定性狭窄
D．胸腔内可变性狭窄

11．氧离曲线右移的影响为
A．有利于组织氧利用
B．使组织缺氧加重
C．在 PaO_2 相同的时候，SaO_2 增加
D．在 PaO_2 相同的时候，SaO_2 下降

12．肺泡通气量下降造成血气变化，肯定出现的是
A．低氧血症
B．高碳酸血症
C．pH 增加
D．$A\text{-}aDO_2$

13．下列情况出现高 AG 酸中毒的有
A．糖尿病酮症酸中毒
B．尿毒症
C．休克
D．腹泻

14．与高 AG 酸中毒表现符合的是
A．pH 下降
B．高氯血症
C．HCO_3^- 下降
D．BE 下降

15．一般表现为正常 AG 酸中毒的是
A．肾小管酸中毒
B．生理盐水输注过量
C．乙醇中毒
D．CO 中毒

16．酸中毒经常合并的电解质紊乱包括
A．低钾血症
B．高钾血症
C．低氯血症
D．高氯血症

17．可以造成 HCO_3^- 浓度下降的情况有
A．代谢性碱中毒
B．代谢性酸中毒
C．呼吸性碱中毒
D．呼吸性酸中毒

18．属于细胞外液缓冲体系的是
A．碳酸氢盐缓冲对
B．磷酸盐缓冲对
C．血红蛋白缓冲对
D．血浆蛋白缓冲对

19．符合代谢性碱中毒的是
A．pH 升高
B．$PaCO_2$ 下降
C．HCO_3^- 下降
D．BE 增加

20．代谢性碱中毒常合并的电解质紊乱类型是
A．低钾血症
B．高钾血症
C．低氯血症
D．高氯血症

21．下列属于代谢性碱中毒病因的是
A．补充碱性药物过量
B．利尿剂使用过量造成低钾、低氯
C．补充氯化钾过量
D．细胞外液量显著减少

22．低氧血症时 PaO_2 和 $PaCO_2$ 之和大

于 130mmHg 的情况见于
A．肺泡通气量下降
B．患者吸氧
C．检验错误
D．V/Q 比例失衡
23．符合急性呼吸性酸中毒的是
A．$PaCO_2$ 每增加 10mmHg，pH 下降 0.08
B．患者的 pH 常正常
C．HCO_3^- 下降明显
D．常见于呼吸性酸中毒发生后 2 天内
24．符合慢性呼吸性酸中毒的是
A．患者的 pH 趋于正常
B．多出现于呼吸性酸中毒产生 1 周以上
C．HCO_3^- 常明显升高
D．BE 基本正常
25．血气分析示 pH 7.20，$PaCO_2$ 51mmHg，HCO_3^- 18mmol/L，该酸碱失衡类型中包括
A．呼吸性酸中毒
B．呼吸性碱中毒
C．代谢性酸中毒
D．代谢性碱中毒
26．呼吸性碱中毒的病因包括
A．发热
B．间质性肺病
C．组织缺氧
D．ARDS
27．呼吸性酸中毒合并代谢性碱中毒的特征包括
A．pH 可大致正常
B．$PaCO_2$ 升高
C．HCO_3^- 正常
D．AG 显著增加
28．与呼吸性酸中毒合并代谢性酸中毒的血气特征相符合的是
A．pH 显著下降
B．$PaCO_2$ 下降
C．HCO_3^- 可正常
D．AG 显著增加
29．下列酸碱失衡类型可以并存的是
A．呼吸性酸中毒合并呼吸性碱中毒
B．高 AG 代谢性酸中毒合并正常 AG 代谢性酸中毒
C．高 AG 代谢性酸中毒合并代谢性碱中毒
D．代谢性碱中毒合并呼吸性碱中毒

四、问答题

1．何谓功能残气量？其测定的临床意义是什么？
2．简述阻塞性通气功能障碍的特征性表现及常见疾病。
3．简述限制性通气功能障碍的特征性表现及常见疾病。
4．与肺泡弥散量相关的因素有哪些？肺泡弥散量增加或降低各有何临床意义？
5．试述肺功能检查在支气管哮喘中的使用。
6．简述 DL_{CO} 下降的原因和常见疾病。
7．简述肺功能检查对手术风险评价的意义。
8．简述 CO_2CP 对于酸碱失衡诊断的意义。
9．简述低氧和缺氧的区别和联系。
10．简述体内酸碱平衡的主要调节机制和特征。
11．简述代谢性酸中毒的分类和主要特点。

参考答案

一、名词解释

1．tidal volume：即潮气容积，是指平静呼吸时，一次吸入和呼出的气量。正常成人参考值约为 500ml。潮气容积受吸气肌功能的影响，尤其是膈肌的运动，呼吸肌功能不全时潮气容积降低。

2．vital capacity：即肺活量，是指尽力吸气后缓慢而又完全呼出的最大气量，即深吸气量加补呼气容积或潮气容积加补吸气容积加补呼气容积。右肺肺活量占全肺肺活量的 55%。

3．基础肺容积：构成肺容积的 4 个互不重叠的部分，包括潮气量、补吸气量、补呼气量和残气量。

4．MVV：最大自主通气量（maximal voluntary ventilation），是患者用力呼吸 12 秒的通气量，乘以 5 所得的数值，是肺储备功能的总体反映。

5．一秒率：即 $FEV_{1.0}$/FVC，是诊断气道阻塞的重要指标，小于预计值的 70% 则为存在气流阻塞。

6．支气管舒张试验：用于测定气道阻塞的可逆性。通过使用支气管舒张剂后 $FEV_{1.0}$ 的变化进行计算。当 $FEV_{1.0}$ 的改善率超过 15%，并且绝对值增加超过 200ml 时，为舒张试验阳性，对哮喘有诊断价值。

7．支气管激发试验：用于测定气道的高反应性。通过给患者吸入特异性（过敏原）或非特异性（乙酰甲胆碱）刺激物后 $FEV_{1.0}$ 变化的观察，确定有无气道的高反应性。阳性结果对于哮喘的诊断具有一定意义。

8．弥散量：指肺泡毛细血管膜两侧气体分压差为 1mmHg 时，每分钟所能透过的气体量（ml）。

9．small airway function：即小气道功能，此为区域性肺功能的一种。小气道是指吸气状态下内径≤ 2mm 的细支气管（相当于第 6 级支气管分支以下），包括全部细支气管和终末细支气管，是许多慢性阻塞性肺疾病早期容易受累的部位。由于呼吸道阻力与气管的横截面积呈反比，而小气道的总横截面积比直径大于 2mm 的气道的总横截面积大得多（达 $100cm^2$ 以上），因此小气道阻力仅占气道总阻力的 20% 以下，这样当它发生病变时，临床上可无任何症状和体征，其异常变化亦不易被常规肺功能测定方法检出。

10．SaO_2：即动脉血氧饱和度，是指氧合血红蛋白占能与氧结合的血红蛋白的百分比。

11．Bohr 效应：pH 对氧离曲线的影响，pH 升高时氧离曲线左移，pH 降低时氧离曲线右移。

12．BE：即碱剩余，是指在 38℃、$PaCO_2$ 为 40mmHg、SaO_2 100% 的情况下，将血液

标本滴定至 pH 7.4 时所需要消耗的酸或碱的量。代表体内碱储备。

13．AG：即阴离子间隙，为血液中未测定的阴离子总和，AG 增高主要见于体内有机酸增加所导致的代谢性酸中毒。

14．低氧血症：即 PaO_2 小于正常参考值，主要原因为肺的通气或换气功能障碍。

15．缺氧：即组织氧供不足。见于低氧、氧运送和利用障碍等多种情况。

16．代谢性酸中毒：是指由于原发性体内酸性物质过多或碱性物质丢失过多造成的体内酸过剩的情况。

17．呼吸性酸中毒：是指由于通气功能障碍引起的原发性体内 CO_2 潴留，引起高碳酸血症，所造成的酸中毒。

二、填空题

1．肺容积　通气　换气　血流　呼吸动力
2．潮气量　补吸气量　补呼气量　残气量
3．氮气　氦气
4．波义耳　容积　压力
5．80%　120%
6．用力依赖　非用力依赖　呼气用力大小　肺弹性回缩力　外周气道性能
7．$FEV_{1.0}$/FVC 下降　COPD　哮喘
8．VC　TLC　正常　增加　肺纤维化
9．支气管舒张试验　激发试验　PEF 变异率　运动试验
10．气道的反应性　哮喘　COPD　过敏性鼻炎　急性支气管炎
11．乙酰甲胆碱　β 受体激动剂　茶碱　糖皮质激素　抗过敏药
12．CO　单次呼吸法　重复呼吸法
13．50%　2.0　50%
14．闭合容积　最大呼气流量－容积曲线　频率依赖性肺顺应性
15．7.35 ~ 7.45　95 ~ 100mmHg　35 ~ 45mmHg　21 ~ 27mmol/L
16．无酸碱失衡　酸碱失衡代偿　混合性酸碱失衡
17．pH 下降　$PaCO_2$ 升高　2, 3DPG　增加　pH 升高　$PaCO_2$ 降低　减少
18．20　弥散功能　肺泡通气量　换气功能障碍　通气功能障碍
19．高 AG　正常 AG（或高氯）HCO_3^-　AG　HCO_3^-　AG　正常 AG　HCO_3^-　AG
20．0.08　基本不变　0.03　升高

三、选择题

A 型题

1．A	2．D	3．C	4．D	5．C	6．B	7．A	8．D
9．C	10．E	11．A	12．B	13．E	14．B	15．A	16．A
17．A	18．C	19．C	20．E	21．D	22．D	23．A	24．A

25. D	26. E	27. A	28. D	29. A	30. A	31. B	32. A
33. C	34. C	35. B	36. B	37. A	38. A	39. A	40. B
41. D							

B 型题

1. B	2. A	3. A	4. B	5. A	6. C	7. A	8. B

X 型题

1. ABC	2. AB	3. BC	4. ABC	5. BC	6. ABD
7. ACD	8. BD	9. ABC	10. ACD	11. AD	12. AB
13. ABC	14. ACD	15. AB	16. BD	17. BC	18. ABCD
19. AD	20. AC	21. ABD	22. BC	23. AD	24. ABC
25. AC	26. ABCD	27. AB	28. ACD	29. BCD	

四、问答题

1．功能残气量（FRC）是指平静呼气末肺内所含气量，即补呼气量加残气量（RV）。FRC、RV 均不能由肺量计直接测得，需应用气体（氦气或氮气）分析方法间接测定。FRC 测定时只需受检者平静呼吸，不受受检者主观用力呼吸与否的影响，因而重复性好。RV 测定则要求受检者用力呼吸，因此其用力程度和配合的好坏可能影响 RV 的测定。临床意义：FRC 在生理上是接近于正常呼吸模式，反映胸廓弹性回缩和肺弹性回缩力之间的关系。正常情况下这两种力量相等而互相抵消，FRC 约相当于肺总量的 40%。肺弹性回缩力下降，可使 FRC 增高，如阻塞性肺气肿、气道部分阻塞。反之 FRC 下降，如肺间质纤维化、急性呼吸窘迫综合征（ARDS）。另外，当胸廓畸形致肺泡扩张受限，或肥胖伴腹压增高使胸廓弹性回缩力下降时，FRC 亦下降。

2．阻塞性通气功能障碍主要表现为 $FEV_{1.0}$/FVC 下降，V-V 曲线表现为峰流速（PEF）下降，下降支呈向下的凹陷。常见疾病为哮喘和 COPD。

3．限制性通气功能障碍的主要表现为 VC 和 FVC 下降，$FEV_{1.0}$/FVC 正常或增加。常见疾病为肺间质纤维化等。

4．肺泡弥散量与年龄、性别、体位、身材等相关，男性大于女性，青年人大于老年人。弥散量如小于正常预计值的 80%，则提示有弥散功能障碍。弥散量增加可见于红细胞增多症、肺出血等。

5．疑诊支气管哮喘时，首先进行肺通气功能检查，即 V-V 曲线，若存在阻塞性通气功能障碍，则立即进行支气管舒张试验，若支气管舒张试验阳性，则诊断哮喘。如果患者通气功能正常，则进行激发试验，若阳性，结合临床表现可考虑哮喘的诊断。

6．DL_{CO} 下降的原因包括弥散膜厚度增加和弥散面积减少。弥散膜厚度增加的情况见于肺纤维化、肺水肿等；弥散面积减少的情况见于肺气肿、肺栓塞等。

7．阻塞性通气功能障碍是手术风险增加的主要危险因素。限制性通气功能障碍患者常常不能耐受失去较多的肺组织。手术高风险的指标包括 FVC $<$ 1.5L、$FEV_{1.0} <$ 1.0L、MVV $<$ 50% 预计值、$PaCO_2 >$ 45mmHg 等。

8．CO_2CP 是血浆中处于结合状态 CO_2 的总和，反映体内碱储备量。CO_2CP 增高见于代谢性碱中毒和呼吸性酸中毒，CO_2CP 降低见于代谢性酸中毒和呼吸性碱中毒。

9．低氧是指血中 PaO_2 低于正常，而缺氧是指组织缺氧。低氧是造成缺氧的因素之一，造成缺氧的原因还包括氧运送和利用的障碍，如循环障碍、贫血等。因此缺氧并不意味着一定有低氧血症。

10．体内酸碱平衡的主要调节机制包括细胞外液的缓冲系统、肾和肺的调节等。

细胞外液的缓冲系统包括碳酸盐缓冲系统、磷酸盐缓冲系统和血浆蛋白缓冲系统等，在机体出现酸碱失衡时，即刻发挥调节作用。

肺是代谢性酸碱失衡时的主要调节器官，可以通过通气量的增加或减少对 pH 进行调节，其特点是反应快，在数小时达到高峰。

肾是呼吸性酸碱失衡时的主要调节器官，通过增加或减少泌氢和重吸收碳酸氢根进行调节，其特点是反应慢，达到完全代偿需要数天。

11．代谢性酸中毒可分为高 AG 酸中毒和正常 AG 酸中毒。

高 AG 酸中毒是指体内有机酸增加，常见疾病包括酮症酸中毒、尿毒症。其特点是 AG 显著升高，同时 AG 的增量和 HCO_3^- 的下降量相当。

正常 AG 酸中毒是指血液中原发性 HCO_3^- 下降，常见于经胃肠道和肾丢失 HCO_3^-。其特点为 HCO_3^- 下降，而 AG 正常。往往有高 Cl^- 血症，HCO_3^- 的下降量和 Cl^- 的增量相当，故又称高氯酸中毒。

第十六章　内镜检查

应试习题

一、名词解释

1．胶囊内镜
2．早期胃癌
3．恶性溃疡
4．TBLB
5．BAL
6．超声支气管镜
7．内科胸腔镜

二、填空题

1．电子内镜的图像效果比纤维内镜更__________、__________、__________。

2．上消化道内镜检查包括__________、__________、__________的检查。

3．上消化道内镜检查应禁食__________小时以上。

4．下消化道内镜检查包括__________、__________、__________检查，以__________应用较多，可达__________甚至__________。

5．胃镜检查的病人一般取__________侧卧位。

6．肠镜检查前应用甘露醇导泻，因其在肠内被__________分解，产生__________，此时若行高频电凝治疗有产生__________的危险。

7．进展期胃癌内镜下根据形态可分为__________型、__________型和__________型。

8．纤维支气管镜可做支气管肺泡__________、__________或__________的分析检查。

9．有呼吸困难病人需做纤维支气管镜检查，氧分压小于__________时，镜检时应给氧。

10．纤维支气管镜检查的特点为__________、__________、__________、__________。

11．纤维支气管镜的活检方法包括__________、__________、__________。

12．解除气道阻塞和狭窄的常用纤维支气管镜镜下介入治疗措施有________、________、__________、__________等。

13．纤维支气管镜术前准备包括，术前____________小时禁食，术前需要肌肉注射__________、__________。如果咳嗽剧烈影响检查，还需要使用__________。

14．弥漫性肺病进行 BAL 时，常常选用的部位是__________、__________。一般采用__________进行灌洗，BALF 的回收率应达到__________。

15．正常健康成人 BALF 的细胞分类中最常见的细胞为__________，其次为________，中性粒细胞的比例小于__________。

16．BALF 的检查中特发性肺纤维化是以__________增加为主，结节病是以________增加为主。结节病活动期的淋巴细胞亚型特征为 CD4/CD8 比例__________，过敏性肺炎的特征为 CD4/CD8 比例__________。

17．使用利多卡因麻醉时，可能引起__________、__________并发症，因此每次用量应控制在__________mg 以内。

18．纤维支气管镜检查最常见的并发症是________，进行 TBLB 时，可引起________，应在检查结束后进行__________检查。

三、选择题

A 型题

1．最常采用的内镜检查是
A．食管镜
B．胃镜
C．小肠镜
D．胆道镜
E．十二指肠镜

2．胃镜检查的范围不包括
A．食管
B．胃
C．幽门
D．胆道
E．十二指肠

3．下列属于胃镜检查禁忌证的是
A．急性消化道出血
B．心肌梗死活动期
C．儿童
D．孕妇
E．老年人

4．胃镜检查时，患者的体位是
A．左侧卧位
B．右侧卧位
C．仰卧位
D．俯卧位
E．半卧位

5．胃镜检查前禁食的时间是
A．8h
B．12h
C．24h
D．36h
E．48h

6．对于多数成人，进行胃镜检查的常用麻醉方式是
A．全麻
B．腰麻
C．咽部局麻
D．无需麻醉
E．连续硬膜外麻醉

7．内镜下所见溃疡多数位于
A．胃窦部
B．十二指肠球部
C．胃窦部和十二指肠球部
D．食管
E．胃体部

8．不属于下消化道内镜检查的禁忌证是
A．妊娠
B．急性弥漫性腹膜炎
C．结肠癌
D．直肠、肛门严重狭窄
E．严重心肺功能不全

9．不属于胃镜检查适应证的是
A．胸骨后疼痛
B．急性上消化道出血
C．急性腹泻
D．需要随访的胃癌术后的胃
E．消化性溃疡治疗后症状不缓解

10．进行纤维支气管镜检查前应进行的准备是
A．禁食 12 小时
B．禁食 4 小时
C．无需禁食
D．流食 1 天
E．禁食 24 小时

11．进行纤维支气管镜检查时，进镜的

检查顺序应是
A．先检查健侧，再检查患侧
B．先检查患侧，再检查健侧
C．先检查哪一侧都可以
D．先检查右侧
E．先检查左侧
12．进行纤维支气管镜检查时，对有呼吸困难、低氧表现的患者，应进行的处理是
A．术前给氧
B．术后给氧
C．术中给氧
D．无需给氧
E．间断给氧
13．下列不属于纤维支气管镜检查适应证的是
A．不明原因咯血
B．不明原因的持续咳嗽
C．弥漫性肺病
D．不明原因呼吸困难
E．病原菌不明的肺部感染
14．纤维支气管镜检查可以观察到的气道水平是
A．气管
B．左右主支气管
C．叶支气管
D．段支气管
E．段以下支气管
15．下列可以获取组织学标本的检查是
A．支气管黏膜刷检
B．支气管冲洗液
C．TBLB
D．透支气管壁针吸活检
E．BAL
16．下列情况不属于纤维支气管镜检查的禁忌证是
A．低氧血症
B．近期严重心脏事件
C．严重出血素质
D．颅内高压
E．麻醉剂过敏
17．正常人肺泡灌洗液中数量最多的细胞为
A．中性粒细胞
B．淋巴细胞
C．肺泡巨噬细胞
D．嗜酸性粒细胞
E．嗜碱性粒细胞
18．肺泡灌洗液中中性粒细胞增加的情况见于
A．结节病
B．肺泡蛋白沉着症
C．过敏性肺炎
D．特发性肺纤维化
E．嗜酸性粒细胞肺浸润症
19．中央型肺癌（发生于段以上支气管）最适宜的检查方式为
A．黏膜活检
B．支气管刷片
C．TBLB
D．BAL
E．支气管冲洗液
20．BALF中PAS染色阳性见于的疾病是
A．肺部感染
B．肺纤维化
C．嗜酸性粒细胞肺浸润症
D．结节病
E．肺泡蛋白沉着症
21．在纤维支气管镜检查中，最少见的情况是
A．发热
B．大咯血
C．肺部感染
D．气胸
E．低氧血症
22．诊断支气管肺癌最可靠的依据是
A．红细胞沉降率
B．痰细胞学和纤维支气管镜检查
C．胸部X线检查

D．胸部 CT 检查
E．放射性核素肺扫描

23．男，30岁，5年来间断发作性上腹痛，常于进餐后1小时腹痛明显，伴反酸、嗳气，3天来出现黑便，呈柏油样，上腹痛减轻。查体：BP 100/70mmHg，心率92次/分，律齐，上腹部轻压痛，肝脾肋下未触及。化验血 Hb 92g/L，WBC 10.6×10^9/L，plt 214×10^9/L，粪隐血阳性。最具有确诊意义的检查是
A．胃镜检查
B．上消化道造影
C．腹部B超
D．腹部CT
E．血清胃泌素测定

24．男，31岁，间断腹痛、反酸5年余，10天来再犯，夜间痛明显，进食后可缓解。最有诊断意义的检查是
A．胃液分析
B．胃肠钡餐
C．胃镜检查
D．腹部B超
E．腹腔镜检查

（25～26题共用题干）

男，35岁，3个月来间断上腹痛，有时夜间痛醒，反酸。1天前黑便1次，无呕血，但腹痛减轻，化验粪隐血强阳性。

25．该患者上腹痛、黑便最可能的病因是
A．慢性胃炎
B．胃溃疡
C．十二指肠溃疡
D．胃癌
E．胃食管反流病

26．为了确定诊断，首选的检查是
A．胃镜检查
B．钡餐透视
C．腹部CT
D．腹部B超
E．24小时食管 pH 检测

（27～28题共用题干）

女，38岁，2年多来反复出现黏液脓血便，同时伴有腹痛-便意-便后缓解的规律。1周来再犯，有低热、乏力和双膝关节痛。查体：轻度贫血貌，双下肢可见结节性红斑，腹平软，左下腹有压痛，未触及包块，肝脾肋下未触及，肠鸣音活跃。化验粪常规有大量WBC和RBC。

27．该患者最可能的诊断是
A．溃疡性结肠炎
B．克罗恩病
C．细菌性痢疾
D．阿米巴痢疾
E．肠易激综合征

28．为确定诊断，最有价值的检查是
A．腹部B超
B．腹部CT
C．下消化道造影
D．结肠镜
E．钡剂灌肠

（29～31题共用题干）

男，62岁，20年来患胃溃疡，周期性发作，节律性疼痛，近3个月再犯，经8周内科正规治疗无效，粪隐血持续阳性。

29．目前该患者腹痛的特点是
A．节律性改变
B．餐后减轻
C．用抑酸药可缓解
D．已无腹痛
E．夜间痛醒

30．该患者目前最可能的诊断是
A．胃溃疡活动
B．胃溃疡癌变
C．合并十二指肠溃疡
D．合并慢性胃炎
E．合并急性胃炎

31．该患者最有助诊断的检查是

A．上消化道造影
B．腹部平片
C．胃镜与活检
D．胃液分析
E．腹部 B 超

X 型题

1．胃镜检查的适应证包括
A．上消化道出血
B．怀疑消化性溃疡穿孔
C．萎缩性胃炎随访
D．腐蚀性食管炎

2．下列属于胃镜检查禁忌证的是
A．休克、昏迷，不明原因
B．严重咽喉部疾患
C．巨大食管憩室
D．幽门梗阻

3．下列属于萎缩性胃炎典型内镜下表现的是
A．黏膜苍白或呈花斑样
B．黏膜变薄
C．黏膜充血，可见大小不同的黏膜破损
D．分泌物少，黏膜下血管透见

4．下列属于良、恶性溃疡鉴别要点的是
A．恶性溃疡一般较大而不规则
B．恶性溃疡底部不平，质韧
C．恶性溃疡比较脆，容易出血
D．恶性溃疡只发生于老年人

5．结肠镜检查的适应证是
A．反复腹泻，原因不明
B．急性肠穿孔
C．结肠息肉随访
D．昏迷，不明原因

6．结肠镜检查的常规体位是
A．膀胱截石位
B．俯卧位
C．左侧卧位
D．右侧卧位

7．进行结肠镜检查时，不应选用的润滑剂是
A．液体石蜡
B．硅油
C．滑石粉
D．生理盐水

8．一般情况下，适合选择进行结肠镜检查的疾病是
A．炎症性肠病
B．急性阑尾炎
C．急性肠梗阻
D．结肠息肉

9．纤维支气管镜检查的适应证是
A．原因不明咯血
B．性质不明的弥漫性肺部病变
C．原因不明的肺不张
D．大叶性肺炎

10．下列属于纤维支气管镜检查的禁忌证有
A．反复咯血
B．急性心肌梗死活动期
C．肺癌
D．急性上呼吸道感染

11．纤维支气管镜检查的适应证包括
A．肺部肿物
B．急性肺部感染
C．慢性支气管炎
D．胸腔积液原因未明

12．获取肺部肿瘤病理组织学诊断的检查方法包括
A．黏膜活检
B．黏膜刷检
C．TBLB
D．BALF

13．有关纤维支气管镜检查的叙述，正确的是
A．最常采用经鼻插管
B．先患侧后健侧进行检查
C．行 TBLB 后应摄 X 线胸片观察有无气胸发生
D．术后 2 小时方可进食

14．BALF 检查中以淋巴细胞增多为主的情况常见于
　A．特发性肺纤维化
　B．结节病
　C．过敏性肺炎
　D．肺部感染

15．纤维支气管镜检查的并发症包括
　A．发热
　B．肺部感染
　C．出血
　D．气胸

四、问答题

1．以胃镜为例，简述内镜的发展过程。
2．上消化道内镜检查的禁忌证是什么？
3．上消化道内镜检查的严重并发症是什么？
4．下消化道内镜检查的适应证和禁忌证各是什么？
5．萎缩性胃炎的内镜所见有哪些？
6．支气管内镜检查的适应证是什么？
7．支气管内镜检查的禁忌证是什么？
8．超声支气管镜检查的适应证和禁忌证是什么？
9．内科胸腔镜检查的适应证和禁忌证是什么？

参考答案

一、名词解释

1．胶囊内镜：是将无线摄影装置吞入消化道，定时摄录腔内图像，为小肠病变诊断提供了手段。

2．早期胃癌：可表现为微小的隆起或凹陷，直径一般在 1cm 以上，需仔细观察配合活检才能做出诊断。癌瘤仅累及黏膜或黏膜下层，无淋巴结转移，可做局部治疗而治愈。

3．恶性溃疡：实际上是癌的一种类型（溃疡型癌），主要发生于胃窦，一般较良性溃疡大而不规则，周边不整，底部不平，触之质硬，黏膜脆易出血，与良性溃疡鉴别有一定困难，需活检病理检查确诊。

4．TBLB（transbronchial lung biopsy）：即经支气管肺活检，用活检钳穿透支气管壁直接钳取肺组织，获得小块肺组织病理标本。

5．BAL（broncho-alveolar lavage）：即支气管肺泡灌洗，通过向支气管内注入并回收生理盐水，获取肺泡细胞及其他成分进行检查。

6．超声支气管镜：即将超声探头安放于支气管镜前端，以获得气管壁及气道外的组织结构超声图像，这使得获取气管壁外病变组织标本成为可能。

7．内科胸腔镜：是一项侵入性操作技术，主要用于经无创方法不能确诊的渗出性胸腔积液患者的诊治，其操作由内镜医生或内科医生在局部麻醉下进行，仅需要在胸壁做一个检查切口，置入胸腔镜后能够在直视下观察胸膜腔的病变并进行胸膜各层活检，因此，内科胸腔镜又称为单孔胸腔镜。这项技术的应用对肺胸膜疾病的诊断具有很重要的临床意义。

二、填空题

1．清晰　逼真　分辨率更高
2．食管　胃　十二指肠
3．8
4．乙状结肠镜　结肠镜　小肠镜　结肠镜　回盲部　末端回肠。
5．左
6．细菌　易燃气体　爆炸
7．隆起　溃疡　浸润
8．灌洗　细胞学　液性成分
9．70mmHg
10．管径小　可弯曲　视野大　冷光源照明
11．黏膜活检　透支气管壁肺活检　透支气管壁针吸活检
12．球囊扩张　激光　支架　冷冻
13．4　地西泮（安定）　阿托品　可待因
14．右中叶　左舌叶　预温的生理盐水　40% ~ 60%
15．肺泡巨噬细胞　淋巴细胞　1%
16．中性粒细胞　淋巴细胞　增加　下降
17．心血管系统　神经系统　400
18．出血　气胸　胸部X线片

三、选择题

A型题

1．B　2．D　3．B　4．A　5．A　6．C　7．C　8．C
9．C　10．B　11．A　12．C　13．D　14．E　15．C　16．A
17．C　18．D　19．A　20．E　21．B　22．B　23．A　24．C
25．C　26．A　27．A　28．D　29．A　30．B　31．C

X型题

1．AC　2．ABC　3．ABD　4．ABC　5．AC　6．AC
7．ACD　8．AD　9．ABC　10．BD　11．AD　12．AC
13．ACD　14．BC　15．ABCD

四、问答题

1．内镜的发展过程：胃镜检查经历了由硬式内镜至可曲内镜，由纤维内镜至电子内镜的发展历程。

2．下列情况属上消化道内镜检查禁忌证：

（1）严重心肺疾病，如严重心律失常、心力衰竭、心肌梗死活动期、严重呼吸功能不全及哮喘发作期等；轻症心肺功能不全不属禁忌，必要时酌情在监护条件下进行，以策安全。

（2）休克、昏迷危重状态。

（3）神志不清、精神失常检查不能合作者。

（4）食管、胃、十二指肠穿孔急性期。

（5）严重咽喉部疾患、腐蚀性食管炎和胃炎、巨大食管憩室、主动脉瘤及严重颈胸段脊柱畸形等。

（6）急性传染性肝炎或胃肠道传染病一般暂缓检查；慢性乙型、丙型肝炎或抗原携带者、AIDS 患者应备有特殊的消毒措施。

3．上消化道内镜检查的严重并发症：

（1）心搏骤停、心肌梗死、心绞痛等，是由于插镜刺激迷走神经及低氧血症所致，一旦发生应立即停止检查，积极抢救。

（2）食管、胃、肠穿孔：多由于操作粗暴，盲目插镜所致。如发生食管穿孔立即出现胸背上部剧烈疼痛，纵隔颈部皮下气肿，X 线摄片可确诊，应急诊手术治疗。

（3）感染：操作时间过长有发生吸入性肺炎的可能。内镜下治疗如注射硬化剂、激光、扩张等治疗可发生局部继发感染，可术后用 3 天抗生素。为防止乙型、丙型肝炎传播，要求患者在胃镜前应检测乙型、丙型肝炎病毒标志，对阳性者用专门胃镜检查，并对内镜活检钳和管道应充分消毒，清水冲洗。

（4）低氧血症：是由于内镜压迫呼吸道引起通气障碍，因病人紧张憋气所致，停止检查，吸氧一般都能好转。

4．下消化道内镜检查的适应证和禁忌证分别如下：

（1）下消化道内镜检查的适应证：①有腹泻、便血、下腹痛、贫血、腹部包块等症状、体征，原因不明者；②钡灌肠或乙状结肠镜检查有异常者，如狭窄、溃疡、息肉、癌肿、憩室等；或钡灌肠不能解释的病变；③肠道炎性疾病的诊断与随访观察；④结肠癌肿的术前诊断、术后随访；癌前病变的监视，息肉摘除术后随访观察；⑤需做止血及结肠息肉摘除等治疗者。

（2）下消化道内镜检查的禁忌证：①肛门、直肠严重狭窄；②急性重度结肠炎，如急性细菌性痢疾、急性重度溃疡性结肠炎及憩室炎等；③急性弥漫性腹膜炎、腹腔脏器穿孔、多次腹腔手术、腹内广泛粘连及大量腹水者；④妊娠妇女；⑤严重心肺功能衰竭、精神失常及昏迷患者。

5．萎缩性胃炎的内镜所见：表现为黏膜苍白或花斑状（以白为主）改变；黏膜变薄，皱襞变浅甚至消失；黏膜下血管透见。此外，亦可因萎缩伴随的局灶性增生和肠腺化生而表现为小结节状或粗糙颗粒状，表现缺乏光泽，分泌物少，黏液湖内液体极少，黏膜活检有助判断。

6．支气管内镜检查的适应证：①原因不明咯血，需明确出血部位和原因者，或病因和病变部位虽已明确，但内科治疗无效或反复大咯血（> 200ml/d），而又不能进行急症外科手术，需予局部止血治疗者；②胸部 X 线片示块影、肺不张、阻塞性肺炎，疑为肺癌者；

③胸部X线片阴性，但痰细胞学阳性的“隐性肺癌”者；④性质不明的弥漫性病变、孤立性结节或肿块，需钳取或针吸肺组织作病理切片或细胞学检查者；⑤原因不明的肺不张或胸腔积液；⑥原因不明的喉返神经麻痹、膈神经麻痹或上腔静脉阻塞；⑦不明原因的干咳或局限性喘鸣者；⑧吸收缓慢或反复发作性肺炎；⑨需用双套管吸取或刷取肺深部细支气管的分泌物作病原学培养，以避免口腔污染；⑩用于治疗：如取支气管异物、肺化脓症吸痰及局部用药、手术后痰液潴留吸痰、肺癌局部瘤体的放疗和化疗等。

7．支气管内镜检查的禁忌证：①对麻醉药过敏者以及不能配合检查的受检者；②有严重心肺功能不全、严重心律失常、频发心绞痛者；③全身状况极度衰竭不能耐受检查者；④凝血功能严重障碍以致无法控制的出血素质者；⑤主动脉瘤有破裂危险者；⑥新近有上呼吸道感染或高热、哮喘发作、大咯血者需待症状控制后再考虑作纤维支气管镜检查。

8．超声支气管镜检查的适应证和禁忌证分别如下：

（1）超声支气管镜检查的适应证：①纵隔及肺门肿大淋巴结的诊断；②肺癌的淋巴结分期；③纵隔病灶的活检；④气管支气管旁肺内肿块的活检；⑤纵隔囊肿的诊断。

（2）超声支气管镜检查的禁忌证：①肺功能严重损害，无法耐受检查；②心功能不全、严重高血压或者心律失常；③全身状态极度衰竭；④出凝血功能严重障碍；⑤主动脉瘤；⑥哮喘发作或大咯血；⑦穿刺点有明显感染。

9．内科胸腔镜检查的适应证和禁忌证分别如下：

（1）内科胸腔镜检查的适应证：①经多种无创方法仍不能明确病因的渗出性胸腔积液；②肺癌或胸膜间皮瘤的分期；③对恶性积液或复发性良性胸腔积液进行胸膜固定术；④部分自发性气胸中肺大疱凝固术；⑤部分脓胸的脓液清除和引流；⑥其他：需要在膈肌、纵隔和心包进行活检的病例。

（2）内科胸腔镜检查的禁忌证：①严重胸膜粘连和胸膜腔闭塞是绝对禁忌证；②相对禁忌证包括：出血性疾病、低氧血症、严重心血管疾病、持续的不能控制的咳嗽或极度虚弱者。

第十七章　临床常用诊断技术

应试习题

一、名词解释

1．catheterization
2．胸膜过敏反应
3．Tru-Cut 槽形切割针
4．dry tap
5．Queckenstedt test
6．central venous pressure（CVP）
7．PPD

二、填空题

1．导尿时，男性导尿管约插入__________cm，女性导尿管约插入__________cm。

2．测定残余尿时，嘱患者先__________，然后__________。残余尿量一般为__________，若超过__________，提示有尿潴留。

3．胸膜腔穿刺术的穿刺点选在胸部叩诊__________最明显部位进行，一般常取肩胛线或腋后线第__________；有时也选腋中线第__________或腋前线第__________为穿刺点。

4．胸膜腔穿刺一次抽液量不应过多、过快，诊断性抽液量为__________，减压抽液，首次不超过__________，以后每次不超过__________。

5．肝硬化患者腹膜腔穿刺放腹水一次一般不超过__________。

6．腹膜腔穿刺的禁忌证为__________、__________、__________、__________。

7．心包腔穿刺术常选用心尖部穿刺点，根据膈位高低不同，一般在左侧__________或__________心浊音界内__________左右；也可在__________与__________夹角处进针。

8．心包腔穿刺抽液量第一次不宜超过__________，以后再抽渐增到__________。

9．肝穿刺活体组织检查术的穿刺点一般为__________、__________处。疑诊肝癌患者宜选较突出的结节处在__________定位下穿刺。

10．经皮肾穿刺多用__________定位，一般先选右肾下极，约相当于__________水平，第 12 肋缘下__________，距脊柱中线__________。

11．骨髓穿刺术的穿刺点包括__________、__________、__________、__________。

12．腰椎穿刺术以____________连线与____________的交会处为穿刺点，此处相当于__________，有时也可在__________或__________间隙进行。

13．休克病人 CVP < 50mmH_2O 表示__________。若 CVP > 160 ~ 200mmH_2O 表示有__________。

14．眼底检查是检查__________、__________、__________和__________疾病的重要方法。

三、选择题

A 型题

1．提示有尿潴留的残余尿量是
A．5 ~ 10ml
B．20 ~ 30ml
C．40 ~ 50ml
D．60 ~ 100ml
E．＞100 ml

2．下列不属于导尿术适应证的是
A．解除尿潴留
B．收集无菌尿标本做培养
C．收集无菌尿标本做尿常规
D．全麻手术及盆腔手术的术前准备
E．测定残余尿量

3．留置导尿时，更换尿管一次需隔的时间是
A．2 ~ 3 天
B．3 ~ 5 天
C．5 ~ 7 天
D．7 ~ 10 天
E．＞10 天

4．关于胸膜腔穿刺术时自穿刺点的进针部位正确的是
A．沿下一肋骨的上缘
B．沿上一肋骨的下缘
C．沿两肋骨的中间
D．沿肋间的任何部位
E．自穿刺点的任何部位

5．关于胸膜腔穿刺的注意事项，下列错误的是
A．操作前应向患者说明穿刺目的，消除顾虑
B．检查瘤细胞，至少需留 200ml 胸膜腔液，并应立即送检
C．应始终保持胸腔负压
D．避免在第 9 肋间以下穿刺
E．恶性胸腔积液，可注射抗肿瘤药

6．下列不属于腹膜腔穿刺适应证的是
A．检查腹腔积液的性质
B．协助确定腹水病因
C．放腹水减轻症状
D．抽取卵巢囊肿液以缓解症状
E．腹腔内给药用于治疗

7．关于腹腔穿刺的注意事项，下列错误的是
A．术前需排尿
B．术前后需测量腹围
C．在穿刺时应注意勿使自皮到壁层腹膜的针眼位于一条直线上
D．穿刺后可采取自由体位
E．放液不宜过多、过快

8．下列不属于心包腔穿刺适应证的是
A．判定积液的性质
B．判定积液的量
C．判定积液的病因
D．抽液减轻症状
E．化脓性者可排脓、注药

9．关于心包腔穿刺的注意事项，下列错误的是
A．术前须进行心脏超声检查
B．术前半小时可服地西泮 10mg 或可待因 0.03g
C．术中要防空气进入心包腔
D．术中、术后均需观察呼吸、血压、脉搏等的变化
E．操作较安全、不需要心电图监护

10．下列适宜进行肝穿刺活体组织检查术的是
A．判断肝占位性病变的性质
B．凝血功能异常
C．右侧胸腔积液
D．中等量以上腹水
E．肝包囊虫病

11．肝穿刺活体组织检查术前的准备，下列最不需要的是
A．血小板计数
B．凝血功能检查

C．胸部 X 线检查
D．超声心动图检查
E．测量血压和脉搏

12．肝穿刺活体组织检查术后应卧床的时间是
A．4 小时
B．8 小时
C．12 小时
D．18 小时
E．24 小时

13．下列不属于肾活体组织检查适应证的是
A．急性肾炎综合征
B．肾病综合征
C．孤立肾
D．无症状性蛋白尿
E．无症状性血尿

14．肾活体组织检查术后最常见的并发症是
A．感染
B．血尿
C．肾周血肿
D．损伤其他脏器（肝、脾）
E．肾撕裂伤

15．骨髓穿刺取材最好的部位是
A．胸骨
B．髂前上棘
C．髂后上棘
D．腰椎棘突
E．胸椎棘突

16．下列禁忌行骨髓检查的是
A．血小板减少
B．重度贫血
C．粒细胞缺乏症
D．血友病
E．幼稚细胞增多

17．下列不属于腰椎穿刺术适应证的是
A．中枢神经系统感染
B．了解有无蛛网膜下腔出血和阻滞
C．颅内肿瘤
D．椎管内注射药物治疗
E．疑有颅压升高且眼底检查有明显视乳头水肿

18．关于腰椎穿刺的注意事项，下列错误的是
A．严格掌握禁忌证
B．术中患者出现呼吸、脉搏和意识改变时，应立即停止操作，并做相应处理
C．颅压增高者应做奎肯试验
D．穿刺针进入脊髓腔后，针芯要缓慢抽出
E．椎管内注药时，要先放出等量的脑脊液，然后再注入等量药物

19．前列腺按摩检查的适应证是为了确定
A．前列腺结核
B．慢性前列腺炎
C．前列腺脓肿
D．前列腺肿瘤
E．急性前列腺炎

20．下列不属于中心静脉压测定时插管部位的是
A．肘静脉
B．锁骨下静脉
C．头静脉
D．股静脉
E．大隐静脉

21．PPD 皮肤试验判断试验结果的时间是
A．12 ~ 24 小时
B．24 ~ 36 小时
C．36 ~ 48 小时
D．48 ~ 72 小时
E．> 72 小时

B 型题

（1 ~ 5 题共用备选答案）
A．5 ~ 10ml
B．50 ~ 100ml
C．100 ~ 200ml

D．600 ~ 800ml
E．3000ml
1．正常残余尿量是
2．胸膜腔穿刺时，诊断性抽液量是
3．胸膜腔穿刺首次放液量是
4．肝硬化患者一次放腹水量不超过
5．心包腔穿刺首次放液量不超过

（6 ~ 10 题共用备选答案）
A．术前半小时给地西泮 10mg 或可待因 0.03g
B．术前须排尿
C．术前须进行心脏超声检查
D．术前应做凝血功能检查
E．术前做 B 超排除孤立肾、多囊肾
6．胸膜腔穿刺术的准备是
7．腹膜腔穿刺术的准备是
8．心包腔穿刺术的准备是
9．骨髓穿刺术的准备是
10．肾穿刺活体组织检查术的准备是

（11 ~ 15 题共用备选答案）
A．2 ~ 4 小时
B．4 ~ 6 小时
C．8 ~ 12 小时
D．24 小时
E．24 小时以上
11．恶性胸腔积液病人在胸腔内注入药物后，应卧床的时间是
12．肝穿刺活体组织检查术后，应卧床的时间是
13．肝穿刺抽脓术后，静卧严密观察的时间是
14．腰椎穿刺术后，去枕平卧的时间是
15．肾穿刺活体组织检查术后，卧床限制活动的时间是

X 型题

1．胸膜腔穿刺的适应证是
A．了解胸腔积液的性质，为诊断提供依据
B．胸腔积液者抽胸水改善压迫症状
C．抽取气体改善气胸者的压迫症状
D．恶性胸腔积液抽液后注药治疗
2．腹膜腔穿刺的禁忌证是
A．有肝性脑病先兆
B．肝硬化大量腹水伴低蛋白血症
C．包虫病
D．结核性腹膜炎粘连包块
3．剑突下进针行心包腔穿刺术时，应使针体与腹壁成 30° ~ 40° 角，进针方向是
A．向上
B．向后
C．稍向左
D．稍向右
4．应慎重进行肝穿刺抽脓术的是
A．肝大的脓肿
B．有出血倾向
C．严重贫血
D．全身状况极度虚弱
5．肾穿刺活体组织检查术的禁忌证是
A．多囊肾
B．孤立肾
C．糖尿病肾病
D．肾结核
6．骨髓穿刺液是用于
A．细胞学检查
B．骨髓基质检查
C．原虫检查
D．细菌学检查
7．骨髓穿刺术可供选择的穿刺部位是
A．胸骨
B．髂前上棘
C．髂后上棘
D．腰椎棘突
8．骨髓活体组织检查术的适应证是
A．骨髓干抽

B．骨髓纤维化症
C．骨髓转移癌
D．骨髓增生异常综合征

9．下列经淋巴结穿刺涂片检查不能确诊时，需行淋巴结活体组织检查术的是
A．疑为淋巴瘤
B．疑为肿瘤转移
C．疑为结节病
D．疑为非特异性增生

10．腰椎穿刺术的禁忌证是
A．有脑疝先兆
B．处于休克、衰竭或濒危状态
C．局部皮肤有炎症
D．颅后窝疑有占位性病变

11．中心静脉压测定的适应证是
A．急性循环功能不全
B．大量输液或心脏病人输液时
C．危重病人抢救
D．体外循环手术时

12．PPD 皮肤试验判断试验结果强阳性的标准是
A．硬结或硬结平均直径 5 ~ 9mm
B．硬结或硬结平均直径 10 ~ 19mm
C．硬结或硬结平均直径≥ 20mm
D．硬结或硬结平均直径虽＜ 20mm，局部出现水泡、破溃及淋巴管炎

四、问答题

1．导尿术的适应证是哪些？
2．胸膜活体组织检查术的适应证是什么？有哪三种方法？最常用的方法是哪种？
3．恶性胸腔积液时，胸腔内注射药物治疗的方法和注意事项是什么？
4．腹膜腔穿刺术时适宜的穿刺点选择在何部位？为什么？
5．大量腹水患者的腹膜腔穿刺术，为防止术后腹水漏出，穿刺时应注意什么？若仍漏水怎么办？
6．肝硬化患者一次放腹水一般不超过 3000ml，否则会怎样？
7．肾穿刺活体组织检查术有哪些并发症？
8．骨髓穿刺术的穿刺部位有哪些？各有何特点？
9．中心静脉压（CVP）的正常值是多少？降低或增高有何重要临床意义？
10．检查眼底时的注意事项是什么？

参考答案

一、名词解释

1．catheterization：导尿术，是通过导尿管将尿液引出的一种操作技术，为临床诊断和治疗疾病的一种常用手段。

2．胸膜过敏反应：这是胸膜腔穿刺过程中出现的一种不良反应，表现为头晕、面色苍白、心悸、出汗、胸部压迫感或剧痛、昏厥等，或出现连续性咳嗽、气短、咳泡沫痰等现

象，应立即停止抽液，快速皮下注射 0.1% 肾上腺素 0.3 ～ 0.5ml 及吸氧等治疗。

3．Tru-Cut 槽形切割针：为肾穿刺活体组织检查术中的穿刺用针，为一种切割针。

4．dry tap：干抽，骨髓穿刺时方法正确，深度合适，在无穿刺技术问题的情况下未能抽出骨髓液，最常见原因是骨髓纤维化。

5．Queckenstedt test：奎肯试验，是在做腰椎穿刺时了解蛛网膜下腔有无阻塞的试验，即测初压后，由助手按压双侧颈静脉，正常时脑脊液压力迅速升高一倍左右，解除压迫后 10 ～ 20 秒，压力降至原水平，则奎肯试验阴性，示蛛网膜下腔通畅，否则则为异常。

6．central venous pressure（CVP）：即中心静脉压，是指右心房及上、下腔静脉胸腔段的压力，正常值为 50 ～ 120mmH_2O，与周围静脉压不同，它可确切反映病人的血容量、心功能与血管张力的综合情况。

7．PPD：PPD（purified protein derivative）即纯蛋白衍生物，是用于诊断结核菌感染所致Ⅳ型超敏反应皮肤试验的抗原。该试验对诊断活动性结核病和测定机体细胞免疫功能有参考意义。

二、填空题

1．15 ～ 20　6 ～ 8

2．自行排尿　导尿　5 ～ 10ml　100ml

3．实音　7 ～ 8 肋间　6 ～ 7 肋间　5 肋间

4．50 ～ 100ml　600 ～ 800ml　1000ml

5．3000ml

6．肝性脑病先兆　结核性腹膜炎粘连包块　包虫病　卵巢囊肿

7．第 5 肋间　第 6 肋间　2cm　剑突　左肋弓缘

8．100 ～ 200ml　300 ～ 500ml

9．右侧腋中线第 8、9 肋间　肝实音　超声

10．B 超　第 1 腰椎　0.5 ～ 2.0cm　6 ～ 8cm

11．髂前上棘　髂后上棘　胸骨　腰椎棘突

12．髂后上棘　后正中线　第 3 ～ 4 腰椎棘突间隙　上一　下一腰椎

13．血容量不足　明显心力衰竭

14．玻璃体　视网膜　脉络膜　视神经

三、选择题

A 型题

1．E	2．C	3．C	4．A	5．B	6．D	7．D	8．B
9．E	10．A	11．D	12．E	13．C	14．B	15．A	16．D
17．E	18．C	19．B	20．A	21．D			

B 型题

1．A	2．B	3．D	4．E	5．C	6．A	7．B	8．C
9．D	10．E	11．A	12．D	13．C	14．B	15．D	

X 型题

1．ABCD	2．ACD	3．ABC	4．BCD	5．ABD	6．ACD
7．ABCD	8．ABCD	9．ABC	10．ABCD	11．ABCD	12．CD

四、问答题

1．导尿术的适应证包括：①尿潴留导尿减压；②留尿作细菌培养，包括普通培养和膀胱灭菌尿培养；③泌尿系统手术后及急性肾衰竭记录尿量；④不明原因的少尿、无尿并可疑尿路梗阻者；⑤膀胱病变，如神经源性膀胱、膀胱颈狭窄时用以测定残余尿量以及膀胱容量和膀胱压力；⑥膀胱病变诊断不明时，注入造影剂、膀胱冲洗、探测尿道有无狭窄；⑦盆腔器官术前准备等。

2．胸膜活体组织检查术的适应证是：不能确定病因的渗出性胸腔积液患者，尤其是疑为恶性胸腔积液（肿瘤转移、胸膜间皮瘤）者。方法有经皮胸膜活检、经胸腔镜胸膜活检和开胸胸膜活检三种，以经皮胸膜活检最常用。

3．恶性胸腔积液时胸腔内注射药物的方法和注意事项是：常规进行胸膜腔穿刺术，于抽液 500 ~ 1200ml 后，将药物加生理盐水 20 ~ 30ml 稀释后注入，推入药物后回抽胸液，再推入，反复 2 ~ 3 次后，嘱病人卧床 2 ~ 4 小时，并不断变换体位，使药物在胸腔内均匀涂布，若注入的药物刺激性强，可引起胸痛，应在注入药物前给布桂嗪（强痛定）或哌替啶等镇痛剂。

4．腹膜腔穿刺术时选择适宜的穿刺点是：①左下腹脐与髂前上棘连线中、外 1/3 交点，此处不易损伤血管脏器；②脐与耻骨联合连线中点上方 1cm、偏左或偏右 1 ~ 1.5cm 处，此处无重要器官且易愈合；③侧卧位，在脐水平线与腋前线或腋中线之延长线相交处，此处常用于诊断性穿刺；④ B 超指导下定位穿刺，这是由于积液量少，尤其有包裹性分隔时。

5．大量腹水患者的腹膜腔穿刺术，为防止术后腹水漏出，在穿刺时应注意：勿使自皮到壁层腹膜的针眼位于一条线上，方法是当针尖通过皮肤到达皮下后，即在另一手协助下，稍向周围移动一下穿刺针头，再向腹腔刺入，这样就避免了穿刺在一条线上导致的腹水漏渗。若仍有腹水漏出，可用蝶形胶布加压固定或火棉胶粘贴。

6．肝硬化患者一次放腹水一般不超过 3000ml，过多放腹水可诱发肝性脑病或电解质紊乱。

7．肾穿刺活体组织检查术的并发症是：①血尿，一般在 24 ~ 72 小时内肉眼血尿可消失；②肾周血肿；③感染；④损伤其他脏器（肝、脾）；⑤肾撕裂伤。

8．骨髓穿刺术的穿刺部位及其特点是：①髂前上棘穿刺点，位于髂前上棘后 1 ~ 2cm 较平的骨面，该点易于固定，操作方便，危险性极小；②髂后上棘穿刺点，位于腰 5 和骶 1 水平旁开大约 3cm 处一圆钝的突起处，该点骨髓成分优于髂前上棘穿刺点，为常用穿刺点；③胸骨穿刺点，在胸骨角下方，相当于第 2 肋间隙胸骨体的上部中线部位，该点胸骨较薄（约 1cm 左右），其后方为心房和大血管，应严防穿通胸骨发生意外，但胸骨骨髓液含量丰富，当其他部位穿刺失败或仍不能明确诊断时，需做胸骨穿刺；④腰椎棘突穿刺点，位于腰椎棘突突出处，穿刺难度稍大，在其他部位穿刺不成功时可以选用。

9．中心静脉压（CVP）的正常值为 50 ~ 120mmH_2O，降低或增高均有重要临床意义，如休克病人 CVP < 50mmH_2O，表示血容量不足，应迅速补充血容量；在补充血容量后，病人仍处于休克状态，而 CVP > 100mmH_2O，则表示容量血管过度收缩或有心力衰竭的可能，应控制输液速度、输液量或采取其他相应措施。若 CVP > 150 ~ 200mmH_2O，表示有明显心力衰竭，且有发生肺水肿的危险，应暂停输液或严格控制输液速度，并给予强心、利尿或血管扩张剂治疗；若有明显腹胀、腹内巨大肿瘤等腹内压增高时，利用股静脉插管测量的 CVP 可高达 250mmH_2O 以上，不能代表真正的 CVP，应当注意。少数重症感染患者 CVP < 100mmH_2O，也有发生肺水肿者，应予注意。

10．检查眼底时的注意事项：①检查眼底时虽经拨动任何一个镜盘，仍不能看清眼底，也说明眼的屈光间质有混浊，需进一步作裂隙灯检查；②对小儿或瞳孔过小不易窥入时，可散瞳观察，散瞳前必须排除青光眼。

模拟试卷（一）

一、名词解释

1．弛张热型
2．周围性发绀
3．柏油便
4．Virchow 淋巴结
5．Oliver 征
6．重叠奔马律
7．板状腹
8．类白血病反应
9．甲胎蛋白
10．心电图干扰现象
11．潮气量
12．dry tap

二、填空题

1．人的正常体温是随测量部位不同而异，腋表为__________～__________，口表为__________～__________，肛表为__________～__________。

2．根据意识障碍的程度，临床上把意识障碍简要分为________、________、________、__________、__________。

3．草莓舌常见于__________；牛肉舌常见于__________；镜面舌常见于________。

4．甲状腺肿大的分度标准，Ⅰ度__________，Ⅱ度__________，Ⅲ度__________。

5．从语音震颤的产生机制分析，可导致语音震颤减弱或消失的病变有____________、__________、__________、__________、__________。

6．正常人可听到支气管肺泡呼吸音的部位为__________、__________、__________。

7．大叶性肺炎充血期可能出现的体征：语音震颤__________，叩诊__________，听诊__________。

8．左心室扩大，心尖搏动向__________移位，右室大向__________移，左右心室均大见于__________。

9．心尖部第一心音在二尖瓣狭窄时__________；在一度房室传导阻滞时__________。在室性心动过速时__________；在三度房室传导阻滞时__________。

10．心房纤颤的 ECG 特点为___________、___________、___________。

11．肝硬化患者出现腹壁静脉曲张呈________状，脐以上曲张静脉血流方向________，脐以下曲张静脉血流方向__________。

12．胃泡鼓音区（Traube 鼓音区）明显扩大见于__________、__________等，明显缩小见于__________、__________、__________。

13．pH ＜__________时称为酸中毒，根据其发生原因和机制不同可分为__________性和__________性两种。

14．肺活量是指____________________，而肺总量是指____________________。

15．骨髓穿刺术的穿刺点包括__________、__________、__________、__________。

三、选择题

A 型题

1．关于间歇热，下列不正确的是
A．体温在高热与低热之间波动
B．间歇期可达数天
C．体温达高峰后可持续数小时
D．体温高峰可达 40℃
E．可见于急性肾盂肾炎患者

2．关于不同病变导致胸痛表现的叙述，下列不正确的是
A．食管炎多为烧灼样痛
B．干性胸膜炎常呈尖锐刺痛
C．肺癌常有刀割样痛
D．心绞痛可呈绞窄样痛
E．夹层动脉瘤常有撕裂样痛

3．关于肾源性水肿，下列不正确的是
A．一般从眼睑、颜面部开始
B．发展常缓慢
C．性质一般软而移动性大
D．可伴有眼底改变
E．常并发蛋白尿

4．大量咯血的标准为每日咯血量是
A．＞ 100ml
B．＞ 300ml
C．＞ 500ml
D．＞ 700ml
E．＞ 1000ml

5．下列部位以上的病变出血可导致黑便的是
A．空肠
B．十二指肠
C．升结肠
D．降结肠
E．回肠

6．关于继发性肥胖，下列提法不正确的是
A．下丘脑病变继发肥胖常可伴性发育障碍
B．肾上腺皮质功能亢进表现为向心性肥胖
C．甲状腺功能低下继发肥胖可伴皮肤干燥
D．功能性低血糖症亦可出现继发性肥胖
E．胰岛细胞瘤不出现继发性肥胖

7．下述有关皮肤和黏膜出血的概念，下列不正确的是
A．出血直径＜ 2mm 为瘀点
B．出血直径 3 ～ 5mm 为紫癜
C．出血直径＞ 5mm 为瘀斑
D．出血直径＞ 10mm 为血肿
E．瘀点、紫癜、瘀斑一般不高于皮面

8．蜘蛛痣产生是由于
A．皮肤小动脉末端分支性扩张
B．皮肤小静脉末端分支性扩张
C．毛细血管瘤
D．毛细血管扩张
E．皮肤小动、静脉瘘形成

9．关于恶性肿瘤转移的淋巴结特点，下列不正确的是
A．质地坚硬
B．可有橡皮样感
C．一般都有压痛
D．表面可光滑
E．与周围组织粘连

10．一般不出现瞳孔缩小的情况是
A．虹膜炎症
B．急性结膜炎
C．服用氯丙嗪
D．有机磷农药中毒
E．正常老年人

11．长期发热患者的舌表现为
A．草莓舌
B．地图舌
C．裂纹舌
D．牛肉舌

E．镜面舌

12．关于颈静脉搏动，下列正确的是
A．三尖瓣关闭不全可出现
B．右心衰竭可出现
C．心脏压塞可出现
D．肝硬化腹水可出现
E．正常人可出现

13．关于潮式呼吸的机制，下列不正确的是
A．呼吸中枢的兴奋性降低
B．由 CO_2 潴留来刺激呼吸中枢
C．由缺氧来调节呼吸的反馈系统失常
D．正常人深睡时亦可出现
E．颅压增高时常见

14．正常能听到支气管肺泡呼吸音的部位，下列错误的是
A．背部第 1、2 胸椎附近
B．胸骨两侧第 1、2 肋间隙
C．肩胛间区第 3、4 胸椎水平
D．肺尖前后部
E．部分可在左前上肺部听到

15．关于湿啰音，下列正确的是
A．湿啰音为呼吸音以外的附加音，常连续而短暂
B．部位常不恒定，性质易变
C．有时可出现在呼气早期
D．一般大、中、小湿啰音不同时存在
E．粗湿啰音多出现在吸气晚期

16．胸腔积液与气胸的主要鉴别点是
A．患侧呼吸动度
B．气管移位
C．语音震颤
D．叩诊音
E．呼吸音

17．一般大叶性肺炎不出现的表现是
A．口唇疱疹
B．出现捻发音
C．胸膜摩擦音
D．语颤消失
E．叩诊为实音

18．关于重症哮喘出现的临床体征，下列不正确的是
A．矛盾呼吸
B．体位处于前弓位
C．呼吸频率＞ 30 次 / 分
D．心率＞ 120 次 / 分
E．哮鸣音响亮

19．关于震颤和杂音的关系，下列正确的是
A．震颤与杂音产生机制不同
B．听到杂音一定能触到震颤
C．低频振动容易听到
D．高频振动容易触及
E．一定条件下，杂音越响，震颤越强

20．关于心脏叩诊的叙述，下列错误的是
A．心脏叩诊可以确定心界，判断心脏大小、形状
B．心脏被遮盖部分叩诊呈相对浊音
C．心脏未被遮盖部分叩诊呈现绝对浊音
D．一般要求叩出心绝对浊音界
E．叩诊顺序是先左后右，从下往上，从外到内

21．听到第一心音强弱不等，可以排除的情况是
A．心房颤动
B．室性心动过速
C．一度 AVB
D．频发室性期前收缩
E．三度 AVB

22．脉压增大患者，不可能出现的体征是
A．颈动脉搏动
B．Musset 征
C．Duroziez 双重杂音

D．水冲脉
E．Kussmaul 征
23．关于心前区震颤强度的叙述，下列不正确的是
A．与瓣膜狭窄的程度成正比
B．与瓣膜关闭不全的程度成正比
C．与血流速度成正比
D．与压力阶差成正比
E．与胸壁厚度成反比
24．关于第二心音的听诊特点，下列不正确的是
A．音调较高
B．强度较弱
C．性质较脆
D．历时较短
E．心尖部最响
25．不出现第一心音强弱不等的情况是
A．频发室性期前收缩
B．阵发性室上性心动过速
C．室性心动过速
D．心房颤动
E．三度房室传导阻滞
26．下列可导致 S_2 逆分裂的病因中，正确的是
A．完全性右束支传导阻滞
B．二尖瓣狭窄
C．肺动脉瓣狭窄
D．主动脉瓣狭窄
E．三尖瓣狭窄
27．收缩中期喀喇音的听诊特点，下列正确的是
A．出现于 S_1 后 0.08 秒
B．音调高、较弱、短促
C．胸骨左缘第 4 肋间最响
D．与体位改变无关
E．一般伴有收缩晚期杂音
28．关于二尖瓣开放拍击音，下列正确的是
A．一般在 S_2 后 0.12s 出现
B．音调高，持续时间长
C．在心尖部外侧听诊最响
D．可向左腋下传导
E．呼气时可增强
29．下列病变不出现心尖部舒张期杂音的是
A．重度贫血
B．二尖狭窄
C．主动脉瓣关闭不全
D．主动脉瓣狭窄
E．左心房内黏液瘤
30．腹部反跳痛发生的病理机制是
A．肠腔胀气及炎症
B．内脏肿大及淤血
C．肝、胰肿瘤伴淋巴结转移
D．胆总管结石并梗阻
E．腹腔内脏器炎症累及壁层腹膜
31．腹腔内查出移动性浊音阳性时，最少腹水量是
A．100ml
B．200ml
C．500ml
D．1000ml
E．2000ml
32．肝、脾、肾的触诊方法，下列最适宜的是
A．浅部触诊法
B．滑行触诊法
C．冲击触诊法
D．浮沉触诊法
E．双手触诊法
33．对肝脏的叙述，下列不正确的是
A．肝脏的位置可因体位和呼吸而改变
B．右肋缘下触到肝脏即是肝肿大
C．判断肝肿大时要肯定肝脏无移位
D．直立位及吸气时肝脏可稍下移
E．单靠触诊不能完全判断肝脏的大小
34．下列病因中，不出现杵状指的是
A．大细胞性贫血

B．肝硬化
C．支气管肺癌
D．亚急性感染性心内膜炎
E．Crohn 病

35．下列不属于深反射的是
A．桡骨骨膜反射
B．膝反射
C．肱二头肌反射
D．肱三头肌反射
E．跖反射

36．对于早期诊断急性心肌梗死最有价值的检查是
A．AST
B．ALT
C．CPK
D．LDH
E．TnT

37．下列符合小细胞低色素性贫血血象的是
A．Hb 120g/L、RBC 4.0×10^{12}/L
B．Hb 100g/L、RBC 3.3×10^{12}/L
C．Hb 80g/L、RBC 2.6×10^{12}/L
D．Hb 70g/L、RBC 4.0×10^{12}/L
E．Hb 60g/L、RBC 2.0×10^{12}/L

38．下列不符合右心室肥大 ECG 诊断标准的是
A．V_1 导的 R/S ≥ 1
B．$RV_1 + SV_5 > 1.2$mV
C．额面平均电轴＞ +90°
D．aVR 导 R/S ≥ 1
E．aVR 导 R ≥ 1mV

39．关于典型预激综合征的 ECG，下列不符合的是
A．PR 间期缩短
B．QRS 波前可有“Δ”波
C．QRS 波时限正常
D．PJ 时间正常
E．多有继发 ST-T 改变

40．下列不符合二度Ⅱ型窦房传导阻滞诊断的是
A．PP 间距逐渐缩短至 P 波漏搏
B．传导比例为 2∶1、3∶1 或 3∶2
C．长的 PP 间距与短的 PP 间距成倍数
D．P 波脱落
E．P 波形态一致

41．下列不属于基础肺容积范畴的是
A．潮气量
B．补吸气量
C．补呼气量
D．残气量
E．深吸气量

42．关于阻塞性通气功能障碍，下列正确的是
A．$FEV_{1.0}$% 增加
B．MVV 增加
C．VC 增加
D．$FEV_{1.0}$/FVC% 增高
E．RV 增加

43．下列不符合呼吸性碱中毒血气表现的是
A．$PaCO_2$ 降低
B．pH 升高
C．HCO_3^- 轻度下降
D．BE 负值增大
E．AG 增高

44．下列不属于恶性溃疡（癌溃疡）典型内镜下表现的是
A．溃疡不规则
B．溃疡周边参差不齐
C．溃疡周边光滑
D．溃疡底部不平滑
E．活检组织脆

45．男，57 岁，查体发现右下肺叩浊，语颤减弱，呼吸音降低，气管偏左。最可能为
A．肺实变
B．肺气肿
C．胸腔积液
D．胸膜肥厚

E．气胸

46．男，20 岁，劳力性呼吸困难 1 年。查体：心尖部可闻及舒张期隆隆样杂音，其他瓣膜区无杂音。该患者还可出现的心脏体征是

A．心尖呈负性搏动

B．靴型心

C．P_2 减弱

D．听到第四心音

E．第一心音亢进

（47 ~ 50 题共用题干）

男，66 岁，劳累后胸骨后疼痛 1 年余，每周 2 ~ 3 次，含服硝酸甘油后迅速缓解。4 小时前剧烈胸痛伴大汗，含服硝酸甘油 20 分钟不缓解。

47．下列心电图改变对诊断心肌梗死最有帮助的是

A．ST 段压低

B．Q 波

C．高耸 T 波

D．频发室性早搏

E．一度房室传导阻滞

48．此时下列心肌酶升高最明显的可能是

A．AST

B．LDH

C．LDH_1

D．CK

E．HBDH

49．心电图示 V_3 ~ V_5 导联 ST 段弓背向上抬高 0.3mV，可诊断为

A．急性前壁心肌梗死

B．急性下壁心肌梗死

C．急性前间壁心肌梗死

D．急性右室梗死

E．变异型心绞痛

50．此患者住院治疗 3 天后病情稳定。上厕所时突感胸闷，听诊胸骨左缘闻及 4/6 级粗糙的收缩期杂音伴震颤，最可能的原因是

A．二尖瓣脱垂

B．急性乳头肌功能不全

C．心脏破裂

D．室间隔穿孔

E．室壁瘤

B 型题

（1 ~ 3 题共用备选答案）

A．砖红色胶冻样痰

B．粉红色泡沫样痰

C．铁锈色痰

D．痰静置后出现分层现象

E．痰有恶臭气味

1．肺脓肿时痰的特点是

2．支气管扩张合并厌氧菌感染时痰的特点是

3．肺炎克雷伯杆菌肺炎时痰的特点是

（4 ~ 6 题共用备选答案）

A．Graefe 征

B．Stellwag 征

C．Mobius 征

D．Joffroy 征

E．Horner 综合征

4．眼球下转时，上睑不能相应下垂出现的体征是

5．上视时无额纹出现的体征是

6．辐辏运动减弱出现的体征是

（7 ~ 9 题共用备选答案

A．主动脉瓣狭窄

B．肺动脉瓣狭窄

C．二尖瓣狭窄

D．主动脉瓣关闭不全

E．二尖瓣关闭不全

7．既有 A_2 减弱，又有 S_2 反常分裂的瓣膜病是

8．既有 S_1 亢进，又有 P_2 亢进的瓣膜病是

9．既有 S_1 减弱，又有 P_2 亢进的瓣膜

病是

（10 ~ 12 题共用备选答案）

A．蛙状腹
B．球形腹
C．舟状腹
D．板状腹
E．平坦腹

10．巨大卵巢囊肿常见的腹形是
11．大量腹腔积液常见的腹形是
12．癌症晚期常见的腹形是

（13 ~ 15 题共用备选答案）

A．出血时间延长
B．凝血酶原时间延长
C．活化部分凝血活酶时间延长
D．凝血酶时间延长
E．凝血象正常

13．甲型血友病患者的凝血象检查结果是
14．乙型血友病患者的凝血象检查结果是
15．过敏性紫癜患者的凝血象检查结果是

X 型题

1．腹痛伴脓血便可见于
A．细菌性痢疾
B．消化性溃疡
C．溃疡性结肠炎
D．阿米巴痢疾

2．下列对意识障碍的叙述，正确的是
A．轻度昏迷需用最强刺激才能唤醒
B．嗜睡是最轻的意识障碍
C．昏睡者可能有精神症状如错觉、幻觉等
D．轻度昏迷者生理反射存在

3．异常支气管呼吸音或称管样呼吸音可见于的情况是
A．肺组织实变
B．肺内大空腔
C．气胸
D．压迫性肺不张

4．支气管哮喘发作时可出现的体征是
A．呼气性呼吸困难
B．发绀
C．叩诊呈过清音
D．可听到异常支气管呼吸音

5．深吸气时下列病变杂音增强的是
A．三尖瓣狭窄
B．三尖瓣关闭不全
C．肺动脉瓣关闭不全
D．二尖瓣狭窄

6．下列疾病可使心尖搏动移向健侧的是
A．右侧肺不张
B．右侧胸腔积液
C．右侧粘连性胸膜炎
D．右侧气胸

7．下列疾病可以出现巨脾的是
A．骨髓纤维化
B．急性肝炎
C．亚急性感染性心内膜炎
D．慢性粒细胞性白血病

8．可判断有无小脑共济失调的检查包括
A．躯干共济运动
B．跟膝胫试验
C．轮替运动
D．指鼻试验

9．对弥散性血管内凝血诊断最有意义的实验室检查项目是
A．Plt 减少
B．APTT 延长
C．FDP 降低
D．血片中破碎细胞增多

四、问答题

1．周围性发绀分类如何？
2．体格检查如何判定脾大？脾大时如何测量？
3．何谓溢出性蛋白尿？见于哪些疾病？
4．心包积液的主要超声心动图表现是什么？

参考答案

一、名词解释

1．弛张热型又称败血症热型。体温常在39℃以上，波动幅度大，24小时内波动范围超过2℃，但都在正常水平以上。常见于败血症、风湿热、重症肺结核及化脓性炎症等。

2．周围性发绀：是由于周围循环血流障碍引起的发绀，常见于肢体末梢和下垂部位，该部位的皮肤温度低、发凉，若按摩或加温使其温暖后发绀即可消失。

3．柏油便：是上消化道出血时的粪便性状，由于血液在肠内停留时间较长，红细胞破坏后放出血红蛋白，在肠管内与硫化物结合形成硫化亚铁，使粪便呈黑色，更由于附有黏液而发亮，类似柏油，故称柏油便。

4．Virchow淋巴结：是恶性肿瘤淋巴结转移的一种，即胃癌向左锁骨上淋巴结的转移，此处是胸导管进颈静脉的入口，这种肿大的淋巴结称为Virchow淋巴结。

5．Oliver征：当主动脉弓动脉瘤时，由于心脏收缩时瘤体膨大将气管压向后下，因此每随心脏搏动可以触到气管的向下拉动，称为Oliver征。

6．重叠奔马律：是舒张早期和舒张晚期奔马律重叠出现引起。在心动过速或房室传导时间延长时，两音可在心室舒张中期重叠，产生一个较响亮的额外音。常见于心肌病或心力衰竭。

7．板状腹：因急性胃肠穿孔或脏器破裂所致急性弥漫性腹膜炎时，腹膜被刺激而引起腹肌痉挛，腹壁常有明显肌紧张，甚至强直硬如木板，称为板状腹。

8．类白血病反应：是指机体对某些刺激因素所产生的类似白血病表现的血象反应，周围血中白细胞数大多明显增高，并可有数量不等的幼稚细胞出现，当病因去除后，血象变化也逐渐消失。不同病因可引起不同细胞类型的类白血病反应。

9．甲胎蛋白：是在胎儿早期由肝合成的一种糖蛋白，出生后其合成很快受到抑制，当肝细胞或生殖腺胚胎组织发生恶性病变时，有关基因重新被激活，又重新合成甲胎蛋白，血中含量会明显增高，因此对诊断肝癌及滋养细胞恶性肿瘤有重要的临床价值。

10．心电图干扰现象：正常的心肌细胞在一次兴奋后具有较长的不应期，因而对于两个相近的激动，前一激动产生的不应期必然影响后面激动的形成和传导，这种生理现象称为心电图干扰现象。

11．潮气量：是平静呼吸时每次吸入或呼出肺的气量。

12．dry tap：干抽，骨髓穿刺时方法正确，深度合适，在无穿刺技术问题的情况下未能抽出骨髓液，最常见原因是骨髓纤维化。

二、填空题

1．36℃　37℃　36.3℃　37.2℃　36.5℃　37.7℃

2．嗜睡　意识模糊　昏睡　昏迷　谵妄

3．猩红热　糙皮病　恶性贫血

4．不能看出肿大但能触及　能看到肿大又能触及，但在胸锁乳突肌以内　超过胸锁乳突肌外缘

5．肺泡内含气量过多如肺气肿　支气管阻塞如阻塞性肺不张　大量胸腔积液或气胸　胸膜高度肥厚粘连　胸壁皮下气肿

6．胸骨两侧第 1、2 肋间隙　肩胛间区第 3、4 胸椎水平　肺尖前后部

7．增强　浊音　听到支气管呼吸音

8．左下　左　扩张型心肌病

9．增强（亢进）减弱（低钝）　强弱不等　强弱不等

10．正常 P 波消失，代之以大小不等、形状各异的颤动波（f 波）　f 波的频率为 350 ~ 600 次 / 分　心室律绝对不规则，QRS 波一般不增宽，伴差异传导时可增宽变形

11．一簇曲张静脉由脐部向四周放射如水母头　自下而上　自上而下

12．胃泡含气量增多　胃内容充盈不足　脾肿大　左侧胸腔积液　心包积液

13．7.35　代谢　呼吸

14．最大吸气后所能呼出的最大气量　深吸气后肺内所含全部气量

15．髂前上棘　髂后上棘　胸骨　腰椎棘突

三、选择题

A 型题

1．A	2．C	3．B	4．C	5．B	6．E	7．D	8．A
9．C	10．B	11．A	12．A	13．C	14．A	15．C	16．D
17．D	18．E	19．E	20．D	21．C	22．E	23．B	24．E
25．B	26．D	27．A	28．E	29．D	30．E	31．D	32．E
33．B	34．A	35．E	36．E	37．D	38．E	39．C	40．A
41．E	42．E	43．E	44．C	45．C	46．E	47．C	48．D
49．A	50．D						

B 型题

1．D	2．E	3．A	4．A	5．D	6．C	7．A	8．C
9．E	10．B	11．A	12．C	13．C	14．C	15．E	

X 型题

1．ACD	2．BD	3．ABD	4．ABC	5．ABC	6．BD

7．AD　　　8．BCD　　　9．ABD

四、问答题

1．周围性发绀可分为：①淤血性周围性发绀：常见于引起体循环淤血、周围血流缓慢的疾病，如右心衰竭、渗出性心包炎心脏压塞、缩窄性心包炎、血栓性静脉炎、上腔静脉阻塞综合征、下肢静脉曲张等；②缺血性周围性发绀：常见于引起心排出量减少的疾病和局部血流障碍性疾病，如严重休克、暴露于寒冷中和血栓闭塞性脉管炎、雷诺（Raynaud）病、肢端发绀症、冷球蛋白血症等。

2．体格检查脾大可通过触诊来判定，除外内脏下垂或左侧胸腔积液、积气时横膈下降引起的脾向下移位后，只要肋下能触到脾则提示肿大，肋下 2cm 以内为轻度肿大，超过 2cm 至脐水平线以上，为中度肿大，超过脐水平线或前正中线为高度肿大，即巨脾。脾大时的测量法：①第Ⅰ测量（又称甲乙线），指左锁骨中线与左肋缘交点至脾下缘的距离，以厘米（cm）表示；②第Ⅱ测量和第Ⅲ测量，脾明显肿大时，加测第Ⅱ测量（甲丙线）和第Ⅲ测量（丁戊线），第Ⅱ测量指左锁骨中线与左肋缘交点至脾最远点的距离，第Ⅲ测量指脾右缘与前正中线的距离，若脾超过前正中线，则测量脾右缘至前正中线的最大距离，以“＋”表示，未超过正中线则测量脾右缘与前正中线的最短距离，以“－”表示。

3．溢出性蛋白尿是因血浆中出现异常增多的低分子量蛋白质，超过肾小管重吸收能力所致的蛋白尿。血红蛋白尿、肌红蛋白尿即属此类，见于溶血性贫血和挤压综合征等；另一类较常见的是凝溶蛋白，见于多发性骨髓瘤、浆细胞病、轻链病等。

4．心包积液的主要超声心动图表现：①心包腔内出现无回声液性暗区：多切面探查显示心包不同部位的积液。根据对左室后壁和右室前壁心包积液的测量可评估心包积液的量；②心包积液量大时，心脏漂浮在暗区中，出现心脏摆动征，舒张期右心房、右心室塌陷表明出现心脏压塞。

模拟试卷（二）

一、名词解释

1．意识模糊
2．Cheyne-Stokes 呼吸
3．three depressions sign
4．舒张期奔马律
5．固定分裂
6．大炮音
7．交替脉
8．Murphy 征
9．肝震颤
10．尺压试验
11．葡萄糖耐量试验
12．文氏现象（心电图）
13．预激综合征
14．肺泡通气量
15．呼吸性酸中毒

二、填空题

1．胃溃疡的疼痛多在__________出现，持续至__________缓解。

2．按身体各部位的比例判断成人发育正常的指标为__________、__________、__________、__________。

3．正常瞳孔形状为__________，虹膜炎症时瞳孔____________，青光眼绝对期时瞳孔__________，脑疝时瞳孔可出现__________。

4．男性和儿童以__________式呼吸为主，而女性以__________式呼吸为主。

5．正常肺下界在锁骨中线处位于__________，在腋中线处位于__________，在肩胛线处位于__________。

6．第二心音反常分裂是指 S_2 分裂在__________时分裂__________；在__________时分裂__________。

7．Austin Flint 杂音的听诊部位为__________，见于病变的瓣膜是__________。

8．Graham-Steell 杂音为__________杂音，位于__________听诊最响，见于__________。

9．两上肢血压不对称是指两上肢血压相差大于__________mmHg，上下肢血压差异常是指__________肢血压等于或低于__________肢血压。

10．毛细血管搏动征主要见于__________、__________和__________等临床情况。

11．脉搏短拙可发生于__________和__________等临床情况。

12．上腹搏动可由腹主动脉搏动或右心室增大传导而来，于吸气时，指尖部感到搏动则为__________传导而来；于呼气时指腹感搏动明显，则为__________。

13．腹壁触诊呈揉面感或柔韧感，最常见于__________、__________。

14．常用的神经系统检查深反射有__________、__________、__________、__________。

15．网织红细胞计数明显增高可见于__________、__________。

16．类白血病反应患者中性粒细胞碱性磷酸酶积分__________，而慢性粒细胞性白血病患者中性粒细胞碱性磷酸酶积分__________。

17．肾衰竭代偿期时，血肌酐＞__________μmol/L、血尿素氮＞__________mmol/L；尿毒症期时，血肌酐＞__________μmol/L、血尿素氮＞__________mmol/L。

18．心电图诊断一度房室传导阻滞是 PR 间期__________秒，二度房室传导阻滞 P 波后的 QRS 波呈现__________。

19．心电图诊断二度 I 型房室传导阻滞时 PR 间期呈__________，RR 间期呈________。

20．功能残气量是指__________，而残气容积是指__________。

三、选择题

A 型题

1．关于心绞痛特点的叙述，下列不正确的是

A．多在老年人发生
B．多位于心前区
C．多呈绞窄性
D．休息时不发生
E．硝酸甘油可缓解

2．关于蜘蛛痣的叙述，下列正确的是

A．皮肤小静脉末端分支性扩张所致
B．皮肤毛细血管扩张所致
C．皮肤小动脉末端分支性扩张所致
D．皮肤的小动、静脉瘘
E．皮肤毛细血管瘤

3．关于风湿小结的特点，下列正确的是

A．有压痛
B．沿末梢动脉分布
C．可位于长骨骺端
D．多位于肌肉表层
E．位于大小鱼际处可呈粉红色

4．下列不会出现异常支气管呼吸音的肺疾病是

A．阻塞性肺气肿
B．空洞型肺结核
C．大叶性肺炎实变期
D．肺脓肿
E．胸腔积液（中等量）

5．单侧自发性气胸与单侧胸腔积液物理诊断最主要的鉴别点是

A．患侧呼吸运动
B．气管偏移
C．患侧触觉语颤
D．患侧叩诊音
E．患侧呼吸音

6．大叶性肺炎实变期患者体检时不可能出现的体征是

A．肋间隙增宽
B．触觉语颤增强
C．叩诊浊音
D．肺泡呼吸音减弱
E．语言传导增强

7．胸骨左缘第 3、4 肋间可触及收缩期震颤的病变是

A．二尖瓣关闭不全
B．三尖瓣关闭不全
C．二尖瓣狭窄合并主动脉瓣关闭不全
D．肺动脉瓣狭窄
E．室间隔缺损

8．关于心房颤动的特点，下列不正确的是

A．心律绝对不规则
B．第一心音减弱
C．心尖搏动强弱不等
D．出现脉短拙
E．心率大于脉率

9．主动脉瓣狭窄最先引起病理改变的是

A．左心室扩大
B．左心室肥厚
C．右心室扩大
D．右心房扩大
E．肺动脉高压

10．有关舒张晚期奔马律的叙述，正确的是

A．音调较高

B．距 S_2 较近，距 S_1 较远

C．心力衰竭并发心房颤动时常见

D．出现均为病理性

E．多见于舒张期容量负荷过重的心脏病

11．右锁骨上窝听到血管杂音，最有可能的是

A．右锁骨下动脉狭窄

B．颈静脉流入上腔静脉口径较宽的球部所产生的，属生理性

C．右颈动脉狭窄

D．椎动脉狭窄

E．锁骨下静脉狭窄

12．叩诊肝浊音界不增大的疾病是

A．肝癌

B．肝脓肿

C．急性重型肝炎

D．肝淤血

E．多囊肝

13．关于幽门梗阻的叙述，下列正确的是

A．饭后上腹饱胀感

B．反复呕吐，严重时可呕出黄色胆汁

C．上腹部可触及梗阻肿块

D．上腹部见到逆蠕动波可除外幽门梗阻

E．移动性浊音阳性

14．患壶腹周围癌时，胆囊肿大呈

A．囊性感，有轻压痛

B．囊性感，有明显压痛

C．囊性感，无压痛

D．实性感，有轻压痛

E．实性感，有明显压痛

15．关于肌张力，下列不正确的是

A．肢体做某种主动运动时肌肉最大的收缩力

B．指静息状态下肌肉的紧张度

C．肌张力增加，在触摸肌肉时有坚实感

D．肌张力增加，在被动检查时开始阻力大，终末突然阻力减弱

E．可分为肌张力增加和肌张力减弱

16．下列属于神经根受刺激表现的体征是

A．Kernig 征

B．Brudzinski 征

C．Gordon 征

D．Lasegue 征

E．Gonda 征

17．下列不属于二度Ⅱ型房室传导阻滞心电图表现的是

A．P 波与 QRS 波无关

B．P 波频率大于 R 波频率

C．PP 间期可相等

D．RR 间期可相等

E．心室率可为 30 ~ 40 次 / 分

18．关于漏出性胸腔积液的检查结果，下列不正确的是

A．外观淡黄，可混浊

B．Rivalta 试验阴性

C．比重 < 1.018

D．LDH 高于血清水平

E．细胞数常小于 $100 \times 10^6/L$

19．血尿的定义是指尿沉渣镜检中，每高倍视野的红细胞数应超过

A．1 个

B．3 个

C．5 个

D．7 个

E．10 个

20．下列不会引起酸中毒的情况是

A．慢性肺心病发生呼吸衰竭

B．严重哮喘

C．糖尿病酮中毒

D．尿毒症

E．大量使用呋塞米后发生低血钾

21．下列不会引起 PaO_2 下降的情况是
A．肺泡通气量下降
B．V/Q 比率失调
C．肺内分流
D．弥散面积减少
E．红细胞生成增多

22．女，65 岁，不明原因口唇和口腔黏膜发绀半天。化验血红蛋白浓度正常。该患者血氧饱和度至少应低于
A．90%
B．85%
C．80%
D．75%
E．70%

23．男，38 岁，黄疸患者，化验尿胆红素阳性，尿胆原减少。该患者引起该黄疸最可能的疾病是
A．病毒性肝炎
B．遗传性球形细胞增多症
C．胆总管狭窄
D．钩端螺旋体病
E．Rotor 综合征

24．男，55 岁，因头痛 3 天入院。化验检查脑脊液结果：清晰，Pandy 试验（+++），糖及氯化物稍减低，白细胞 2600×10^6/L，多核细胞 90%，最可能的诊断是
A．病毒性脑膜炎
B．流行性乙型脑炎
C．结核性脑膜炎
D．化脓性脑膜炎
E．蛛网膜下腔出血

25．男，44 岁，心电图检查发现 P 波宽度为 0.14 秒，呈双峰，高度 0.32mV。最可能的诊断是
A．左心房肥大
B．左心室肥大
C．左心房和右心房同时肥大
D．右心房肥大
E．右心室肥大

（26 ～ 28 题共用题干）

男，65 岁，2 个月来反复发作胸骨后疼痛，发作与劳累关系不大，常在半夜或凌晨 5 时发作。

26．该患者最可能的诊断是
A．稳定型心绞痛
B．变异型心绞痛
C．初发劳力型心绞痛
D．急性心肌梗死早期
E．恶化劳力性心绞痛

27．该患者发作时的心电图表现特征是
A．ST 段抬高
B．ST 段下移≤ 1mm
C．ST 段下移＞ 1mm
D．ST 段无变化
E．T 波倒置

28．该患者首选的治疗是
A．硝酸酯类
B．β 受体拮抗剂
C．钙通道阻滞剂
D．抗血小板治疗
E．抗凝治疗

（29 ～ 32 题共用题干）

女，55 岁，3 天来右上腹绞痛。查体：皮肤巩膜未见黄染。辅助检查：血总胆红素 26μmol/L，腹部超声示胆总管结石。

29．根据总胆红素的量，该患者最可能的情况是
A．无黄疸
B．隐性黄疸
C．轻度黄疸
D．中度黄疸
E．重度黄疸

30．该患者行血清胆红素测定时，最可能出现的变化是
A．血清总胆红素和结合胆红素升高
B．血清总胆红素和非结合胆红素升高

C．血清结合胆红素 / 总胆红素比值< 20%
D．血清结合胆红素 / 总胆红素比值< 35%
E．血清总胆红素和非结合胆红素及结合胆红素均升高

31．该患者尿检查的最可能异常是
A．尿胆原正常，尿胆红素阴性
B．尿胆原正常，尿胆红素阳性
C．尿胆原减少，尿胆红素强阳性
D．尿胆原升高，尿胆红素阳性
E．尿胆原升高，尿胆红素阴性

32．该患者黄疸最可能的发生机制是
A．肝内胆汁淤积
B．肝内阻塞性黄疸
C．肝外胆管外阻塞
D．肝外胆管内阻塞
E．肝细胞性黄疸

X 型题

1．发绀伴呼吸困难可见于
A．高铁血红蛋白血症
B．硫化血红蛋白血症
C．急性呼吸道梗阻
D．气胸

2．可见于单侧眼球下陷的病变包括
A．严重脱水
B．屈光不正
C．眶尖骨折
D．Horner 综合征

3．引起气管移位的疾病有
A．纵隔肿瘤
B．胸膜肥厚
C．肺气肿
D．胸膜粘连

4．呼气相延长常见于
A．大气管内异物
B．支气管哮喘
C．喉头水肿
D．慢性阻塞性肺气肿

5．大量胸腔积液时可出现的体征包括
A．患侧呼吸运动减弱或消失
B．患处叩诊浊音或实音
C．患侧局部呼吸音减低
D．患侧闻及胸膜摩擦音

6．心尖搏动向左侧移位的可能原因包括
A．左侧肺不张
B．右心室扩大
C．左心室扩大
D．左侧胸腔积液

7．下列表现可在高血压患者中出现的是
A．心尖部第一心音分裂
B．心尖部第二心音亢进
C．胸骨右缘第二肋间第二心音亢进
D．胸骨右缘第二肋间收缩早期喷射音

8．关于肺动脉收缩早期喷射音的叙述，下列正确的是
A．于胸骨左缘第二、三肋间最清楚
B．见于轻度或中度肺动脉瓣狭窄
C．见于肺动脉高压症
D．呼气增强，吸气减弱

9．关于第三心音奔马律的叙述，下列正确的是
A．音调较低，强度较弱
B．心率常在 100 次 / 分以上
C．与生理性第三心音相比，距第二心音较远
D．坐位或立位时消失

10．提示肝硬化门静脉高压的征象包括
A．腹水形成
B．食管静脉曲张
C．脾大
D．上消化道出血

11．左上腹膨隆见于
A．脾大
B．多囊肾

C．结肠脾曲肿瘤

D．巨结肠

12．提示重症急性胰腺炎的体征包括

A．上腹显著压痛

B．Grey-Turner 征

C．移动浊音阳性

D．Cullen 征

13．典型的腹膜炎体征包括

A．腹部压痛

B．腹壁肌紧张

C．腹部反跳痛

D．移动性浊音阳性

14．肝下移见于

A．Budd-Chiari 综合征

B．肺气肿

C．右侧胸腔大量积液

D．内脏下垂

15．下列疾病可出现杵状指的是

A．支气管肺癌

B．亚急性感染性心内膜炎

C．Crohn 病

D．胃溃疡病

16．关于下肢静脉曲张的叙述，下列不正确的是

A．主要为下肢浅静脉血液回流受阻所致

B．多见于大腿内侧，亦可见于小腿

C．患侧足趾可出现杵状趾

D．局部皮肤可有色素沉着

17．关于急性心肌梗死的心电图变化，下列不正确的是

A．T 波高尖是早期变化

B．只有 Q 波出现才表明有心肌梗死

C．QRS 波振幅可有变化

D．数周内 ST 段均可回到等电位线

18．阻塞性肺气肿时肺功能的变化包括

A．RV 增加

B．TLC 增加

C．FRC 增加

D．RV/TLC% 增加

19．呼吸性酸中毒合并代谢性碱中毒时，下列正确的是

A．$PaCO_2$ 升高

B．HCO_3^- 增高

C．pH 降低

D．BE 正值明显增高

四、问答题

1．根据发病机制和临床表现，将呼吸困难分为哪五种类型？

2．中等量以上的胸腔积液的体征有哪些？

3．主动脉瓣关闭不全的体征有哪些？

4．简述幽门梗阻的主要症状及体征。

5．双侧心室肥大的心电图表现指标为何？

参考答案

一、名词解释

1．意识模糊：是意识水平轻度下降，较嗜睡为深的一种意识障碍，患者能保持简单的精神活动，但对时间、地点、人物的定向能力发生障碍。

2．Cheyne-Stokes 呼吸：又称潮式呼吸，既有呼吸节律变化，又有呼吸幅度变化，即由

浅慢逐渐变为深快，然后再由深快转为浅慢，随之出现一段呼吸暂停，如此周而复始。轻度潮式呼吸可见于老年人睡眠时，正常人在空气稀薄的环境也可出现，但此种呼吸大多是病情危重及预后不良的表现。

3．three depressions sign：三凹征，即上呼吸道部分阻塞患者，因气流不能顺利进入肺，故当吸气时呼吸肌收缩，造成肺内负压极度增高，从而引起胸骨上窝、锁骨上窝及肋间隙向内凹陷，即形成三凹征。因吸气时间延长，又称之为吸气性呼吸困难，常见于气管阻塞，如气管异物等。

4．舒张期奔马律：又称舒张早期奔马律，是奔马律中最常见的一种，是病理性的 S_3，也称第三心音奔马律，是由于舒张期心室负荷过重，心肌张力降低，心室壁顺应性减退，当血液自心房快速注入心室时，可使过度充盈的心室壁产生振动，形成附加心音，提示有器质性心脏病。

5．固定分裂：即心脏听诊时第二心音的分裂不受吸气或呼气的影响，心音两个成分间的时距相对固定，常见于房间隔缺损，吸气时增加的右房回心血量及右房压使血液左向右分流减少，呼气时右心房回心血量减少，但左向右分流增加，从而使右房容量和右室排血量保持相对稳定，形成第二心音的固定分裂。

6．大炮音：完全性房室传导阻滞时房室分离，当心房和心室同时收缩时可使第一心音（S_1）增强，这个增强的 S_1 称为大炮音。

7．交替脉：为节律规则而强弱交替的脉搏。一般认为是由于心肌损害致使左心室收缩强弱交替所引起，为左心室衰竭的重要体征之一。

8．Murphy 征：是检查胆囊触痛的一种方法，检查者以左手掌平放于患者右肋下部，以拇指指腹勾压于右肋弓下缘胆囊点处，嘱患者缓慢深吸气，在吸气过程中发炎的胆囊下移时触及用力勾压的拇指而引起疼痛，此为胆囊触痛，如因剧烈疼痛而致吸气终止，称为 Murphy 征阳性。

9．肝震颤：是肝包虫病时的一种特殊体征，常用浮沉触诊法检查，当手指压下时，如感到一种微细的震动感，称为肝震颤，这是由于包囊中的多数子囊浮动，撞击囊壁而形成震颤。

10．尺压试验：是鉴别腹水与巨大卵巢囊肿的一种试验，即当患者仰卧时，用一硬尺横置于腹壁上并下压，若为巨大卵巢囊肿，则腹主动脉的搏动可经囊肿传到硬尺，使尺发生节律性跳动；若为腹水，则硬尺无此种跳动。

11．葡萄糖耐量试验：是确诊糖尿病的一种检查方法，当血糖高于正常范围而又未达到糖尿病诊断标准者，给一定葡萄糖负荷后检查血糖水平和胰岛素分泌的变化，以诊断或除外糖尿病，常有口服和静脉注射两种方法。

12．文氏现象（心电图）：是二度Ⅰ型房室传导阻滞时心电图出现的现象，表现为 P 波规律地出现，PR 间期逐渐延长（通常每次延长的绝对增加值多呈递减），直到一个 P 波后脱漏一个 QRS 波群，出现一个包含受阻 P 波在内的长 RR 间距，这一长间距小于窦性 PP 间期的 2 倍，漏搏后传导阻滞得到一定恢复，PR 间期又趋缩短，之后又复逐渐延长，如此周而复始地出现，称为文氏现象。

13．预激综合征：是指在正常的房室结传导途径之外，沿房室环周围还存在附加的房室传导束（旁路）。它多见于健康人，其主要危害是常可引发房室折返性心动过速。

14．肺泡通气量：是指安静状态下每分钟进入呼吸性细支气管及肺泡参与气体交换的有效通气量。

15．呼吸性酸中毒：是 $PaCO_2$ 增加引起的，其发生机制为各种原因所致肺泡通气不足，机体代谢产生的 CO_2 不能顺利排出，致 $PaCO_2$ 升高，pH 下降，细胞外液偏酸，引起呼吸性酸中毒。常见病因包括慢性支气管炎、重症哮喘等严重的肺病及呼吸肌疲劳或通气控制异常等。

二、填空题

1．餐后 1/2 ~ 2 小时　下一餐前

2．头长为身高的 1/7　胸围约等于身高的一半　两上肢水平展开的指间距离约等于身高　身体上部量与下部量之比约 1 : 1

3．圆形　缩小　扩大　大小不等

4．腹　胸

5．第 6 肋间隙　第 8 肋间隙　第 10 肋间隙

6．吸气　变窄　呼气　变宽

7．二尖瓣　主动脉瓣

8．舒张期　胸骨左缘第 2 肋间　二尖瓣狭窄

9．10　下　上

10．主动脉瓣关闭不全　甲状腺功能亢进症　严重贫血

11．心房颤动　期前收缩

12．右室增大　腹主动脉搏动

13．结核性腹膜炎　癌性腹膜炎

14．肱二头肌反射　肱三头肌反射　膝反射　跟腱反射

15．溶血　急性失血

16．显著增高　显著减低，甚至为 0

17．133　7.1　445　20

18．> 0.20　脱漏

19．逐渐延长　逐渐缩短

20．平静呼气后仍残留在肺内的气量　最大呼气后仍残留在肺内的气量

三、选择题

A 型题

1．D	2．C	3．C	4．A	5．D	6．A	7．E	8．B
9．B	10．E	11．A	12．C	13．A	14．C	15．A	16．D
17．A	18．D	19．B	20．E	21．E	22．B	23．C	24．D

25．C　26．B　27．A　28．C　29．B　30．A　31．C　32．D

X 型题

1．CD　2．CD　3．ABD　4．BD　5．ABC　6．ABC
7．BCD　8．ABC　9．ABC　10．ABC　11．ACD　12．BD
13．ABC　14．BCD　15．ABC　16．BC　17．BD　18．ABCD
19．ABD

四、问答题

1．根据发病机制和临床表现，将呼吸困难分为如下五种类型：①肺源性呼吸困难；②心源性呼吸困难；③中毒性呼吸困难；④神经精神性（或心因性）呼吸困难；⑤血源性呼吸困难。

2．中等量以上的胸腔积液的体征如下：
视诊：患侧胸廓饱满，呼吸动度减弱；
触诊：语音震颤消失，气管向健侧移位；
叩诊：实音，心界向健侧移位；
听诊：呼吸音减低或消失；在积液平面以上由于外压性肺不张可有语音震颤增强，可闻及支气管呼吸音。

3．主动脉瓣关闭不全的体征如下：
视诊：心尖搏动向左下移位，部分重度关闭不全者颈动脉搏动明显，并可有随心搏出现的点头运动；
触诊：心尖搏动向左下移位，呈抬举样搏动，有水冲脉和毛细血管搏动等周围血管征；
叩诊：心界向左下扩大而心腰不大，因而心浊音界轮廓似靴形；
听诊：主动脉瓣区或主动脉瓣第二听诊区可闻及柔和叹气样舒张期杂音，当前倾坐位呼气末屏气时最清楚；重度反流致二尖瓣相对狭窄时，在心尖部可闻及舒张中期隆隆样杂音，称为 Austin-Flint 杂音；周围血管可听到枪击音和 Duroziez 双重杂音。

4．幽门梗阻主要由十二指肠溃疡或幽门管溃疡引起，使胃排空延迟，主要症状是上腹饱满不适，疼痛于餐后加重，并有恶心、呕吐，呕吐物含发酵酸性宿食，严重呕吐可致失水和低氯低钾性碱中毒，而大量呕吐后症状可暂时缓解。主要体征是上腹胀，可见蠕动波，检查胃内有震水声，尤其是清晨空腹时。

5．双侧心室肥大的心电图表现并不是简单地把左、右心室异常表现相加，心电图可出现下列情况：
（1）大致正常心电图：由于双侧心室电压同时增高，增加的除极向量方向相反互相抵消。
（2）单侧心室肥大心电图：只表现出一侧心室肥大，而另一侧心室肥大的图形被掩盖。
（3）双侧心室肥大心电图：既表现右室肥大的心电图特征（如 V_1 导联 R 波为主，电轴右偏等），又存在左室肥大的某些征象（如 V_5 导联 R/S ＞ 1，R 波振幅增高等）